W0245054

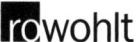

BORWIN BANDELOW

WENN DIE SEELE LEIDET

Psychische Erkrankungen:
Ursachen und Therapien

ROWOHLT

1. Auflage März 2010
Copyright © 2010 by Rowohlt Verlag GmbH,
Reinbek bei Hamburg
Lektorat Regina Carstensen
Satz Minion PostScript, InDesign,
bei Pinkuin Satz und Datentechnik, Berlin
Druck und Bindung CPI – Clausen & Bosse, Leck
Printed in Germany
ISBN 978 3 498 00663 1

INHALT

ANHANG

HINWEIS

Alle Angaben zu Medikamenten sowie Behandlungsmethoden wurden mit größter Sorgfalt und nach dem aktuellen Wissensstand verfasst. Dennoch können Autor und Verlag keine Gewähr für die Richtigkeit der Angaben übernehmen. Wissenschaftliche Erkenntnisse sind einem ständigen Wandel unterworfen. Daher ist es möglich, dass die dargestellten Informationen nicht auf dem neuesten Stand sind. Unabhängig vom Inhalt des Buches entscheiden im Einzelfall immer Arzt, Therapeut und Patient gemeinsam über die individuelle Behandlung. Irrtümer sind vorbehalten. Ein Rechtsanspruch ist ausgeschlossen. Informationen über Medikamente sind der jeweiligen aktuellen Fachinformation zu entnehmen.

In dem Buch sind einige Medikamente und Therapieformen erwähnt, die von der European Medicines Agency (EMEA; für Deutschland und Österreich) oder dem schweizerischen Heilmittelinstitut Swissmedic nicht oder nicht für eine spezielle Indikation zugelassen sind. Mit solchen Arzneimitteln können Ärzte einen «Therapieversuch» machen, wenn andere, zugelassene Medikamente nicht wirksam waren oder nicht vertragen wurden und wenn wissenschaftliche Studien vorliegen, die einen solchen Versuch rechtfertigen. Es kann möglicherweise medizinrechtliche Probleme bei der Verordnung von Medikamenten in nicht zugelassenen Indikationen geben.

Die Selbsttests für psychiatrische Erkrankungen sind nicht durch wissenschaftliche Untersuchungen auf ihre Treffsicherheit überprüft worden. Sie können nur ungefähre Anhaltspunkte ergeben. Die Diagnose muss von einem Arzt oder Psychologen gestellt werden.

Die in dem Buch vorgestellten Fallbeispiele sind so verändert worden, dass das Wiedererkennen der betroffenen Personen nicht möglich ist.

Kapitel 1

EINLEITUNG

Claudia G., eine Sekretärin, hat Panikattacken. Ihre Hausärztin empfiehlt Johanniskraut, der Psychiater ein Antidepressivum, die junge
Psychologin eine Verhaltenstherapie, der ältere weißhaarige Psychologe eine Psychoanalyse, die Heilpraktikerin homöopathische Kügel-
chen und der braungebrannte, graumelierte, aber jugendlich wirkende
Softie-Tanzlehrer Power-Yoga-Übungen. In der Psychologiezeitschrift
werden Eye Movement Desensitization and Reprocessing (EMDR),
Mindfulness-Therapie, Reiki, körperorientierte Therapie oder Biofeedback angeboten. Wie kann Claudia G. wissen, welche Therapie für
sie die beste ist?

Rolf J., Berufsschullehrer, leidet seit mehreren Jahren unter chro-
nischen Depressionen. Die Ärzte haben verschiedene Medikamente
ausprobiert, ohne dass sich die Depression entscheidend gebessert hat.
Er hat drei ambulante Psychotherapien hinter sich, und zweimal war
er für mehrere Monate in einer psychosomatischen Klinik. Was kann
ihm noch helfen?

Heute gibt es zahlreiche Möglichkeiten, seelische Krankheiten zu
bessern. Neben psychotherapeutischen Gesprächen und Medikamenten steht heute auch eine Anzahl von neuen, noch recht experimentellen elektrischen Methoden zur Verfügung, wie etwa die Magnetstimulation. In diesem Buch werden die verfügbaren Therapien für die
wichtigsten seelischen Leiden auf den Prüfstand gestellt, auf der Basis
von Leitlinien, die von den jeweils besten internationalen Experten auf
ihrem Gebiet entwickelt wurden. Welche Psychotherapien sind wis-

senschaftlich nachgewiesen, welche neuen Medikamente helfen? Kann man auf Psychopharmaka verzichten? Gibt es alternative, schonende, natürliche Verfahren? Wie steht es um die Wirksamkeit von Omega-3-Fettsäuren, Melatonin, Lichttherapie, Hypnose, Homöopathie oder Sport? Was kann man tun, wenn alle gängigen Methoden versagt haben? Welche Verfahren sind unwirksam, unseriös oder gar gefährlich? Wie kann ich mich vor Scharlatanen schützen?

Dieses Buch soll Ihnen auf dem Weg durch den Psycho-Dschungel helfen. Sie finden in den folgenden Kapiteln zu den wichtigsten psychischen Erkrankungen:

- Fallbeispiele
- Tests zur Selbsterkennung von psychischen Erkrankungen
- Tipps zur Selbsthilfe
- Therapieempfehlungen, die auf internationalen Leitlinien der weltweit führenden Experten beruhen
- Neue Therapien, die dann helfen können, wenn bisherige Behandlungen nicht angeschlagen haben
- Bewertung alternativer Therapien wie Naturheilkunde oder Homöopathie
- Tipps für die Angehörigen von psychisch Kranken
- Häufig gestellte Fragen
- Typische Irrtümer über psychische Erkrankungen

Zu guter Letzt bekommen Sie wertvolle Hinweise, wie Sie mit Psychiatern umgehen müssen.

Kapitel 2
DIE ROTE COUCH

Juliane F. klingelt an der Tür des Psychiaters. Ihre Hausärztin hatte sie überwiesen, weil sie an Magenschmerzen litt, für die keine medizinische Ursache gefunden werden konnte. Der kleine Mann mit dem wirrem Haar, einer Nickelbrille und einem abgetragenen Jackett mit Leder-schützern an den Ellbogen öffnet die Tür. Wortlos weist er sie an, sich in seinem Zimmer niederzulassen, in dem Hunderte alte Bücher einen Geruch aus einem anderen Jahrhundert ausströmen. Der Therapeut legt ihr mehrere Tafeln mit Tintenklecksbildern vor. Zum ersten Mal sagt er jetzt etwas mit sehr leiser Stimme: «Was sehen Sie da? Denken Sie nicht lange nach, sagen Sie, was Ihnen spontan dazu einfällt.» Während die junge Frau ihre Phantasien berichtet, zieht der Therapeut hin und wieder die buschigen Augenbrauen hoch. «Einen Penis, meinen Sie, ah ja?» Nach diesem Test deutet er, wieder wortlos, mit seiner schmächtigen Hand auf einen mit einem deutlich muffig riechenden Orientteppich belegten Diwan, und Juliane F. legt sich nieder. «Was kommt Ihnen in den Sinn? Erzählen Sie alles, egal ob es Ihnen unangenehm, peinlich, unsinnig oder bedeutungslos erscheint.» Fast eine Stunde schweigt der Psychiater, während Juliane F. redet.

Dieses Klischee eines Psychiaters gibt es nicht nur in Kinofilmen, Krimis oder Kalauern. Viele Menschen haben immer noch die Vor-stellung, dass Psychiater sich vorwiegend mit unbewussten Konflik-ten befassen, die in der Kindheit entstanden sind, und versuchen, die Hintergründe aufzudecken, nach der Devise: «Es ist nie zu spät, sich eine schöne Kindheit zu beschaffen.» Dabei, so vermutet man, sind die Seelenklempner vorwiegend an verdrängten sexuellen Inhalten interessiert. Alternativ stellt man sich einen Psychiater wie eine Art modernen Doktor Frankenstein vor, der seine Patienten in Zwangsjacken oder Gummizellen steckt oder sie mit Handschellen an ein eisernes Bettgestell fesselt. Im günstigsten Fall nimmt man an, dass die Diagnosen eines Psychiaters beliebig und willkürlich sind und die Behandlung nach Gutdünken erfolgt.

Die Psychiatrie ist eine moderne Wissenschaft geworden. Seelische Krankheiten werden mit Hilfe neuer Methoden erforscht, Gehirne werden durchleuchtet und neue Medikamente entwickelt, die mit immer weniger Nebenwirkungen immer rascher psychische Probleme in den Griff bekommen. Und vor allem werden heute alle Behandlungsmethoden genauestens auf ihre Wirkung überprüft.

Kapitel 3

WAS HILFT WIRKLICH?

Über den Nutzen psychiatrischer Therapien wird gern gestritten. In diesem Buch werden die Wirksamkeitsnachweise aller Behandlungsmethoden kritisch beurteilt. Um dem Vorwurf vorzubeugen, dass diese Beurteilung subjektiv oder parteiisch ist, soll hier die Vorgehensweise erläutert werden, wie die Therapiemöglichkeiten auf den Prüfstand kamen. Um den Effekt von bestimmten Behandlungen zu belegen, werden klinische Studien durchgeführt. Nun gibt es gute und schlechte Untersuchungen. Wenn zum Beispiel ein Herr Gustaf Gustafson fünfzehn Patienten mit einer von ihm neu entwickelten Gänseblümchen-Aroma-Therapie gegen Nervosität behandelt und bei vierzehn Personen eine deutliche Besserung konstatiert hat (wobei er selbst auch derjenige war, der den Erfolg der Behandlung beurteilte), so sollten Sie diesem Resultat so viel Vertrauen entgegenbringen wie einer Werbung, die sofortigen Flirterfolg bei Verwendung eines bestimmten Deosprays verspricht. Nehmen Sie dagegen eine Doppelblindstudie, die von einunddreißig Wissenschaftlern an vierundzwanzig internationalen Universitätskliniken an zweitausend Patienten durchgeführt wurde, bei der ein neues Medikament mit einem Placebo und einem bewährten Medikament verglichen wurde und die Untersuchungsergebnisse von Ethikkomitees und europäischen, amerikanischen und japanischen Medizinbehörden bestätigt wurden, so können Sie sich einigermaßen in Sicherheit wiegen.

Der erste Placeboversuch wurde im Jahr 1784 durchgeführt. In dieser Zeit machte ein Wunderheiler, der Deutsche Franz Anton Mesmer, überall in Europa Furore, indem er Menschen mit «Magnetismus» heilte. Vielerlei Krankheiten wurden besser, wenn er die Patienten mit Hilfe eines Waschbottichs, aus dem Metallstäbe herausragten, «mesmerisierte». Während die französische Königin Marie Antoinette eine begeisterte Anhängerin Mesmers war, blieb ihr Mann skeptisch. Der König setzte eine Untersuchungskommission ein, der ein gewisser Benjamin Franklin angehörte – der Erfinder des Blitzableiters und spätere Präsident der Vereinigten Staaten. Diese Kommission entlarvte Mesmer als Scharlatan. Man teilte Versuchspersonen (fälschlicherweise) mit, dass sich hinter einer Tür ein Angestellter Mesmers, ein gewisser Herr Charles d'Eslon, befand und sie durch die Tür magnetisierte. Die Versuchskandidaten berichteten über eine starke Wirkung, obwohl sich kein Mensch hinter der Tür verbarg. Somit konnte gezeigt werden, dass die Methode allein durch Vorspiegelung falscher Tatsachen wirkte.

Seit jener Zeit gibt es Zweifel an Methoden, die nur mit Hilfe der Suggestion wirken. Doch erst seit den fünfziger Jahren wurden systematisch kontrollierte Studien durchgeführt. In einer solchen Untersuchung werden zum Beispiel hundert erkrankte Personen mit einem neuen Medikament und hundert weitere mit einem Scheinmedikament behandelt. Psychiatrische Krankheitsbilder unterliegen einem starken Placeboeffekt; das heißt, dass bei Patienten mit Depressionen oder Angsterkrankungen, die mit einer Scheinpille behandelt werden, zu 40 bis 60 Prozent eine Besserung eintritt. Daher kann nur mittels einer kontrollierten Studie die Wirksamkeit einer Behandlung zweifelsfrei bewiesen werden. Auch die Effektivität einer Psychotherapie muss mit einer Kontrollgruppe überprüft werden. Eine Gruppe bekommt sofort eine Behandlung, eine andere wird auf eine Warteliste gesetzt (zur näheren Erklärung siehe Anhang S. 360). Oder man vergleicht mit einem «psychologischen Placebo»: Hier erhält die eine Hälfte der Patienten nur unstrukturierte Gespräche über seelische Probleme, die andere die wirkliche Behandlung durch professionelle Therapeuten. Nur wenn sich ein bedeutsamer Unterschied ergibt, kann man davon ausgehen, dass die Behandlung mehr bewirkt als das Gespräch mit einem guten Freund.

Unter «offenen» Studien versteht man solche, bei denen nur eine Gruppe von Patienten im Vorher-nachher-Vergleich untersucht wird, ohne dass man eine Kontrollgruppe mitbeurteilt. Die Ergebnisse solcher Untersuchungen sind nicht besonders aussagekräftig und daher mit Zurückhaltung zu bewerten. Unter Umständen können sie aber hilfreich sein, zum Beispiel, wenn keine kontrollierten Studien existieren oder wenn bei einem Patienten mehrere von den Medizinbehörden zugelassene Behandlungen nicht gewirkt haben. Daher werden in diesem Buch in den Abschnitten «Neue Therapien» manchmal Alternativen genannt, die bisher nur durch offene Studien gestützt werden.

Ein Arzt wiederum kann solche nicht amtlich zugelassenen Medikamente nur im Rahmen eines «Heilversuchs» verordnen, wenn dies durch wissenschaftliche Studien begründet ist und Alternativen ausgeschöpft sind. Allerdings gibt es absolut keine Erfolgsgarantie. Oft handelt es sich dabei um Medikamente, deren Nebenwirkungen schon bekannt sind, weil Erfahrungen aus der Behandlung anderer Erkrankungen vorliegen.

Am Ende werden die Resultate einer Studie in einer wissenschaftlichen Zeitschrift veröffentlicht. Hier gibt es wiederum gute und schlechte Zeitschriften, für deren Qualitätswert eine Art Hitliste erstellt wird – wie bei den Tophits in den Charts. Unabhängige Gutachter auf der ganzen Welt müssen die eingereichten Artikel auf Herz und Nieren prüfen. Wenn diese gestrengen Prüfer Fehler finden, wird die Veröffentlichung abgelehnt – auf diese Weise findet eine zusätzliche Kontrolle statt.

Nun kann es sich ergeben, dass zu einer Therapiemethode mehrere widersprüchliche Studien existieren. Die eine zeigt eine starke Wirkung, eine andere keinen Effekt und eine dritte nur schwache Veränderungen. Daher werden von Zeit zu Zeit Leitlinien für die Behandlung psychischer Erkrankungen erstellt, die auf einer Zusammenschau aller verfügbaren Untersuchungen beruhen. Oft wird dabei die Technik der «Metaanalyse» angewendet – das heißt, dass die Ergebnisse mehrerer Studien in einen Topf geworfen werden, zum Beispiel, um bei voneinander abweichenden Resultaten zu einer Lösung zu kommen. Die Cochrane Collaboration etwa ist ein angesehenes gemeinnütziges Institut, das Metaanalysen mit höchster Qualität veröffentlicht. Die in diesem Buch vorgeschlagenen Therapien basieren auf internationalen Leitlinien, die von Fachgremien erstellt wurden, deren Mitglieder sich durch hochrangige Publikationen in dem jeweiligen Fachgebiet auszeichnen. Falls keine Leitlinien oder Metaanalysen für eine Erkrankung existierten, die vorhandenen veraltet waren oder sich zwischen verschiedenen Leitlinien Widersprüche ergaben, wurden die veröffentlichten Studien einzeln analysiert. Es werden hier also nicht die privaten Meinungen hochgeschätzter Fachleute dargestellt, denn für jede Therapie gibt es einen derartigen Experten, der sie über den grünen Klee lobt, und einen, der sie verdammt. Solche Standpunkte können nämlich einer Verzerrung unterliegen, denn manche Kapazitäten erzählen genau das, was die Pharmaindustrie hören will, während andere ihr Lebenswerk darin sehen, exakt diese Meinung zu bekämpfen. Auch im Bereich der Psychotherapie wird gern über die richtigen Methoden gestritten, wobei die Bewertungen der Eminenzen nicht immer auf belastbaren Daten beruhen. Deswegen soll hier die Mainstream-Richtung dargestellt werden, also eine Synthese aus den vorliegenden Studien ohne Beeinflussung in die eine oder andere Richtung.

In der unten folgenden Tabelle wird das System beschrieben, mit dem die Wirksamkeitsnachweise der Therapien in diesem Buch in Kategorien eingeteilt wurden. Im Anhang 3 (siehe S. 357 ff.) wird genau beschrieben, welche Qualitätsmerkmale die verwendeten Studien haben mussten.

Manche hier beschriebenen Erkenntnisse mögen Anlass zu Enttäuschungen sein, wenn scheinbar hoffnungsvolle Medikamente oder Therapien von den Experten sehr kritisch beurteilt werden. Das Prinzip lautet: Keine Therapie soll schöngeredet werden, die die Crashtests nicht bestanden hat. Daher wird in diesem Buch an manchen Stellen ehrlich gesagt, welche psychiatrischen Behandlungen nicht sinnvoll sind. Leider gibt es in der Geschichte der Psychiatrie zu viele Beispiele

Beurteilung der Wirksamkeit von Medikamenten und Therapien	
+	Die Wirksamkeit ist durch mindestens zwei gute kontrollierte Studien nachgewiesen.
+/?	Es gibt bisher lediglich eine kontrollierte Studie, die einen Effekt zeigte, beziehungsweise es existieren mehrere Studien, in denen aber zu wenige Versuchspersonen behandelt wurden oder die andere Qualitätsmängel aufwiesen.
+/–	Widersprüchliche Ergebnisse; die Anzahl der positiven und die der negativen kontrollierten Studien halten sich ungefähr die Waage.
–	Die überwiegende Zahl der kontrollierten Studien zeigte keine Wirksamkeit.
–/?	Manche kontrollierte Studien zeigten eine Unwirksamkeit; diese waren aber mit zu wenigen Versuchspersonen durchgeführt worden, oder die Qualität war nicht ausreichend, sodass ein abschließendes Urteil noch nicht möglich ist.
?	Es gibt keine kontrollierten Studien – oder die Qualität der vorliegenden Studien ist nicht ausreichend.

von Behandlungsmaßnahmen, die in großem Stil angewendet wurden und sich am Ende als wirkungslos herausstellten. Auch heute noch sind Psychiater, die es sich zur Aufgabe gemacht haben, nach allen Regeln der Kunst zu behandeln, oft überrascht, wenn sie Patienten sehen, die seit Jahren erfolglos mit unerprobten Methoden therapiert werden. Zum Glück sind wir nun in der Situation, dass es für fast alle psychischen Erkrankungen nachgewiesenermaßen wirksame Behandlungsformen gibt. Wir brauchen sie nicht, all die zweifelhaften Methoden, denn wir haben genügend taugliche Therapien.

Expertenleitlinien sind natürlich nicht der Weisheit letzter Schluss. Auch sie können fehlerhaft, unvollständig oder parteiisch sein. Die persönliche Erfahrung von Ärzten und Psychologen ist mindestens ebenso wichtig.

Es könnte auch sein, dass Behandlungen existieren, von denen die internationalen Fachleute noch nie gehört haben. Aber das ist etwa so

wahrscheinlich, als wenn irgendwo auf der Welt ein Treibstoff existieren würde, der Formel-1-Boliden deutlich schneller machen würde,
der aber den internationalen Rennställen völlig unbekannt ist.

Psychiater, Psychologe, Psychotherapeut – worin besteht eigentlich
der Unterschied zwischen den verschiedenen Psycho-Berufen? Im
Anhang 1 werden diese Begriffe erklärt.

Kapitel 4
WIE ENTSTEHEN SEELISCHE KRANKHEITEN?

Für jede psychische Erkrankung gibt es eine Erklärung, die einfach und klar ist, plausibel – und falsch. Das Gehirn ist ein hochkomplexes Organ, und psychiatrische Krankheitsbilder entstehen oft durch ein Zusammenspiel mehrerer Faktoren. Daher gibt es keine Theorie zur Entstehung seelischer Leiden, die man in zwei, drei Worten zusammenfassen kann.

Ein früher Tod der Mutter, ein Aufwachsen in einem schlecht betreuten Heim oder in einem gewaltbereiten Milieu, Inzest oder eine brutale, herzlose Erziehung können tiefe Narben in der Seele eines Kindes hinterlassen. Aber auch spätere traumatische Lebensereignisse, wie der Tod eines eigenen Kindes oder des Ehepartners, ein Gewaltverbrechen, eine Geiselnahme, ein schwerer Autounfall, eine Naturkatastrophe, Krieg, KZ-Haft und viele andere erdrückende Erfahrungen, können die Psyche nachhaltig schädigen. Man spricht dann von «psychogenen» Ursachen.

Es müssen schon recht heftige Belastungen sein, die seelische Krankheiten auslösen. Früher dachte man, dass kleinere Streitereien mit dem Bruder, die Stellung in der Geschwisterreihe, Eifersucht auf die neugeborene Schwester oder einfach die Tatsache, dass man ein Einzelkind ist, deutliche Schäden an der Persönlichkeit hinterlassen können. Heute weiß man, dass der alltägliche Hickhack, der in praktisch jeder Familie vorkommt, kaum einen Einfluss auf die Entwicklung echter psychischer Störungen hat. Die Seele eines Menschen wird durch unzählige Faktoren bestimmt. «Um ein Kind zu erziehen, braucht es das ganze Dorf», sagt ein italienisches Sprichwort. Nicht nur die Eltern, sondern ebenso Lehrer, Pfarrer, Polizisten, Basketballtrainer, Bart-Simpson-Zeichentrickfilme und die *Sendung mit der Maus* haben einen Einfluss auf die Entwicklung eines Kindes.

Psychische Erkrankungen können aber ebenfalls durch äußere Schädigungen entstehen. Schädelbrüche, Gehirntumoren, Entzündungen, Vergiftungen, Alterungsprozesse, Durchblutungsstörungen – die Ursachen können vielfältig sein. Man spricht in diesen Fällen von einer «organischen Störung». Die Trennung in «organische» und «psychische» Beeinträchtigungen muss allerdings als künstlich angesehen werden. Auch das Gehirn ist ein Organ. Praktisch jeder psychischen Krankheit liegen Veränderungen zugrunde, die man vielleicht eines Tages auf der Ebene einzelner Nervenzellen oder Moleküle aufspüren wird, selbst wenn sie nicht durch eine grobe mechanische Schädigung, sondern durch subtile psychische Einflüsse entstanden sind.

«Wenn das Kind dem Vater ähnlich sieht, ist es Vererbung. Wenn es dem Nachbarn ähnlich sieht, ist es Umwelteinfluss» – so flachst der Kabarettist und Nervenarzt Eckart von Hirschhausen zum Thema Genetik. Bei praktisch jeder seelischen Erkrankung spielen Erbfaktoren eine Rolle, Vererbungstheorien waren lange Zeit verpönt. Manche Wissenschaftler favorisierten den Gedanken, dass der Mensch als unbeschriebenes Blatt, also mit einer formatierten Festplatte als Gehirn, zur Welt kommt und durch Erziehung und das Umfeld komplett formbar ist. Mit Hilfe von Zwillingsuntersuchungen und anderen genetischen Forschungsmethoden kann man aber den Beitrag der Vererbung ziemlich gut abschätzen. Doch es gibt kaum eine seelische Störung, bei der nicht ebenso das Milieu, die Erziehung und die persönlichen Erlebnisse zur Entstehung beitragen.

In der modernen Psychiatrie findet gerade eine mittlere Revolution statt. Wissenschaftler in der ganzen Welt entschlüsseln immer genauer die biologischen Hintergründe psychiatrischer Erkrankungen. Man versucht zu ergründen, welche Nervenbahnen, Denkzentren oder chemischen Zusammensetzungen im Gehirn schuld sein können, wenn die Seele leidet. So ist es manchmal die Fehlfunktion eines einzigen Moleküls – wie Serotonin oder Dopamin –, die eine Kaskade von problematischen Folgen auslöst. In anderen Fällen entstehen Krankheiten durch ein extrem komplexes Zusammenspiel vieler miteinander verflochtener Systeme.

Aber die menschliche Seele ist nicht nur eine Art hochkomplizierter Computer, der nur dann optimal funktioniert, wenn alle Kabel und Chemikalien im Lot sind, sondern auch ein Produkt der Zurückweisungen und der Liebesbeweise, der Gewalt und des Friedens, der Enttäuschungen und Glücksmomente, die ein Mensch in seinem Leben erfährt.

Kapitel 5

EINE SCHNELLANLEITUNG
FÜR IHR GEHIRN

Ein Haufen Weißwürste

Um die Entstehung psychischer Krankheiten besser zu begreifen, sollten Sie vielleicht diese kleine Schnellanleitung für Ihr Denkorgan lesen. Ein Gehirn wiegt etwa 1,3 Kilogramm, sieht aus wie ein Haufen Weißwürste und hat die Konsistenz eines nicht zu hart gekochten Eies. Es besteht aus einem Kabelsalat von hundert Milliarden Nervenzellen, den Neuronen. Würde man die Kabelstränge aller Flugzeuge dieser Welt in eine riesige Halle packen, so hätte man eine ungefähre Vorstellung von dem Gewirr, das in einem einzigen menschlichen Gehirn herrscht. Die Nervenzellen, deren Körper wie längliche Schläuche aussehen, sind auf vielfältigste Weise miteinander verbunden. Viele dieser Leitungen verlassen das Gehirn in Richtung Arme, Beine, Gedärme, Organe und aller sonstigen Gebiete. Andere kommen von diesen Teilen des Körpers und schlängeln sich zum Gehirn zurück. Manche Funktionen sind im Gehirn in bestimmten Zentren organisiert, andere sind relativ unsortiert über das Denkorgan verteilt. Die Landkarten, die Wissenschaftler vom Gehirn erstellt haben, weisen noch an vielen Stellen weiße Flecken auf.

Wie in elektrischen Drähten werden auch in den Neuronen elektrische Ströme weitergeleitet. In Haushaltsgeräten sind Kabel durch Klemmen oder Lötstellen verbunden. Genauso ist es im menschlichen Gehirn, nur dass hier an den «Lötstellen» ein einigermaßen komplizierter Vorgang abläuft. Aus dem Ende einer Nervenzelle werden sogenannte Neurotransmitter (Botenstoffe) ausgeschüttet. Dabei handelt es sich um winzige Moleküle, wie zum Beispiel das Serotonin. Dieses Molekül springt von einer Nervenzelle zur nächsten über. Dort löst es eine elektrische Entladung aus, die in der nächsten Zelle weitergeleitet wird. Von solchen Lötstellen, die Synapsen genannt werden, gibt es etwa hundert Billionen im Gehirn, weil jedes Neuron über tausend Synapsen verfügt. Heute kann zwar ein USB-Stick von der Größe eines gedrittelten Kaugummis vierundsechzig Gigabyte Daten aufnehmen, aber die Speicherfähigkeit des Gehirns übersteigt die der schnellsten Computer um ein Vielfaches.

Wenn Sie verstehen wollen, wie psychische Erkrankungen entstehen, könnte es von Vorteil sein, sich ein bisschen über Neurotransmitter weiterzubilden. Diese Botenstoffe passen wie ein Schlüssel zu seinem Schloss, das Rezeptor genannt wird. Wenn Sie sich früher in Chemie immer gelangweilt haben, sollten Sie hier aufhören, weiterzulesen. Aber dann verpassen Sie die Geschichte mit dem Priester und seiner Haushälterin.

Ein solcher Neurotransmitter ist Dopamin: Schizophrenie kann man zum Beispiel erfolgreich bekämpfen, indem man die Wirkung von Dopamin an der Synapse abschwächt. Aber Dopamin spielt auch eine Rolle bei der Parkinson'schen Erkrankung. Hier ist es umgekehrt: Die Bewegungsstörungen bei der Schüttellähmung werden besser, wenn man den Dopaminspiegel im Gehirn anhebt. Auch andere Erkrankungen werden mit Dopamin in Verbindung gebracht, zum Beispiel Süchte, Persönlichkeitsstörungen oder das «Zappelphilipp-Syndrom» bei hyperaktiven Kindern. Das legt nahe, dass es mehrere Dopaminsysteme gibt und dass bei den verschiedenen Krankheiten nicht alle, sondern jeweils unterschiedliche Systeme betroffen sind. Dopamin im Gehirn ist wie eine Büroklammer. Man kann mit ihr viele Papiere zusammenheften, aber die Büroklammer hat nichts mit dem Inhalt dieser Zettel zu tun.

So ist Dopamin nicht ein Hormon, das glücklich oder verrückt macht, sondern es ist nur eines von mehreren Hilfsmitteln bei der

Nervenübertragung. Es sollte aber in einem richtigen Verhältnis vorhanden sein.

Serotonin ist ein weiterer Botenstoff, der bei Depressionen und Angststörungen eine Rolle spielt. Praktisch alle Medikamente, die gegen diese Leiden helfen, tun dies, indem sie die Nervenübertragung an den Serotoninneuronen verbessern. Serotonin wird oft nicht besonders treffend als «Glückshormon» bezeichnet. Wenn man sich das Hormon direkt durch die Schädeldecke ins Hirn spritzen könnte, würde man sich nicht behaglicher fühlen. Aber ohne ein richtig funktionierendes Serotoninsystem kann man unglücklich und ängstlich werden.

Ein weiterer Neurotransmitter, Noradrenalin, wird wie Serotonin mit Depressionen und Angst in Verbindung gebracht. Wenn man bei Affen den *Locus coeruleus* entfernt, ein kleines Gebiet, in dem fast alle Zellen des Gehirns sitzen, die mit Noradrenalin als Neurotransmitter funktionieren, haben die Tiere keine Angst mehr. Viele Antidepressiva fördern nicht nur die Serotonin-, sondern auch die Noradrenalin-Nervenübertragung.

Ein weitverbreiteter Botenstoff im Gehirn ist die Gamma-Aminobuttersäure (GABA). An der Hälfte aller Schaltstellen im Gehirn ist GABA beteiligt, ein Stoff, der dazu da ist, Neuronen, die sich erregt haben, wieder zu beruhigen. Benzodiazepine sind die am häufigsten angewendeten Schlaf- und Beruhigungsmittel. Sie wirken, indem sie den Effekt der GABA unterstützen. Wenn GABA also als Bremse fungiert, dienen die Benzodiazepine sozusagen als «Bremskraftverstärker». Schon lange ist man auf der Suche nach einem natürlichen Stoff im menschlichen Körper, der der eigentliche Schlüssel für das Schloss des GABA-Rezeptors ist. Dieser Stoff muss den Benzodiazepinen ähneln und auf das Gehirn eine beruhigende Wirkung ausüben.

Glutamat ist im Gehirn ein erregender Neurotransmitter. Er spielt bei der Schizophrenie und den Demenzerkrankungen eine Rolle. Drogen, die auf Glutamatrezeptoren wirken, können schizophrenieähnliche Symptome verursachen, und durch die Beeinflussung von Glutamatrezeptoren kann man die Gedächtnisleistung bei Alzheimer-Erkrankungen bessern.

Endorphine sind Stoffe, die für alle schönen Gefühle zuständig sind. Auch in Stresssituationen werden sie ausgeschüttet. Sie sind die körpereigenen Schmerzmittel. Wenn das System der Endorphine gestört ist, kann es zu Suchterkrankungen, Ess- oder Borderline-Störungen kommen.

Die Neurotransmittersysteme sind nicht unabhängig voneinander, sondern hängen wie ein Mobile zusammen – wenn ein Neurotransmittersystem angestoßen wird, fangen auch die anderen Botenstoffe an, aus der Reihe zu tanzen. So kann Noradrenalin in Dopamin umgewandelt werden und umgekehrt. Wann immer psychisch kranke Menschen Dinge tun, die für andere, gesunde Menschen nicht verständlich oder nachvollziehbar sind, kann es an einer Störung der Hirnchemie liegen:

- Wenn die schizophrene Eleonore G. ihre Eltern ermordet, weil sie sie für eine Ausgeburt des Satans hält, kann es an einer Störung des Dopamin- und Glutamatsystems liegen.
- Wenn der Zwangskranke Bernhard H. mindestens zwei Stunden duschen muss, kann das Serotonin- oder Dopaminsystem gestört sein.
- Wenn Amelie E. sich auf dreiunddreißig Kilogramm herunterhungert, weil sie Angst hat, zu dick zu sein, kann das sogenannte Dopamin-Belohnungssystem gestört sein.
- Das Belohnungssystem ist auch mitschuldig, wenn sich die drogensüchtige Jane M. prostituiert, um sich Heroin zu beschaffen.
- Wenn der arbeitslose Erik L. sein erigiertes Geschlechtsteil vor minderjährigen Mädchen entblößt oder wenn Maik D. drei Frauen ermordet und ihre Leichen schändet, liegt es wahrscheinlich auch an einer Störung dieses Systems.
- Wenn die depressive Annemarie R. ihre drei kleinen Kinder erstickt, hat es möglicherweise etwas mit dem Serotoninsystem zu tun.
- Eine Serotoninstörung kann auch der Grund sein, warum Reiner C. eine solch große Angst vor Zahnärzten hat, dass seine Zähne im Mund verfaulen.

Die Aufklärung der Wirkungen dieser Neurotransmittersysteme ist ein aufregendes Thema, das in den nächsten Jahrzehnten und Jahrhunderten die Forscher beschäftigen wird.

Animalische Triebe

Haben wir einen freien Willen? Oder sind wir Opfer unserer hemmungslosen und unbeherrschbaren Gedanken? Über diese Fragen gibt es unendliche Diskussionen. Aus der Sicht der Hirnforscher unterliegt nur ein Teil unseres Gehirns der Kontrolle der Vernunft. An den übrigen Stellen kommt das Tier durch – und das trifft nicht nur für Mörder und Vergewaltiger zu, sondern auch für Betschwestern und Wohltäter. Mehr als so manchem redlichen oder gottesfürchtigen Musterbürger lieb ist, hat er neben vernunftgesteuerten Anteilen auch animalische Neigungen. Das Verhalten des Menschen wird, vereinfachend dargestellt, von drei Systemen dirigiert: dem «Belohnungssystem», dem «Angstsystem» sowie dem «Vernunftgehirn».

Ernähren und Vermehren

Das Belohnungssystem ist ein kurzer, dicker Nervenstrang im Gehirn, der von einem Gebiet namens *Area tegmentalis ventralis* zu dem Kern *Nucleus accumbens* zieht. Wenn dieses System angefeuert wird, fühlen wir uns gut. Alle schönen Dinge des Lebens empfinden wir deshalb als angenehm, weil sie zu einer Aktivierung des Belohnungssystems führen: Beischlaf, gebratenen Speck essen, ein kühles Bier trinken, eine Belobigung durch die beste Ehefrau aller Zeiten vernehmen, das eigene Baby in der Wiege anschauen, Basketball spielen, Gänsehaut-Musik hören, das Bild eines schönen Menschen betrachten, über einen richtig guten Witz lachen, eine wohltuende Massage im Wellnesscenter bekommen, sich nach einem harten Arbeitstag in einen dicken Ledersessel fallen lassen, im warmen Whirlpool sitzen, sich auf einer Toilette erleichtern oder einen unerwarteten Sprung der Börsenkurse nach oben beobachten.

Dabei muss man primäre und sekundäre Bedürfnisbefriedigungen unterscheiden. So ist Essen eine direkte Befriedigung, Geldverdienen nur eine sekundäre, da man das Geld zwar nicht essen, aber benutzen kann, um Speisen zu kaufen. Auch Sex ist ein primäres Bedürfnis. Mit der Kurzformel «Ernähren und Vermehren» kann man die primären Grundtriebe griffig zusammenfassen, die die Natur uns mitgegeben hat, um nicht nur das einzelne Lebewesen, sondern auch die gesamte Art zu erhalten.

Das Belohnungssystem funktioniert mit dem Botenstoff Dopamin. Dem Belohnungssystem vorgeschaltet ist ein anderes System, das das endogene Opiatsystem (EOS) genannt wird. Wenn sich in diesem System endogene Opiate, auch Endorphine genannt, an ihre Rezeptoren binden, wird in der Folge das Belohnungssystem aktiviert. Ihren Namen haben die Endorphine daher, dass sie der künstlichen Substanz Morphin ähnlich sind. Das Schmerzmittel Morphin löst deswegen Glücksgefühle aus, weil es sich an diejenigen Rezeptoren bindet, die eigentlich für die körpereigenen Endorphine vorgesehen sind. Die Endorphine sind aber nicht nur zur Belustigung da, sondern sie sollen hauptsächlich unser Überleben sicherstellen. Sie sind der Grund, warum wir uns auf die Suche nach einem Wildschwein in den Wald begeben oder arterhaltend im Federbett tätig werden.

Aber die Endorphine werden ebenso in Stresssituationen ausgeschüttet. Nehmen wir einmal an, dass ein Raubmörder mehrfach mit dem Messer auf Sie einsticht. Ihr Gehirn stellt sich auf den Alarmzustand um, um Sie in die Lage zu versetzen, sich zu verteidigen. Eine Chemikalie namens POMC wird in mehrere Einzelteile aufgespaltet. Dabei entsteht das Bruchstück ACTH, ein Hormon, das dazu dient, im Körper alle Reaktionen auszulösen, die für einen Kampf notwendig sind. Das Herz schlägt schneller, die Muskeln werden durchblutet, die Atmung beschleunigt, um genügend Sauerstoff zur Verfügung zu stellen. Aber wenn POMC zergliedert wird, bleibt sozusagen nebenbei noch ein weiteres Fragment übrig: ein Endorphinmolekül. Dies erklärt die merkwürdige Tatsache, dass Sie sich in einer Kampfsituation euphorisch und siegessicher fühlen, selbst wenn der Gegner überlegen ist und Sie tödlich verwundet sind. Zudem verspüren Sie zunächst kaum Schmerz von den Messerstichwunden, da die Endorphine Schmerzen stillen.

Das Belohnungssystem und das ihm vorgeschaltete EOS bilden also eine Einheit, die unser Überleben garantieren soll. Trotz seiner Wichtigkeit hat dieses System leider nur den Intelligenzquotienten eines dementen Huhnes. Es kann nicht dialektisch abwägen, sondern denkt immer nur in eine Richtung und kennt nur ein Ziel: sofortige Befriedigung. Obwohl es sehr einfach gestrickt ist, kann es ohne weiteres unser Vernunftgehirn ausschalten. Es hat nämlich Priorität, wenn es um das nackte Überleben geht. Daher werden nicht nur angenehme Gefühle, sondern auch Aggressionen durch dieses System gesteuert. Denn manchmal müssen sich Lebewesen, wie zum Beispiel der gemeine Tiger, die Nahrung unter Anwendung von Gewalt holen – die Gazelle wird sich ihm nicht freiwillig zum Fraß anbieten. Ebenso mussten Menschen in grauer Vorzeit Gewalt anwenden, um sich Nahrung zu beschaffen, und selbst heute soll das noch vorkommen.

Damit man das höchste Glücksempfinden des Belohnungssystems genießen kann, ist es aber notwendig, zwischendurch Downs und Durchhänger zu haben. Ein ständiges Hochgefühl wäre nicht zum Aushalten. Der Kontrast zwischen Kummer und Freude macht das wahre Glück aus.

Grüne Vipern und bissige Hunde

Der Gegenpart der Einheit aus Belohnungssystem und EOS ist das Angstsystem. Würden wir unserem Belohnungssystem freien Lauf lassen, würden wir nur noch ungebremst fressen und wahllos kopulieren. Wir würden das reibungslose Zusammenleben der Menschen aus dem Gleichgewicht bringen und uns unbedacht in Gefahr begeben. Also hat die Natur eine natürliche Bremse eingebaut: das Angstsystem. Man muss dabei allerdings zwischen einem primitiven und einem intelligenten Angstsystem unterscheiden. Das primitive Angstsystem hat keinen Hochschulabschluss. Es kennt nur einfache Verhaltensweisen: Kampf, Flucht oder tot stellen. Dafür funktioniert es aber auch in höchster Not, indem es ein stereotypes, aber effektives Programm abspult. Es soll wie das Belohnungssystem unser Überleben in höchster Not sichern. Wenn das Angstsystem sich zu Wort meldet, leiden wir unter körperlichem Unwohlsein, das sich durch Symptome wie Herzrasen, Schwitzen, Zittern oder Harndrang bemerkbar macht. Es warnt uns instinktiv vor grünen Vipern, Waldbränden, Raubmördern, bissigen Hunden oder sich schnell bewegenden großen Gegenständen wie Zementlastern.

Zusätzlich gibt es noch ein Angstsystem, das geistig höher steht als die primitive Version. Dieses System verwaltet intelligentere Empfindungen wie Rücksichtnahme, Scham, politische Korrektheit, Schuldgefühle, Höflichkeit oder Respekt. Es warnt uns auch davor, uns unsozial zu benehmen. Es ist ein Gegenpart zu dem emotionsgesteuerten Belohnungssystem. Diese Instanz sorgt dafür, dass wir mit dem Essen warten, bis das Büfett eröffnet ist. Es warnt Menschen davor, nackt durch die Fußgängerzone zu laufen, in der Öffentlichkeit zu kopulieren oder einer Polizistin auf der Straße die Kleider vom Leib zu reißen. Es sorgt dafür, dass der Student eine geschätzte Kommilitonin erst einmal wochenlang mit Theaterabenden, Rosensträußen, gedichteten Kurznachrichten und Spaziergängen im herbstlichen Wald bearbeiten muss, bis er schließlich den sehnlichst gewünschten Verkehr ausüben kann.

Die Engtanzparty

Zu guter Letzt gibt es noch das Vernunftsystem. Dieser Teil des Gehirns ist für höhere Denkfunktionen zuständig. Hier findet eine intellektuelle Diskussion über die verschiedenen Ansprüche des Angst- und des Belohnungssystems statt, und dieser Disput dringt in unser Bewusstsein. Wenn zwei junge Menschen auf einer Engtanzparty zu einem langsamen Stück tanzen, debattiert das Vernunftgehirn des jungen Mannes mit den beiden Widersachern: «Wenn ich sie jetzt fest an mich drücke, kann ich das vielleicht heute noch klarmachen. Oder aber: Sie knallt mir eine, und der Abend ist gelaufen.» Das Belohnungssystem gewinnt die Überhand, und so entscheidet der junge

Mann sich für festes Anschmiegen. Aber auch im Gehirn des Mädchens spielt sich ein Kampf ab: «Der will ganz klar mit mir in die Kiste. Er ist ja ganz lieb, aber irgendwie geht mir das zu schnell. Den muss ich noch etwas zappeln lassen.» Und so gibt ihre Vernunft dem Angstsystem den Vorzug, und sie hält den jungen Mann auf einen gewissen Sicherheitsabstand.

Zwei Elefanten

Bei den meisten Menschen entstehen kaum Konflikte zwischen diesen drei Systemen. Sie arbeiten geschmeidig miteinander zusammen. Wir sind rücksichtsvoll, moralisch, anständig und leben nach der Devise «Leben und leben lassen». Dabei bilden wir uns ein, dass wir uns unter Kontrolle haben. Aber das alles ist ein fragiles Gebäude. Das Vernunftsystem denkt zwar, dass es das Belohnungs- und Angstsystem im Griff hat, aber es ist wie ein Elefantenführer, der auf einem klapprigen Bambusgestell sitzt, das zwei Elefanten verbindet, und versucht, die beiden Tiere zu lenken. Das kann gutgehen. Aber wenn einer der Elefanten ausbricht, weil sein Testosteron verrücktspielt oder weil er eine kleine Maus gesehen hat, stürzt das ganze System wie ein Kartenhaus zusammen.

Wenn das Individuum in eine Schieflage kommt, werden die animalischen Anteile stärker. Anstand und Moral werden vergessen. Das könnte zum Beispiel eine Notsituation sein: Im Hungerzustand holt sich das Belohnungssystem, was es braucht. Dann können Menschen zu Raubtieren werden. Und der Sexualtrieb kann selbst hochmoralische und seelisch gesunde Menschen überwältigen. Ein Priester macht mit seiner Haushälterin Dinge, gegen die er täglich auf der Kanzel wettert, ein Politiker ruiniert sich die Karriere wegen einer Nacht mit einer Edelprostituierten, oder eine strenge Staatsanwältin fällt auf einen notorischen Heiratsschwindler herein.

Das Angstsystem kann ebenso Ethos und Vernunft außer Kraft setzen. Im Überlebenskampf sorgt es dafür, dass wir uns gegen andere Menschen durchsetzen, selbst wenn wir sie töten müssen. Das Angstsystem kann uns aber auch unter Umständen in totale Panik versetzen, sodass wir im Moment der Gefahr vielleicht genau das Falsche tun.

Aber auch bestimmte psychische Krankheiten entstehen durch die Oberherrschaft eines der beiden archaischen Systeme über die Vernunft. Menschen, bei denen das Belohnungssystem gestört ist, verlieren die Kontrolle über ihren Sexualtrieb. Ein Vergewaltiger fällt über ein vierzehnjähriges Mädchen her, obwohl ihm das Unrecht der Tat durchaus bewusst ist und er das hohe Risiko kennt, aufgrund einer DNA-Analyse überführt zu werden und viele Jahre im Gefängnis zu verbringen. Ein Drogensüchtiger beraubt seine Großmutter, um an Geld für Heroin heranzukommen. (Im Kapitel über Suchterkrankungen werde ich den Zusammenhang zwischen Abhängigkeit und dem Belohnungssystem beleuchten.) Und selbst rätselhafte Verhaltensweisen wie das freiwillige Zu-Tode-Hungern von magersüchtigen Mädchen oder die Selbstverletzungen von Frauen mit einem Borderline-Syndrom sind möglicherweise die Folge einer Störung im EOS und im Belohnungssystem. Weiterhin kann dieses System bei Menschen, die ihre Aggressionen nicht kontrollieren können und deshalb wegen Körperverletzung straffällig werden, fehlerhaft sein.

Viele seelische Leiden entstehen aber wiederum durch eine Überempfindlichkeit des Angstsystems, wie zum Beispiel Zahnarztphobien, Panikattacken oder extreme Schüchternheit. Bei Gesunden kann das Angstsystem ebenfalls die Besonnenheit besiegen – etwa, wenn Sie auf ein Bier verzichten, auf das Sie sich gerade gefreut haben, weil auf dem Bierkasten im Keller eine fette Spinne sitzt. Wenn Sie auf einem Zehnmeterbrett stehen, sagt Ihr Angstsystem: «Spring nicht!» Das Vernunftsystem sagt: «Es kann doch nichts passieren.» Je nachdem, wie energisch sich das Angstsystem durchsetzen kann, springen Sie – oder nicht. Kaum ein Mensch kann von sich behaupten, dass alle seine drei Systeme immer perfekt abgestimmt sind. (Vielleicht gibt es solche Menschen, aber sie haben wahrscheinlich ein ziemlich langweiliges Leben.)

Wenn der Abteilungsleiter Schröder seine Sekretärin Frau Böhm nach siebzehn Jahren in der Firma zum ersten Mal Uschi nennt und am nächsten Tag nichts mehr davon wissen will, haben wir vielleicht eine einfache und plausible Erklärung für dieses ungewöhnliche Verhalten des Chefs. Wir führen seine Enthemmung auf das Molekül C_2H_6O in der Erdbeerbowle zurück, die auf der Betriebsfeier ausgeschenkt wurde. So gibt es trotz der ungemeinen Komplexität des menschlichen Gehirns oft relativ einfache Erklärungen für abweichende Verhaltensweisen, und die basieren manchmal darauf, dass ein einziges Molekül im Überfluss vorhanden ist.

Was ist eigentlich die Seele? Auch wenn die Psyche bereits in der Antike im Gehirn vermutet wurde, so wurden später andere Standorte in Betracht gezogen, wie das Zwerchfell oder das «Hypochondrium» unterhalb des Rippenbogens. Wenn wir sagen, «Ihr Herz ist gebrochen», kommt damit zum Ausdruck, dass die Seele früher lange Zeit im Herzen gesucht wurde. Griechische Philosophen vermuteten, dass sie immateriell ist, dass sie also nicht in Form von Fleisch und Blut irgendwo im Körper existiert und somit nicht mit dem Körper stirbt. Erst seit dem 17. Jahrhundert war man sich relativ sicher, dass die Seele im Gehirn anzusiedeln ist. Und wo genau sitzt die Seele in unserem Schädel? Diese Frage werden wir vielleicht in hundert Jahren beantworten können. Einem nüchternen Naturwissenschaftler stellt es sich so dar, dass das, was wir unter Seele verstehen, kein genau abgegrenztes Gebiet ist. Die Zentrale, wenn es überhaupt eine gibt und sich nicht mehrere Zellanhäufungen diesen Job teilen, kann man am ehesten im Stirnhirn vermuten, in denjenigen Gebieten, die bei Menschen stärker und größer ausgebildet sind als bei Tieren. Unter «Seele» wird man eher die Teile des Denkorgans verstehen, die zu höheren intellektuellen Leistungen in der Lage sind. Aber die intelligenten Bereiche gehen stufenlos in die weniger gescheiten, animalischen Abschnitte über.

Wie schon erwähnt: Nicht immer arbeiten alle Instanzen der Psyche logisch und planvoll miteinander zusammen. Und vor allem dann, wenn die weniger begabten Zentren das Vernunftgehirn außer Gefecht setzen, können psychische Krankheiten entstehen. Vor den gigantischen Leistungen und der unendlichen Komplexität der menschlichen Seele muss man Ehrfurcht haben. Dennoch hat die Psyche eben auch etwas von einer Maschine, die aus Kabeln und Platinen besteht und die fehlerhaft arbeiten kann.

Der modernen Psychiatrie wird vorgeworfen, sie mache es sich sehr einfach und führe alles menschliche Denken und Handeln auf biochemische Vorgänge zurück, anstatt die «wirklichen» Ursachen der Erkrankungen zu erforschen. Frühere Ansätze, die sich «tiefenpsychologisch» nannten, nahmen für sich dagegen in Anspruch, in die Tiefe des menschlichen Gehirns vorzudringen. So könne eine Angsterkrankung dadurch entstehen, dass es einen Konflikt zwischen den sexuellen Ansprüchen des triebhaften «Es» und dem schlechten Gewissen des «Über-Ichs» gebe. Das mag ja sein. Aber, fragt man sich heute, wo genau spielt sich dieser Widerstreit ab? In welchem Gehirngebiet, in welchen Nervenzellen dieser Areale, in welchen Eiweißstrukturen dieser Zellen? Welche Moleküle sind zur falschen Zeit am falschen Ort, wenn ein Mensch in einem harmlosen Fahrstuhl einen Panikanfall erleidet? Jeder menschliche Gedanke, jedes Tun und Handeln geht letztendlich auf eine elektrische Entladung von Nervenzellen zurück. Das klingt sehr prosaisch, unspektakulär und banal, bildet aber die Realität besser ab als metaphysische Annahmen. «Ich bin nicht sicher, ob ich jetzt noch die gleiche Selbstachtung habe wie früher, seitdem ich weiß, dass ich nur eine Illusion von hundert Milliarden plappernden Neuronen bin», bemerkte ein Leserbriefschreiber resigniert in der Zeitschrift *Time*.

Früher konnte man in Unkenntnis der biochemischen Hintergründe den Denkabläufen des Gehirns nicht leicht auf die Spur kommen. Daher begnügte man sich häufig damit, für unerklärliche Verhaltensweisen der Menschen magisch-mystische Vorgänge anzunehmen. Und immer, wenn man nicht weiterwusste, verlegte man sich auf das Spekulieren. So entstanden Modellvorstellungen über die Funktionsweise des Gehirns, die später bei Wissenschaftlern Kopfschütteln oder Heiterkeit hervorriefen. Heute versucht man, für alle merkwürdigen Verirrungen der Seele plausible und handfeste Erklärungen zu finden. Das wirkt etwas desillusionierend, genau wie es Enttäuschung hervorruft, wenn ein Magier zunächst einen raffinierten Trick vorführt und dann zu verstehen gibt, auf welch banale Art er seine Zuschauer hinters Licht geführt hat.

Allerdings hat die molekulare Psychiatrie ihre Grenzen. Die Kenntnisse über die biologischen Hintergründe seelischer Erkrankungen stecken bislang in den Kinderschuhen, und auch hier wird es Irrtümer geben. Dennoch ist der Weg klar: In der Zukunft wird man Menschen mit seelischen Leiden weitaus besser helfen können, wenn man alle Zusammenhänge versteht.

Nervenarzt 2.0

«Niedergeschlagen und traurig sind Sie?», fragt der Arzt. «Und das schon seit drei Wochen? Warum haben Sie sich nicht gleich gemeldet? Na ja, das haben wir gleich.» Der Arzt nimmt dem Patienten Blut ab und steckt das Röhrchen in ein Loch in seinem Schreibtisch. «Es dauert jetzt etwas, das Gerät ist nicht mehr das neueste. Aber nach vier Minuten haben wir das Ergebnis.» Dann erscheint auf der glänzenden Oberfläche des Tisches das Analyseresultat. «Tatsächlich, eine Depression. Da müssen wir sofort was tun. Setzen Sie sich doch bitte in das Magnetom.» Der Arzt weist auf eine seltsam silbrig glänzende Apparatur, die einem Zahnarztstuhl ähnelt, und bittet den Patienten, Platz zu nehmen und eine Art Helm auf den Kopf zu setzen. «Zunächst wird Ihre Iris gescannt, um die Abbuchung von Ihrem Konto vornehmen zu können. Auf dem Bildschirm erscheinen dazu Texte, die Sie lesen sollten. Danach müssen Sie bestätigen, dass Sie mit den allgemeinen Geschäftsbedingungen einverstanden und über Risiken und Nebenwirkungen aufgeklärt worden sind. Lassen Sie sich ruhig Zeit. Anschließend geht es los. Es wird garantiert nicht wehtun, und in exakt dreiundzwanzig Minuten und vierzehn Sekunden sind Sie Ihre Depression los.» Der Patient setzt sich in die Apparatur, und mit Hilfe elektromagnetischer Wellen wird sein Gehirn derart bearbeitet, dass die Depression in kürzester Zeit erfolgreich therapiert wird. Freudestrahlend und erleichtert verlässt er die Praxis.

Wird so eines Tages die Behandlung von Depressionen ablaufen? Das wäre zu schön, um wahr zu sein. Es ist eher unwahrscheinlich, dass sich solche tiefgreifenden Vorgänge wie Depressionen auf diese elegante Weise verändern lassen. Aber es wäre uns wirklich geholfen, wenn wir die Heilungsperioden bei Depressionen auf einige wenige Tage verkürzen könnten. In einer vielleicht nicht allzu fernen Zukunft werden Ärzte die Gehirne ihrer Patienten durchleuchten und auf einen Blick erkennen können, wo die Probleme liegen. Sie werden fehlerhafte Stoffwechselvorgänge diagnostizieren und Neurotransmitter-Probleme identifizieren. Sie werden gestörte Kabelverbindungen aufspüren wie ein moderner Automechaniker mit einem computergesteuerten Diagnosesystem. Aber auch in Zukunft wird man mit den Patienten einfühlsame Gespräche führen, denn ein großer Teil der Besserung seelischer Erkrankungen geht auf Zuwendung durch andere Menschen zurück.

DIE PSYCHISCHEN KRANKHEITEN

Kapitel 6
DEPRESSIONEN
Im Land der langen Schatten

Unter einer «Depression» verstehen viele Menschen, dass man einfach niedergeschlagen, «schlecht drauf», enttäuscht oder unzufrieden ist. Eine Depression ist aber mehr als das, sie ist eine ernstzunehmende Erkrankung, die erkannt und behandelt werden muss, da sonst schlimme Folgen wie zum Beispiel Suizid drohen können. Schätzungsweise leiden sieben Millionen Menschen in Deutschland unter Depressionen. Es kann jeden erwischen: junge Pizzaboten und ältere Rechtsanwälte, Hartz-IV-Empfänger und Bonus-Banker, schöne Fotomodels und hässliche Entlein, Spitzensportler und Leistungsversager – und auch gesellige Menschen, die immer fröhlich und unbelastet von einer Party zur nächsten gehetzt waren.

Depressionen sind gut in den Griff zu bekommen, aber bei weitem nicht alle depressiven Menschen kommen in eine Therapie. Manche kostet es große Überwindung, sich zu einem Arzt zu begeben. Oft werden Depressionen aber auch nicht sofort von den Medizinern erkannt, wenn sie sich hinter körperlichen Beschwerden wie Kopf-, Glieder- und Gelenkschmerzen, Bauchbeschwerden oder Schlafstörungen verbergen.

Fallbeispiel Depression
Regine B., dreiundfünfzig Jahre, Landwirtin, entwickelt im Anschluss an eine gut überstandene Gallenoperation eine Depression mit nieder-

geschlagener Stimmung und vermindertem Selbstwertgefühl. Sie ist nervös und unruhig und klagt laut über zahlreiche Sorgen. Ihr Appetit hat stark abgenommen – in vier Wochen verlor sie sechs Kilogramm an Gewicht. Dabei ist sie apathisch und hat jedes Interesse an Hobbys verloren. Sie weigert sich, mit ihrem Mann zur Konfirmation der Enkelin oder zum Dorffest zu gehen. Früher, so sagen die Angehörigen, sei sie ein sehr lebenslustiger und geselliger Mensch gewesen.

Sie legt sich schon um acht Uhr abends ins Bett, hat aber einen sehr unruhigen Schlaf und wird immer wieder nachts wach. Jeden Morgen um vier Uhr ist es mit dem Schlafen vorbei; sie muss dann das Bett verlassen und wandert stundenlang umher. Sie wird von der Furcht getrieben, ihre tägliche Arbeit nicht schaffen zu können. Um elf Uhr morgens will sie sich aber am liebsten wieder hinlegen. Oft kauert sie regungslos tagsüber auf dem Bett.

Alle Entscheidungen fallen extrem schwer, so grübelt sie zum Beispiel mehrere Stunden lang, ob sie am nächsten Sonntag Rouladen oder einen Schweinebraten zum Mittagessen machen will. Täglich um drei nachmittags stellt sich regelmäßig eine leichte Aufhellung der Stimmung ein, wobei allerdings noch eine deutliche Niedergeschlagenheit bleibt.

Erst als die Landwirtin merkwürdige Dinge erzählt, die von den Verwandten nicht mehr nachvollziehbar sind, wird sie von ihrer Familie bei einem Arzt vorgestellt. Regine B. behauptet, dass der Bauernhof bankrott sei, dass alle Maschinen bereits gepfändet seien und durch den Verkauf der landwirtschaftlichen Produkte kein Geld mehr hereinkomme – obwohl ihr Mann beteuert, dass die Finanzen des Betriebs absolut in Ordnung sind. Die ihr gezeigten Kontoauszüge hält sie für gefälscht. Sie weigert sich anfänglich, ins Krankenhaus zu gehen. Ihre Begründung: Sie besitze keine Kleider zum Anziehen – all ihr Hab und Gut sei bereits von Gläubigern mitgenommen worden. Sie lässt sich durch nichts davon überzeugen, dass die Familie finanziell gut dasteht.

In der Klinik wird sie mit einem Antidepressivum und weiteren Medikamenten behandelt. Fast täglich finden Gespräche statt. Nach vier Wochen hellt sich ihre Stimmung deutlich auf; nach weiteren zwei Wochen kann sie vollständig gebessert entlassen werden.

Woran erkennt man eine Depression?

Menschen mit einer Depression werden von einer gedrückten Stimmung bis hin zu tiefer Niedergeschlagenheit, unendlicher Traurigkeit und Schwermut gequält. Alles wird negativ, trostlos oder schwarz gesehen. Sie verlieren jedes Interesse an Dingen, die bisher eine Quelle ihrer Freude waren, wie Tennisspielen, Kinobesuche, Freunde besuchen oder ein leckeres Essen zubereiten. Sie haben kaum noch Energie und sind rasch erschöpfbar. Sie fühlen sich bestimmten Arbeiten und Tätigkeiten nicht mehr gewachsen, die sie früher ohne Probleme verrichtet haben, etwa die Spülmaschine anzustellen oder einen defekten Schlauch am Fahrrad zu reparieren. Manche Betroffenen vernachlässigen ihr Äußeres. Entscheidungen können unsagbar schwerfallen. Sie haben Schwierigkeiten, sich wichtige Dinge zu merken, beispielsweise Arzttermine oder die Namen der Kinder der Nachbarin, da sie ständig mit Grübeln beschäftigt sind. Plötzlich fällt einem ein Rezept für einen Nusskuchen, den man immer ohne Anleitung gebacken hat, nicht mehr ein, oder man vergisst die Telefonnummer der Tochter. Vor allem das «Gefühl der Gefühllosigkeit» wird als qualvoll empfunden: Man kann nicht lachen, aber auch nicht weinen. Man fühlt sich empfindungsarm, leer, ausgebrannt. Manche sitzen mit versteinertem Gesicht unbeweglich auf einem Stuhl, die Stimme ist leise und monoton, andere sind rastlos und laufen unruhig hin und her.

Man kann unter Angstsymptomen wie Zittern oder innerlichem Beben, Schwitzen, Hitzewallungen und Kälteschauern, Benommenheits-, Schwindel- oder Ohnmachtsgefühlen, Herzrasen, Enge in der Brust, Luftnot, Kloßgefühl im Hals, trockenem Mund oder Magen-Darm-Beschwerden leiden, die sich bis zu einer Panikattacke steigern können. Das Vertrauen in die eigene Leistungsfähigkeit oder in den eigenen Wert ist gemindert. Man macht sich völlig übertriebene Schuldgefühle. Suizidgedanken reichen von «Lebensüberdruss» («Wenn ich morgen tot wäre, wäre es auch nicht schlimm») bis hin zu ziemlich klaren Ideen, aus dem Leben zu scheiden (mit konkreten Vorbereitungen wie Tabletten sammeln oder einen Strick besorgen).

Test: Depression
Leiden Sie unter den folgenden Symptomen?

Ich bin niedergeschlagen oder traurig; ich muss ständig grübeln. Entscheidungen fallen mir extrem schwer, auch bei kleineren Problemen.	☐
Ich habe das Interesse an Dingen verloren, die mir früher Spaß gemacht haben; ich vernachlässige meine Hobbys oder vermeide Treffen mit Freunden oder Bekannten.	☐
Ich habe keine Energie mehr; einfache Verrichtungen fallen mir unendlich schwer; die Arbeit liegt wie ein Berg vor mir.	☐
Ich kann mich auf nichts konzentrieren und vergesse viel.	☐
Die Zukunft erscheint mir hoffnungslos.	☐
Ich habe keinen Appetit mehr oder habe deswegen an Gewicht verloren.	☐
Ich bin extrem nervös und unruhig, oder ich bin völlig apathisch.	☐
Ich schlafe schlecht ein, wache nachts häufig auf, wache viel zu früh auf oder schlafe viel zu lang.	☐
Mein Selbstwertgefühl ist «im Keller».	☐
Ich habe Schuldgefühle oder denke, dass ich jemand zur Last falle.	☐
Ich habe darüber nachgedacht, dass das Leben so keinen Sinn mehr macht, oder habe überlegt, mir etwas anzutun.	☐
Leiden Sie unter mindestens 3 dieser Symptome?	◼ **JA** **Es besteht der Verdacht, dass bei Ihnen eine Depression vorliegt.**

Der Schlaf ist auf vielfältige Weise beeinträchtigt: Einschlafstörungen, mehrfaches Aufwachen in der Nacht, Wachliegen mit Grübeln und zu frühes Erwachen. Die Patienten haben den ganzen Tag das Gefühl, nicht ausgeschlafen zu sein und sich gleich wieder hinlegen zu müssen. Manche ziehen sich ganz ins Bett zurück. Einige Patienten versuchen, ihre Not durch übermäßigen Konsum von Alkohol, Beruhigungsmitteln oder Drogen zu bekämpfen – und versinken so noch tiefer im Sumpf der Depression.

Depressionen können ebenso bei Kindern und Jugendlichen auftreten. Dann sind die Anzeichen manchmal schwerer zu erkennen als bei Erwachsenen. Neben den Symptomen, die bei Erwachsenen auftreten, können sich die Depressionen in Trennungsangst, Schulproblemen, Einzelgängertum, Reizbarkeit, Verschlechterung der Schulleistungen, Wutausbrüchen oder sozialen Verhaltensstörungen äußern.

Depressionen sind auch besonders bei älteren Menschen häufig, da man mit zunehmender Einsamkeit oder mit belastenden Ereignissen wie schweren Krankheiten oder dem Verlust nahestehender Angehöriger zu kämpfen hat. Im Alter können zudem berufliche Ziele nicht mehr verwirklicht werden, und befriedigende Erfolgserlebnisse werden seltener.

Man schätzt, dass etwa 17 Prozent aller Menschen einmal in ihrem Leben unter einer Depression leiden. Damit ist die Depression eine der häufigsten Krankheiten überhaupt. Hinzu kommen noch etwa vier Prozent Menschen, die depressive Phasen im Rahmen einer bipolaren Störung (siehe S. 102) haben. Depressionen können in jedem Lebensalter auftreten; am häufigsten sind sie im Bereich zwischen dreißig und sechzig Jahren. Bei Frauen sind sie etwa doppelt so häufig wie bei Männern. Eine unbehandelte Depression kann zwischen mehreren Monaten und mehreren Jahren anhalten, im Durchschnitt etwa ein Jahr. Depressionen treten meistens in Phasen auf, wobei es zwischen den verschiedenen Perioden eine Zeit der seelischen Gesundheit gibt. Es existieren allerdings auch Depressionen, die unbehandelt chronisch verlaufen, also ohne sich zwischendurch zu bessern.

Woran erkennt man eine besonders schwere Depression?

Einige Symptome sind für Psychiater ein Anzeichen für eine besonders schwere Form der Erkrankung. In diesem Fall sollte möglichst rasch eine Behandlung eingeleitet werden. Die Art der Therapie unterscheidet sich in mancher Hinsicht von den leichteren Depressionen. Die Anzeichen einer schweren Depression sind:

- Starker Interessenverlust: Die Betroffenen fühlen sich zum Beispiel nicht in der Lage, ein Buch zu lesen oder einem Fernsehfilm zu folgen.
- Scheinbare Gleichgültigkeit gegenüber freudigen oder traurigen Ereignissen: Es fällt Patienten mit besonders schweren Depressionen oft schwer, auf positive oder negative Ereignisse angemessen zu reagieren. Sie wirken versteinert oder gar gleichgültig. Die frischgebackene Großmutter freut sich nicht über die Geburt eines Enkelkinds; den Friseur lässt ein Lottogewinn von 15 000 Euro völlig kalt.
- Früherwachen: Dies ist ein wichtiges Symptom, um schwere Depressionen zu erkennen. Wenn man jeden Morgen schon um vier Uhr aufwacht, obwohl man erst um sieben aufstehen müsste, und auch die restliche Zeit nicht wieder einschläft, so spricht man von Früherwachen.
- «Morgentief»: Die Betroffenen fühlen sich bis mittags (ungefähr bis fünfzehn Uhr) noch viel stärker depressiv als in den Nachmittags- und Abendstunden.
- Appetit- und Gewichtsverlust über fünf Prozent des Körpergewichts: Die Patienten haben keinen Appetit und essen daher sehr viel weniger; dies kann zu einer deutlichen Abmagerung führen.
- Minderung der sexuellen Lust: Das Bedürfnis nach Zärtlichkeit ist verschwunden.

Woran erkennt man sogenannte wahnhafte Depressionen?

Unter einer wahnhaften Depression versteht man eine noch weitere Steigerung der schweren Depression. Die Patienten leiden unter Wahngedanken und Halluzinationen. Charakteristisch für einen Wahn ist, dass die Betroffenen sich durch nichts und niemanden überzeugen lassen, dass ihre Befürchtungen unbegründet sind. Hinweise für eine wahnhafte Depression sind:

· *Verarmungswahn:* Der Betroffene ist davon überzeugt, dass er verarmt, obwohl er finanziell nicht schlecht gestellt ist. («Das Geld reicht nicht, die Krankenkasse bezahlt den Arzt nicht, die Kinder verhungern, ich habe nichts mehr anzuziehen, alle Kleider sind verpfändet.») Versuche der Angehörigen, die Person durch das Vorlegen von Kontoauszügen vom Gegenteil zu überzeugen, sind völlig wirkungslos.
· *Schuldwahn:* Der Patient fühlt sich in übertriebener oder wahnhafter Form schuldig an verschiedenen Dingen. «Ich bin schuld, dass es in Japan ein Erdbeben gegeben hat.» Oder: «Ich habe den ganzen Ort ins Unglück gestürzt, wegen mir muss alles Vieh im Dorf verdursten.»
· *Krankheitswahn:* Der Patient ist in wahnhafter Form davon überzeugt, Krebs, Aids oder andere schwere und unheilbare Krankheiten zu haben, obwohl die Ärzte ihn vollständig untersuchten und keine solchen Krankheiten feststellten.
· *Versündigungswahn:* Mancher Patient hat die wahnhafte Überzeugung, schwere Sünden begangen zu haben, deswegen sei er mit einer Depression bestraft worden.
· *Halluzinationen:* Bei besonders schweren Depressionen können Sinnestäuschungen auftreten, so können die Betroffenen etwa Stimmen hören (ein Symptom, das eigentlich eher typisch für eine Schizophrenie ist).
· *Fehlende Krankheitseinsicht:* Bei dieser schweren Form sind die Pa-

tienten oft überzeugt, dass sie überhaupt nicht krank sind und somit ihnen auch kein Arzt helfen könne.

Nach der Geburt eines Kindes kann eine besonders schwere Form der Niedergeschlagenheit auftreten, die Wochenbettdepression. Die Frauen können nach der Entbindung unter Wahngedanken leiden, die manchmal zum Suizid oder sogar zur Kindstötung führen. Dies ist nicht mit dem «Baby Blues» zu verwechseln, der bei der Hälfte aller Entbindungen in den ersten Tagen nach der Geburt zu einer leichten depressiven Verstimmung führen kann («Heultage») – hier ist meist keine Behandlung notwendig.

Wie entsteht eine Depression?

Es gibt verschiedenste Gründe für die Entwicklung von Depressionen – bei fast keinem Menschen reicht eine einfache Erklärung aus. Wie praktisch alle psychischen Erkrankungen entstehen sie durch ein komplexes Zusammenspiel von biologischen Faktoren und Umweltbedingungen.

Zahlreiche emotionale Belastungen werden mit Depressionen in Verbindung gebracht, etwa privater oder beruflicher Stress, Einsamkeit oder Schicksalsschläge. Eine Ehescheidung, der Tod eines nahen Angehörigen, eine schwere Krankheit oder der Verlust eines Arbeitsplatzes können Depressionen begünstigen. Öfter entstehen sie jedoch «aus heiterem Himmel», und es gibt Patienten, die daran erkranken, ohne dass sich in der Vergangenheit oder in der Gegenwart deutliche Stressfaktoren finden. Die niedergeschlagene Stimmung ist dann für die Patienten selbst und ihre Angehörigen unerklärlich.

Steht die unbewältigte Verarbeitung von schweren Belastungen – ein schlimmer Unfall, eine bedrohliche Erkrankung, eine Naturkatastrophe oder ein brutales Verbrechen – im Vordergrund, so spricht man von posttraumatischen Belastungsstörungen (siehe S. 185 ff.). Stress oder Überforderung am Arbeitsplatz oder Mobbing werden oft ebenfalls mit Depressionen in Verbindung gebracht – aber die Erkrankung kann oft auch ohne solche seelischen Überlastungen entstehen. Manche Depressive haben ihre Kindheit in einer lieblosen oder gewalttätigen Umgebung verbracht oder waren Opfer eines sexuellen Missbrauchs. Es gibt aber viele Menschen, die Depressionen ohne solche über das normale Maß hinausgehende Stressfaktoren in der Kindheit bekommen.

Was ist eigentlich ein Burnout-Syndrom? Das fragen sich Psychiater auch, denn der Begriff «Burnout» existiert in ihrem Sprachgebrauch nicht, genauso wenig wie «Nervenzusammenbruch». Dennoch, so rechnete die Techniker Krankenkasse aus, wurden im Jahr 2008 Berufstätige wegen des Burnout-Syndroms krankgeschrieben – und zwar insgesamt für zehn Millionen Tage. Hinter diesem populären Schlagwort verbergen sich oft Depressionen, denn der Begriff klingt weniger stigmatisierend, und ihm haftet nicht der Makel des Versagens an. Im Gegenteil: Es soll damit ausgedrückt werden, dass es sich um einen Helden der Arbeit handelt, der sich für andere totgeschuftet hat.

Depressionen entstehen nicht unbedingt durch Überforderung im Job. Wenn das Verhältnis zwischen Mühe und Belohnung stimmt, sind Menschen motiviert. Wenn jemand dagegen immer wieder feststellen muss, dass sich nichts zum Besseren wendet, egal wie sehr er sich anstrengt, kann er ein Opfer von Depressionen werden. Nach dem Modell der «erlernten Hilflosigkeit» werden vor allem solche Menschen depressiv, die aufgrund der Umstände nicht «ihres Glückes Schmied» sein können – wie zum Beispiel ein strebsamer junger Mann, der trotz erheblicher Anstrengungen in seiner Firma keine Gehaltserhöhung, keine Beförderung und noch nicht einmal eine Belobigung erhält und schließlich wegen finanzieller Schwierigkeiten der Firma entlassen wird. Sein Gehirn hat die Lernerfahrung gemacht, dass Anstrengung sich nicht auszahlt. «Mein Mann hatte einen Traum – und ich hatte die Kinder», so klagte eine junge Frau, die ihre ehrgeizigen Pläne, Ärztin zu werden, aufgeben musste, um im alltäglichen Wahnsinn des Hausfrauenlebens mit vier Kindern unterzugehen. Doch nicht allein der

Stress ist entscheidend. Die einfache Formel: «Viel Arbeit und Stress führen zu Burnout» stimmt so nicht, denn dann müssten chirurgische Chefärzte und Spitzenmanager am meisten krankgeschrieben sein und Sportlehrer und Bademeister am wenigsten. Die Topmediziner und -manager erfreuen sich aber im Gegenteil höchster Arbeitszufriedenheit und haben die geringsten Krankheitsausfälle. Nicht die reine Arbeitszeit ist entscheidend. Es kommt darauf an, wie sehr man sein Leben aktiv mitgestalten kann. Menschen, die die Freiheit haben, ihre Ziele verwirklichen oder kreative Leistungen vollbringen zu können, sind weniger anfällig als solche, die fremdbestimmt und von der Laune anderer abhängig sind. Nicht nur die Anzahl der Misserfolge und Schicksalsschläge, sondern auch die Kontrollierbarkeit ist entscheidend für das Glück eines Menschen.

In der Lerntheorie wird angenommen, dass Depressionen durch fehlerhafte Lernerfahrungen und falsche Einschätzungen der eigenen Situation entstehen. Depressive neigen nach diesem Modell zu einer verzerrten Wahrnehmung ihrer tatsächlichen Lebensumstände. So erinnern sich Depressive besser an Misserfolge, während sie Dinge, die gut gelaufen sind, ausblenden. Sie geben sich immer als Erstes die Schuld, wenn etwas schiefgelaufen ist. Eine Verkäuferin in einer Boutique führt einen Einbruch der Verkaufszahlen beispielsweise auf ihre mangelnden Anstrengungen zurück, während eine andere sich einfach sagt: «Es sind halt schlechte Zeiten, die Leute kaufen weniger, was kann ich dafür?»

Diese Theorie, die Depressionen mit verzerrten Wahrnehmungen und Fehleinschätzungen der eigenen Lebenslage erklärt, ist aber nur eine von vielen zur Erklärung von Depressionen. Sie wird nicht ganz widerspruchslos hingenommen, da sich nicht leicht unterscheiden lässt, ob die bei Depressiven beobachteten negativen Selbsteinschätzungen wie «Ich bin anderen unterlegen» oder «Mein Wert hängt davon ab, was andere von mir denken» die Ursachen oder die Folgen der Depression sind.

Durch die Untersuchungen von Zwillingen weiß man, dass sie durch einen ausgeprägten Erbfaktor von 30 bis 50 Prozent mitbestimmt werden, während der Rest auf Umweltfaktoren zurückzuführen ist. Was aber wird mit den Genen übertragen? Man muss davon ausgehen, dass bei Depressionen Störungen des chemischen Gleichgewichts im Gehirn bestehen. Da Medikamente, die diese erfolgreich behandeln können, die Nervenübertragung durch die Botenstoffe Serotonin und Noradrenalin erhöhen, nimmt man an, dass bei diesen Erkrankungen Fehlschaltungen dieser Gehirnsysteme vorliegen. Auch andere neurobiologische Funktionen des Gehirns scheinen beeinträchtigt zu sein, wie zum Beispiel die Stressachse, bei der es sich um ein komplexes System im Körper handelt, das die Reaktion auf alle Arten von gefährlichen oder anstrengenden Situationen regelt. In der Forschung gibt es täglich neue Erfolge bei der Aufklärung der Hintergründe von Depressionen, aber wir sind noch weit von einer endgültigen Klärung entfernt.

Frauen haben, wie schon erwähnt, zweimal so häufig Depressionen wie Männer. Dafür kann es mehrere Gründe geben. Soziale Faktoren spielen dabei unter anderem eine Rolle: So sind Frauen in der oft noch immer von Männern dominierten Gesellschaft seltener als diese in der Lage, über ihr Leben frei bestimmen zu können. Aber es gibt auch zahlreiche Hinweise darauf, dass weibliche Hormone einen Einfluss auf Depressionen haben. So wird das gehäufte Auftreten von Depressionen im Wochenbett durch Hormonveränderungen erklärt. In der Zeit vor der Regelblutung leiden Frauen vielfach unter depressiven Verstimmungen. Bestimmte Hormonzusammensetzungen in Antibabypillen können Depressionen begünstigen, andere können sie bessern – weiterhin ein Hinweis darauf, dass weibliche Hormone einen Einfluss auf die Stimmung haben.

Ein anderer biologischer Faktor scheint Depressionen ebenfalls deutlich zu bestimmen: Lichtmangel. Depressionen treten in der lichtarmen Zeit im Frühjahr und Herbst gehäuft auf. Psychiater kennen den Effekt: Im Sommer, wenn die Sonne scheint, kommen sie oft früher von der Arbeit nach Hause, da sich weniger depressive Patienten zur Behandlung anmelden. Sobald aber im November der Himmel wieder grau und düster wird, sind Überstunden angesagt. Dieser

Effekt macht sich zudem deutlich im Verbrauch von Antidepressiva bemerkbar, der in den Wintermonaten zunimmt. Es hat sich auch gezeigt, dass man in nördlichen Ländern mit Lichtmangel in der Winterzeit häufiger depressiv wird als im sonnigen Süden. Grönland, das Land der langen Schatten, weist die höchsten Suizidraten der Welt auf – jede zweite Frau hat dort einer Statistik zufolge einen Suizidversuch begangen. Dort gibt es von Oktober bis November zwischen drei und null Sonnenstunden am Tag. Der Hang der Deutschen, im Sommer nach Spanien oder Griechenland zu fahren, hat sicher etwas damit zu tun, dass wir in diesen geographischen Regionen ein Sonnendefizit ausgleichen wollen, um unsere Stimmung aufzupolieren. Wenn man über einen Marktplatz in sonnigen, aber armen Ländern wie etwa Indonesien geht, fallen einem die vielen lächelnden Gesichter auf. Und der Kontrast wird besonders deutlich, wenn man auf dem Rückweg im reichen Frankfurt landet und in der S-Bahn all die verkniffenen und missmutigen Mienen sieht. Die Suizidraten der Länder in Äquatornähe sind tatsächlich besonders niedrig. Es scheint also ein Nord-Süd-Gefälle bei Depressionen zu geben.

Das Hormon Melatonin wird in der Zirbeldrüse im Gehirn gebildet (die Drüse heißt so, weil sie dem Zapfen der Zirbelkiefer ähnelt). Die Hormonproduktion findet nachts statt und wird tagsüber gedrosselt. Im Winter, wenn das Tageslicht nur kurz anhält, bleibt der Melatoninspiegel auch tagsüber erhöht. Man nimmt an, dass dies an den Winterdepressionen schuld sein könnte. Melatonin wird aus Serotonin gebildet.

Für das Nord-Süd-Gefälle könnte es aber neben der Sonnenlichttheorie noch eine ganz andere Erklärung geben: Vor Hunderttausenden von Jahren stießen unsere Vorfahren, aus wärmeren Ländern wie dem heutigen Äthiopien kommend, immer weiter nach Norden vor, in unwirtliche Gegenden, in denen die Temperatur mehrere Monate lang im Jahr unter dem Gefrierpunkt lag. Depressive können besser vorausschauend denken, da sie Gefahren geradezu wittern. Sie sind die großen Bedenkenträger. Unsere depressiven Vorfahren sagten sich: «Der Winter wird hart, wir müssen uns mit Pökelfleisch, getrocknetem Fisch, Knäckebrot und genügend Brennmaterial eindecken, damit wir ihn überstehen.» Die Fröhlichen, Unbekümmerten machten sich solche Sorgen nicht – sie verhungerten oder erfroren. Depressiv zu sein war also in grauer Vorzeit ein Überlebensvorteil. Da sich Depressionen vererben, könnte man so erklären, dass es bei nördlichen Erdbewohnern mehr Depressive und Ängstliche gibt, während die Menschen am Äquator eher gleichmütig sind. Vielleicht hat die Natur aber auch «absichtlich» beide Effekte kombiniert: Dadurch, dass Lichtmangel Depressionen auslöst, könnten die Menschen nachdenklicher und ängstlicher werden, um sich besser auf den drohenden Winter vorzubereiten.

So existieren insgesamt zahlreiche Einflussfaktoren, die mitbestimmen, warum jemand depressiv wird. Für jeden einzelnen Menschen setzen sich die verschiedenen Risikobausteine zu einem Puzzlespiel zusammen, und für keinen Depressiven gibt es eine ganz simple Erklärung, warum ausgerechnet er von dieser Krankheit betroffen ist.

Wenn das Leben keinen Sinn mehr macht

Im Jahr 2008 setzten in Deutschland 9331 Menschen ihrem Leben freiwillig ein Ende (zum Vergleich: Die Zahl der Verkehrstoten lag im gleichen Jahr bei 4477). Dabei muss man noch von einer hohen Dunkelziffer ausgehen. Deutschland liegt im internationalen Vergleich eher im Mittelfeld. In Grönland scheiden zehnmal mehr Menschen freiwillig aus dem Leben, in Litauen fünfmal mehr als bei uns. Zehn Prozent aller Suizidversuche enden tödlich. Männer vollenden den Suizid dreimal so häufig wie Frauen, wahrscheinlich weil sie vermehrt die «harten Methoden» wie Erhängen, Erschießen oder Vom-Balkon-Springen anwenden – im Gegensatz zu der «weichen» Methode, die darin besteht, Tabletten zu schlucken. Mit zunehmendem Alter steigen die Suizidraten an; besonders gefährdet sind Männer über achtzig. Allgemein liegt die Anzahl der Suizidversuche um ein Zehnfaches höher als die der vollendeten Selbsttötungen. Besonders gefährdet sind hier junge Mädchen und Frauen im Alter zwischen fünfzehn und fünfundzwanzig Jahren.

Sie werden in diesem Buch keine Anleitung finden, wie man erfolgreich Suizid begeht. Es gibt auch kaum eine Methode, die hundertprozentig sicher ist. Viele Versuche enden oft mit schwersten Verletzungen oder Schädigungen, dann, wenn sich Menschen vor den Zug werfen, vom Balkon springen oder sich mit Tabletten vergiften.

Als Psychiater sieht man die Bemühungen, Suizidkandidaten zu einer eleganten Selbsttötung zu verhelfen, um ihnen ein «Sterben in Würde» zu ermöglichen, äußerst kritisch. Es ist sicher ethisch umstritten, jemandem, der unter einer unheilbaren Krankheit leidet und im Vollbesitz seiner geistigen Kräfte ist, zu verwehren, freiwillig aus dem Leben zu scheiden. Über 90 Prozent der Suizidversuche sind jedoch Folge einer psychischen Erkrankung wie einer Depression; in den meisten Fällen hätten sie durch eine geeignete Therapie verhindert werden können.

Es ist tragisch, dass Menschen, die eigentlich keine unüberwindlichen persönlichen Probleme haben, oft so schwer durch eine Depression beeinträchtigt sind, dass sie das Leben unerträglich finden. Vielfach töten sich Menschen, die vorher keinerlei antidepressive oder psychotherapeutische Behandlung erhalten haben. Daher sollte jeder, der unter lebensmüden Gedanken leidet, sich unverzüglich in Behandlung begeben. In den meisten Fällen ist die Situation nicht so ausweglos, dass man sie nicht bessern kann. Gerade bei schweren wahnhaften Depressionen gehen die Betroffenen von irrigen Annahmen aus, warum sie sich oder andere (zum Beispiel ihre Kinder) töten müssen. Sie befürchten, ihre Kinder könnten ihnen weggenommen werden oder sie müssten verhungern. Menschen mit Suchterkrankungen, Ess- und Persönlichkeitsstörungen neigen ebenfalls zu Suizidgedanken. «Bilanzsuizide», bei denen ein psychisch völlig gesunder Mensch eine Bilanz zieht, nachdem sein Partner starb, er seine Arbeit verlor, eine unheilbare Krankheit bekam oder seine Ehre verlor, weil er einer Straftat überführt wurde, sind relativ selten. Das Wort «Freitod» suggeriert, dass man aus freien Stücken aus dem Leben scheidet – das trifft nicht den Kern, denn durch eine Krankheit wird die Fähigkeit zur freien Willensentscheidung massiv eingeschränkt.

Die Zahl der Suizide sank von 18711 Fällen im Jahr 1982 auf 9331 Personen im Jahr 2008.[1] Für diese Abnahme auf ziemlich exakt die Hälfte, die in ähnlicher Größenordnung auch in anderen Industrienationen beobachtet wurde, wissen die Fachleute keine andere Erklärung, als dass Depressionen heute häufiger erkannt und konsequenter mit Antidepressiva und Psychotherapie behandelt werden.

Suizidalität kann ebenfalls erbliche Ursachen haben. Ernest Hemingway starb durch Suizid, ebenso wie sein Vater, sein Großvater, sein Onkel, seine Tante und seine Enkelin.

Gerade bei der Betreuung von Krebspatienten fällt immer wieder auf, dass Menschen im Angesicht des nahen Todes einen überstarken Lebenswillen entwickeln. Als Nichtbetroffener vermutet man, dass alle Krebspatienten in der Regel in tiefe Depressionen verfallen, wenn sie die vernichtende Diagnose erhalten. Aber als Psychiater ist man immer wieder erstaunt, wie viele Menschen mit einer unheilbaren Erkrankung ein ausgeglichenes Gemüt haben und kaum eine Spur von Traurigkeit zeigen. Vielleicht sind es die Endorphine, die bei drohender Lebensgefahr ausgeschüttet werden, um die letzten Reserven zu mobilisieren. Ich habe Patienten gesehen, die von den Onkologen längst aufgegeben waren und die sich nach der letzten Chemotherapie an jeden Strohhalm geklammert haben. Einige zeigten den Krebsärzten den Vogel, überlebten die wohlwollendsten Vorhersagen um drei Jahre oder schafften es sogar, ihren Tumor zum Verschwinden zu bringen. Die Hoffnung stirbt zuletzt. Nicht alle Patienten mit bösartigen Erkrankungen sind allerdings so optimistisch. Das Suizidrisiko ist bei Krebspatienten erhöht – etwa 1,8-fach. Aber es ist lange nicht so hoch wie bei Patienten mit Depressionen, bei denen das Risiko zwanzigfach höher ist als in der Normalbevölkerung. Das ist ein deutlicher Hinweis darauf, dass das Verlangen, die Welt für immer zu verlassen, meist nicht mit objektiven Gründen zusammenhängt.

Schlimm ist es, wenn aus der seelischen Not suizidaler Menschen ein Geschäft gemacht wird. So verkaufte der frühere Präsident der

Deutschen Gesellschaft für Humanes Sterben, Hans Henning Atrott, Sterbewilligen Zyankali für 3000 Mark. Abhängig vom Einkommen der Käufer wurden auch mal bis zu 9000 Mark fällig, hin und wieder gab es die tödliche Chemikalie aber auch zum «Sozialtarif» – bis Atrott eine halbe Million zusammenhatte. Angeblich wurden nur psychisch Gesunde mit dem Gift versorgt. Mindestens sieben Menschen hatten damit nachweislich Suizid verübt. Atrott wurde zu einer Haftstrafe von zwei Jahren auf Bewährung und 40 000 Mark Geldbuße verurteilt – wegen Verstoßes gegen das Chemikaliengesetz und Steuerhinterziehung.

In der Nacht vom 4. zum 5. Dezember 2007 gab die einunddreißigjährige Steffi B. im schleswig-holsteinischen Darry ihren Söhnen Aidan Elias, Ronan, Liam, Jonas und Justin Schlaftabletten und stülpte ihnen dann im Schlaf Plastiktüten über den Kopf. Alle starben. Danach versuchte die Mutter, sich die Pulsadern aufzuschlitzen, aber sie überlebte. Warum töten Mütter das Liebste, was sie haben? In jedem vierten Fall ist eine Schizophrenie oder eine andere Psychose an einer Kindstötung schuld, wie auch im Fall der Steffi B. Eine Stimme redet beispielsweise einer schizophrenen Mutter ein, dass sie ihre Kinder töten müsse. Bei einer psychotischen Depression glaubt eine Frau, sie müsse von der Welt, und damit ihre Kinder nicht verhungern, müsse sie sie in den Tod mitnehmen. Aber auch Väter töten ihre Kinder. Wenn Männer mit Persönlichkeitsstörungen wegen Eifersucht oder einer Kränkung nach einer Scheidung nicht wollen, dass die Frau die Kinder allein bekommt, bringen sie erst die Kinder, danach ihre Exfrau und anschließend sich selbst um.

Suizid ist verhinderbar. «Als ich dreißig war, wollte ich zuerst meinen Hund und dann mich erschießen. Als ich die Waffe auf den Hund richtete, sah er mich mit seinen treuen Augen an. Ihm habe ich es zu verdanken, dass ich heute noch hier bin», erzählte mir ein zweiundsiebzigjähriger Mann, der auf ein langes, erfülltes Leben zurückblicken kann.

Wie kann eine Depression behandelt werden?

Depressionen können gut therapiert werden. Mit der richtigen Behandlung hat man die Chance, dieselbe ausgeglichene Stimmung wiederzuerlangen wie vor der Erkrankung. Unlösbare Probleme erscheinen auf einmal banal, und das Herz wird wieder leicht.

Nicht immer ist es notwendig, dass ein Patient mit einer Depression in eine Klinik aufgenommen wird. Viele Patienten befürchten gesellschaftliche Nachteile durch die Aufnahme in der Psychiatrie. Depressionen können auch ambulant mit Medikamenten, Psychotherapie und anderen Methoden behandelt werden. Eine stationäre Einweisung ist allerdings notwendig, wenn der Patient suizidgefährdet ist, wenn er aufgrund seiner schweren Depression nicht mehr allein für sich sorgen kann oder wenn sich die Erkrankung als besonders schwierig zu behandeln herausgestellt hat und daher eine Therapie in stationärem Rahmen als erfolgreicher angesehen wird.

Die Wirksamkeitsnachweise für alle verfügbaren Depressionsbehandlungen sind in der Tabelle auf S. 58 zusammengestellt. Diese Einschätzung beruht auf der Zusammenschau aller kontrollierten Studien in Expertenleitlinien oder Metaanalysen.

───────────────── ▶▶ **Selbsthilfe** ◀◀ ─────────────────

Gespräche mit vertrauensvollen Menschen über persönliche Sorgen können manchmal Wunder wirken. Menschen mit Depressionen hören allerdings häufig Tipps von ihren Freunden oder Verwandten wie «Sieh die Dinge doch mal positiv», «Reiß dich mal zusammen» oder «Jammern nützt doch nichts». Mit eigener Willenskraft kann man jedoch eine Depression nicht unbedingt beeinflussen. Auch Ratschläge, dass man «mal ausschlafen», «kürzertreten» oder «zwei Wochen nach Mallorca fliegen» solle, sind ebenso wenig hilfreich, wie einem Depressiven ein Buch mit Ostfriesenwitzen zu schenken. Jemand, der nur ein bisschen gestresst ist, kann sich sicherlich durch eine kurze Auszeit regenerieren. Wer aber

Nachweis der Wirksamkeit: Depression		
Behandlung	Wirksamkeit	Leitlinien / Meta-analysen / Studien
Psychotherapie		
Verhaltenstherapie	+	2, 3
Psychoanalyse	+/?	4–11
Interpersonelle Therapie	+/?	2, 12
Medikamente		
Antidepressiva	+	3, 13
Benzodiazepine* + Antidepressiva	+	3, 13
Antipsychotika + Antidepressiva	+	3, 13
Lithium + Antidepressiva	+	3, 13
Schilddrüsenhormon + Antidepressiva	+/–	3
Hormonersatz	?	
Andere Therapien		
Elektrokonvulsionstherapie	+	3
Neue Therapien		
Magnetstimulation	+/–	14
Vagusnervstimulation	–/?	15
Tiefenhirnstimulation	+/?	16–19
Transkraniale direkte Stimulation	+/–	20–22
Magnetische Krampftherapie	?	23–25
Alternative Therapien		
Lichttherapie	+/–	3

Wachtherapie	+/?	3
Sport	+/−	26, 27
Yoga	−	26
Akupunktur	?	28
Musiktherapie	?	26
Johanniskraut	+/−	3, 13
Folsäure	+/−	26
Lavendel	+/−	26
Inositol	+/−	26
Omega-3-Fettsäuren	+/−	29–32
Homöopathie	?	26

Erklärung der Bewertung: siehe S. 19. Die Zahlen beziehen sich auf das Literaturverzeichnis.
* Diese Medikamente können abhängig machen und sind daher nur für kurze Behandlungen geeignet.

eine handfeste Depression hat, wird von einer solchen Maßnahme nicht profitieren.

Innerhalb gewisser Grenzen kann man jedoch versuchen, die persönliche Situation bei einer Depression dadurch zu verbessern, indem man beabsichtigt, sich weniger Sorgen zu machen oder sich nicht alle Dinge zu Herzen zu nehmen. Hier einige Tipps, wie man sich bei Depressionen selbst helfen kann:

▶▶| Depressionen entstehen oft durch überzogene Einschätzungen. Sie kommen in Sätzen wie «Mein Kollege ist deutlich erfolgreicher als ich», «Ich habe nicht den Richtigen gefunden» oder «Ich will es allen immer recht machen, aber ich ecke immer wieder an» zum Ausdruck. Manche

Menschen denken, dass ihr Dasein nur glücklich verlaufen kann, wenn alles perfekt ist. Aber das Leben ist kein Wunschkonzert. Nur in der Werbung treten Menschen auf, die immer strahlen. Vergleichen Sie sich nicht mit Leuten, die es nur in Fernsehfilmen gibt, die in einem Schloss am See leben, einen erfolgreichen und blendend aussehenden Gutsherrn zum Ehemann haben und deren Kinder bereits in jungen Jahren finanziell erfolgreich sind und trotzdem zu Hause wohnen bleiben. Geld, Ansehen oder Einfluss sind Dinge, ohne die man unzufrieden ist – obwohl sie nichts mit Glück zu tun haben. Machen Sie Ihr Unglücklichsein nicht an oberflächlichen Dingen fest.

▶▶ Sprechen Sie offen mit Verwandten oder sehr guten Bekannten über Ihre Nöte. Sie werden mehr Verständnis bekommen, als Sie möglicherweise erwartet haben. Vielleicht vermeiden Sie, mit anderen über Ihre Sorgen zu reden, weil Sie befürchten, dass diese Sie als jammerig, klagsam oder wehleidig abwerten. Scheinbar unlösbare Probleme werden aber plötzlich klein und nichtig, wenn man mit vertrauten Personen über ihre Lösung diskutiert.

▶▶ Ziehen Sie sich nicht von Ihren Freunden, Bekannten oder Angehörigen zurück. Vielleicht gehören Sie zu denjenigen, die am liebsten alle Außenkontakte meiden – Sie wollen nicht auf Partys gehen, laden Ihre Freunde nicht mehr zum Essen ein und verzichten auf das Grillen im Tennisclub. Vielleicht glauben Sie, keine Freude durch solche Treffen empfinden zu können, oder wollen nicht, dass andere sehen, wie schlecht es Ihnen geht. Die Folge ist, dass Sie auf eine sehr wirksame Möglichkeit zur Besserung Ihrer Depression verzichten, nämlich auf die positive Unterstützung, die Wertschätzung und das Mitgefühl durch gutmeinende Mitmenschen.

▶▶ Manche depressive Menschen klagen allerdings laut über ihr Schicksal und hoffen auf Mitleid durch Menschen, die ihnen nahestehen. Am Anfang erhalten sie es auch – aber später schlägt es in Genervtsein um. Dann wenden sich die anderen von ihnen ab, weil sie sich nicht von der Depression anstecken lassen wollen – und die Betroffenen haben einen Grund mehr, depressiv zu sein. Man kann ruhig über Probleme sprechen, aber so, dass man nicht allzu anstrengend dabei wirkt – denn auch Ihr

Gesprächspartner ist vielleicht nicht frei von Sorgen. Schwindeln Sie Ihren Mitmenschen lieber vor, dass es Ihnen prima geht, selbst wenn es schwerfällt.

Dann bekommen Sie mehr Zuwendung und fröhliche Gesichter, die Sie anlächeln, und es geht Ihnen automatisch besser.

▶▶| Menschen mit Depressionen quälen sich oft mit Entscheidungen. Sie befürchten, dass sie auf jeden Fall unglücklich werden, egal wie sie sich festlegen. Wenn Sie Schwierigkeiten haben, sich zu entschließen, würfeln Sie! Wenn aber der Würfel den Schiedsspruch für Sie getroffen hat, müssen Sie ihn bedingungslos akzeptieren.

▶▶| Versuchen Sie, Ihres eigenen Glückes Schmied zu werden. Streben Sie zum Beispiel an, im Beruf eine unabhängige Stellung zu erreichen, bei der Ihnen niemand vorschreibt, was Sie als Nächstes tun müssen. Wichtig ist, dass Sie so weit wie möglich selbstbestimmt handeln können und häufiger Dinge machen, die Ihnen Spaß bereiten. Machen Sie Ihr Hobby zum Beruf, selbst wenn Sie vielleicht weniger Geld verdienen und mehr Verantwortung übernehmen müssen.

▶▶| Haben Sie Schlafstörungen im Rahmen einer Depression? Tipps für einen erholsamen Schlaf finden Sie auf S. 330 ff.

Ab einem gewissen Punkt jedoch können Depressionen so schwer verlaufen, dass sie nicht durch eigene Kraft überwunden werden können. Daher sollte man nicht zögern, sich in eine Behandlung zu begeben. Vor allem Depressionen, die nicht durch Widrigkeiten des Lebens entstanden sind, sondern aus heiterem Himmel, lassen sich kaum durch eigene Willensanstrengungen besiegen. Stellen Sie sich vor, Sie werden von der Polizei im Auto angehalten, nachdem Sie einige Glas Wein zu viel getrunken haben – selbst mit allergrößter Konzentration würden Sie es nicht schaffen, Ihren Alkoholpegel von 1,3 auf unter 0,5 Promille herunterzudrücken. Genauso wenig schafft man es bei schweren Depressionen, bei denen ein chemisches Ungleichgewicht im Gehirn besteht, sich allein mit Willenskraft gegen die übermächtige Niedergeschlagenheit zu stemmen.

Kann ein gesunder Lebenswandel Depressionen beeinflussen? Der Verzicht auf Rauchen und Alkohol kann sich günstig auf Depressio-

nen auswirken. Eine sportliche Betätigung vermag ebenfalls nach vorläufigen Erkenntnissen eine Depression zu bessern. Insgesamt wäre
es aber zu optimistisch, anzunehmen, dass man allein durch frische
Luft oder Waldspaziergänge eine Depression bezwingen kann. Häufig
findet man in Depressionsratgebern auch Hinweise für eine bestimmte Ernährung. Es wäre zu schön, wenn man nur etwas Schmackhaftes
essen müsste, um die Trübsal verschwinden zu lassen, wie leckere un-
gespritzte Orangen, reife Avocados aus umweltgerechtem Anbau oder
gewaltfrei geerntete Biobirnen. Zwar fand eine Studie heraus, dass britische Beamte, die sich ausgewogen mit Obst, Gemüse und Fisch er-
nährten, weniger Depressionen hatten als die Fastfood-Fans unter den
Staatsdienern. Was eine solche Untersuchung aber nicht klären kann,
ist die Möglichkeit eines umgekehrten Zusammenhangs: So könnten
sich nämlich nichtdepressive Menschen mehr Gedanken über eine
gesunde Ernährung machen als diejenigen, denen wegen ihrer Niedergeschlagenheit die Lust zur frischen Küche fehlt.

Psychotherapie

Die Psychotherapie ist ein wichtiger Bestandteil bei der Behandlung
von Depressionen. Die verschiedenen psychotherapeutischen Methoden und ihre Wirksamkeit werden im Folgenden dargestellt, wie sie
genau funktionieren, erfahren Sie im Anhang (siehe S. 357 ff.):

Verhaltenstherapie

Die Verhaltenstherapie ist die Standardmethode für Depressionen.
Bei ihr wird genau auf die Lebensumstände des Menschen, seine persönlichen Probleme und sein Umfeld eingegangen. Ein Teil dieser
Psychotherapie besteht darin, den Umgang mit den täglichen Sorgen
und Befürchtungen zu verändern, sodass der Patient hoffnungsvoller
in die Zukunft schaut und eine positive Grundstimmung annimmt.
Hat jemand in der Vergangenheit häufiger die Erfahrung gemacht, in
bestimmten Situationen hilflos und ohnmächtig gewesen zu sein, so
hat sich bei ihm vielleicht ein Denkmuster festgesetzt, dass man das eigene Schicksal nicht beeinflussen kann. In der Therapie wird versucht,

diese Einstellung zu korrigieren und verzerrte Sichtweisen richtig-zustellen. Nicht allein die belastenden Ereignisse erzeugen die negative Stimmung, sondern vor allem deren negative Interpretation.

In vielen kontrollierten Studien konnte die gute Wirkung der Ver-haltenstherapie bei leichten und mittelschweren Depressionen gezeigt werden. Sie wird von den Krankenversicherungen erstattet.

Interpersonelle Therapie
In der Interpersonellen Therapie wird eine gestörte Kommunikation mit der Umwelt als Ursache der Depression angesehen. Die Wirksam-keit der Methode wurde in einigen wenigen Studien gezeigt. Die Be-handlung wird von den Kassen nicht bezahlt.

Psychoanalytische (psychodynamische, tiefenpsychologische)
Therapie
Die Studien zur psychoanalytischen Behandlung von Depressionen sind spärlich. Sie wurden nur mit Patienten mit relativ leichten De-pressionen durchgeführt. Lediglich für ältere Menschen und Kinder gibt es Vergleiche mit einer Warteliste, die eine Wirkung zeigen, nicht aber für durchschnittliche Erwachsene. In Studien, in denen die Me-thode mit einer Verhaltenstherapie verglichen wurde, schnitt die psy-choanalytische Therapie schlechter ab.

Eine psychoanalytische oder tiefenpsychologische Therapie wird von den Krankenversicherungen erstattet.

Medikamente

Die Behandlung mit Antidepressiva ist ein wichtiges Element in der Beherrschung von Depressionen. Viele Patienten sind allerdings gegen eine Therapie mit Psychopharmaka voreingenommen. Sie befürch-ten, dass diese Tabletten abhängig machen oder die Persönlichkeit verändern könnten. Das trifft beides nicht zu. Die heutigen Antide-pressiva werden im Allgemeinen gut vertragen, ihre Wirksamkeit und Sicherheit wurden in zahlreichen Studien überprüft. Natürlich gibt es Nebenwirkungen (siehe Anhang S. 363 ff.), durch die geschickte Auswahl des Medikaments können diese aber gering gehalten werden. Welches Arzneimittel für Sie geeignet ist, hängt von der Art der Depression, von eventuell bestehenden weiteren Erkrankungen und von Ihrem Alter ab. Der Arzt achtet auch darauf, dass die verordneten Tabletten sich mit anderen Medikamenten vertragen, die Sie eventuell zusätzlich einnehmen.

Wie wirken Antidepressiva?

Man nimmt an, dass bei Depressionen die Nervenübertragung durch die sogenannten Botenstoffe Serotonin und Noradrenalin gestört ist. Allen Antidepressiva ist gemeinsam, dass sie in denjenigen Zellen, die mit Hilfe dieser Botenstoffe arbeiten, die Weiterleitung der Erregung von einer Nervenzelle auf eine andere verbessern. Die Wirkweisen der verschiedenen Antidepressiva werden im Folgenden näher erläutert.

Was die Wirksamkeit bei Depressionen angeht, gibt es teilweise nur geringfügige Differenzen zwischen den verschiedenen Antidepressivagruppen. Manche haben allerdings eine eher beruhigende, andere dagegen eine eher antriebssteigernde oder in dieser Hinsicht neutrale Wirkung. Auch bezüglich der möglichen Nebenwirkungen gibt es Unterschiede.

Zu den Standardmedikamenten gehören die *selektiven Serotonin-Wiederaufnahmehemmer* (SSRI). *Serotonin-Noradrenalin-Wiederaufnahmehemmer* (SNRI) wiederum sind den SSRI sehr ähnlich. Die *trizyklischen Antidepressiva* stellen die ältere Generation der Antidepressiva dar. In der Wirkung stehen sie den neueren Medikamenten in nichts nach. Bei besonders schweren Depressionen können sie manchmal sogar noch helfen, wenn die modernen Medikamente versagt haben. Die Nebenwirkungshäufigkeit ist hierbei allerdings höher als bei den SSRI oder SNRI, sodass man sie nicht an erster Stelle verwenden würde. *Mirtazapin* hat eher beruhigende Eigenschaften, die sich in einem verbesserten Schlaf zeigen können, aber auch in verstärkter Müdigkeit. *Bupropion* wirkt auf Dopamin und Noradrenalin. *Agomelatin* fördert Melatonin, das Hormon, dem eine wichtige Rolle im Zusammenhang

Wie wirken die verschiedenen Antidepressiva?

Gruppe	Wirkung
Selektive Serotonin-Wieder-aufnahmehemmer (SSRI)	Diese Medikamente wirken, indem sie verhindern, dass der Botenstoff Serotonin aus dem Spalt zwischen zwei Nervenendigungen wieder aufgenommen wird. So sorgen sie dafür, dass der Botenstoff länger an seinem Wirkort bleibt.
Serotonin-Noradrenalin-Wiederaufnahmehemmer (SNRI)	Diese Medikamente wirken, indem sie verhindern, dass die Botenstoffe Serotonin und Noradrenalin aus dem Spalt zwischen zwei Nervenendigungen wieder aufgenommen werden. Auf diese Weise sind sie dafür zuständig, dass die Botenstoffe länger an ihrem Wirkort bleiben.
Trizyklische Antidepressiva	Diese Medikamente wirken, indem sie verhindern, dass die Botenstoffe Serotonin und Noradrenalin aus dem Spalt zwischen zwei Nervenendigungen wieder aufgenommen werden. Und sie sorgen dafür, dass die Botenstoffe länger an ihrem Wirkort bleiben. Sie haben auch Wirkungen auf andere Neurotransmitter, zum Beispiel Acetylcholin oder Histamin. Diese Effekte werden mit den Nebenwirkungen in Verbindung gebracht.
Mirtazapin	Dieses Medikament beeinflusst die Botenstoffe Serotonin und Noradrenalin.
Noradrenalin-Wiederauf-nahmehemmer Reboxetin	Dieses Medikament wirkt, indem es verhindert, dass der Botenstoff Noradrenalin aus dem Spalt zwischen zwei Nervenendigungen wieder aufgenommen wird, wodurch der Botenstoff länger an seinem Wirkort bleibt.

Noradrenalin-Dopamin-Wiederaufnahmehemmer Bupropion	Dieses Medikament wirkt, indem es verhindert, dass die Botenstoffe Noradrenalin und Dopamin aus dem Spalt zwischen zwei Nervenendigungen wieder aufgenommen werden. Auf diese Weise sorgt es dafür, dass die Botenstoffe länger an ihrem Wirkort bleiben.
Reversibler Monoaminoxidasehemmer Moclobemid	Dieses Medikament wirkt, indem es den Abbau der Botenstoffe Serotonin und Noradrenalin verzögert und so deren Wirkung verstärkt.
Melatoninagonist und Serotoninantagonist Agomelatin	Dieses Medikament wirkt, indem es das Hormon Melatonin fördert und außerdem Serotonin beeinflusst.
Irreversibler Monoaminoxidasehemmer Tranylcypromin	Dieses Medikament wirkt, indem es den Abbau der Botenstoffe Serotonin und Noradrenalin verzögert und so deren Wirkung verstärkt.

mit Depressionen und Schlafstörungen zugeschrieben wird. *Reboxetin*, ein Mittel, das nur die Noradrenalin-Wiederaufnahme hemmt, war nach Analysen weniger wirksam als andere Antidepressiva. *Irreversible Monoaminoxidasehemmer* werden in der Regel nur dann eingesetzt, wenn andere Medikamente versagt haben. Die Wirkung ist nicht schlechter als bei anderen Antidepressiva; es können aber starke Neben- und Wechselwirkungen auftreten. Bei der Einnahme von irreversiblen MAO-Hemmern muss eine bestimmte Diät eingehalten werden, sodass sie nicht für die Routinetherapie in Frage kommen. *Moclobemid* ist ein reversibler MAO-Hemmer, der allerdings nicht die starken Neben- und Wechselwirkungen der irreversiblen MAO-Hemmer hat. Es gibt außerdem noch eine Reihe anderer Antidepressiva, die allerdings seltener angewendet werden.

Antidepressiva werden übrigens nicht nur bei Depressionen gegeben, sondern bei einer Vielzahl anderer psychischer Störungen: so bei Angst-, Zwangserkrankungen, posttraumatischen Belastungsstörungen, Ess-, Borderline-Störungen, bei einer Alkohol- oder Drogenent-zugsbehandlung und bei einer Raucherentwöhnung.

Wie schnell beginnt das Medikament zu wirken?
Antidepressiva verbessern Schlaf und Appetit und steigern den Antrieb ungefähr innerhalb einer Woche. Die Optimierung der depressiven Stimmungslage kann allerdings zwei bis sechs Wochen dauern. In dieser Zeit sollte man nicht die Dosis erhöhen oder vermindern, ohne zuvor Rücksprache mit dem Arzt gehalten zu haben. Vor allem in den ersten ein bis zwei Wochen der Therapie können bestimmte Nebenwirkungen auftreten. In dieser Zeit darf man nicht die Geduld verlieren. Da die Wirkung noch nicht eingetreten ist, hat der Patient das Gefühl, dass es ihm nicht besser geht als vorher, und ist daher manchmal geneigt, die Tabletten abzusetzen. Das sollte man allerdings niemals ohne Rücksprache tun, denn in den meisten Fällen stellt sich nach ein paar Tagen oder Wochen heraus, dass die Nebenwirkungen nachlassen und die Wirkung einsetzt.

Wie lange muss man die Medikamente einnehmen?
Manche depressive Menschen erleiden später in ihrem Leben eine erneute Krankheitsphase, insofern muss man sich mit dem Rückfall-risiko auseinandersetzen. Es wird empfohlen, nach der ersten Phase einer Depression die antidepressive Behandlung für mindestens ein Jahr fortzuführen; dadurch wird das Risiko einer erneuten Depression gesenkt. Danach wird der Arzt die Dosis langsam verringern und beobachten, ob depressive Symptome auftreten. Ist dies nicht der Fall, kann die Medikamenteneinnahme allmählich ganz beendet werden.

Bei manchen Patienten, die bereits mehrere schwere depressive Phasen erlitten haben, sollten die Tabletten unter Umständen auch mehrere Jahre lang weitergegeben werden.

Behandlung von Kindern und Jugendlichen mit Antidepressiva
In manchen Untersuchungen stellte sich heraus, dass bestimmte Antidepressiva bei Kindern und Jugendlichen nicht so wirksam waren

wie bei Erwachsenen. Außerdem wurde beobachtet, dass bei einigen jungen Patienten unter der Behandlung sogar Suizidgedanken auftraten (ohne dass allerdings vollendete Suizide gehäuft feststellbar waren). Daher sollten Nutzen und Risiken einer Antidepressivatherapie in dieser Altersgruppe sorgfältig abgewogen werden. Bei leicht bis mittelgradig ausgeprägten Depressionen bei Kindern und Jugendlichen kann alternativ eine kognitive Verhaltenstherapie durchgeführt werden. Es wäre jedoch falsch, bei Kindern und Jugendlichen mit schweren Depressionen generell auf Antidepressiva zu verzichten, denn eine unbehandelte Depression birgt ebenfalls ein erhöhtes Suizidrisiko. Nachdem in den USA die nationale Medizinbehörde Food and Drug Administration (FDA) vor den aufkommenden Selbsttötungsgedanken unter Antidepressiva warnte, kam es zu einer deutlichen Abnahme der Verordnungen von diesen Medikamenten bei Kindern und Jugendlichen – mit der fatalen Folge, dass die Rate der tatsächlichen Suizide stark zunahm.[33] Aufgrund einer neueren, gut durchgeführten Studie wird empfohlen, die Verhaltenstherapie mit einem Arzneimittel zu kombinieren, da die Wirkung rascher einsetzt und stärker ist als bei einer Verhaltenstherapie allein.[34] Die Entscheidung für oder gegen das Medikament sollte einem erfahrenen Arzt, also am besten einem Kinder- und Jugendpsychiater, überlassen werden.

Behandlung von älteren Patienten mit Antidepressiva
Bei der Behandlung älterer depressiver Patienten muss beachtet werden, dass solche Menschen auf bestimmte Tabletten empfindlicher reagieren als Jüngere. Es sollten Medikamente verwendet werden, die auch bei Herzerkrankungen und anderen Krankheiten, die im Alter auftreten, verträglich sind und die keine Wechselwirkungen haben. Es gibt aber genügend Antidepressiva, deren Anwendung hier sicher ist.

Weitere Medikamente
Neben den Antidepressiva werden auch noch andere Arzneimittel zur Behandlung von Depressionen eingesetzt. Doch nur die Antidepressiva können die Ursachen der Krankheit bekämpfen, während die übrigen

eingesetzten Medikamente lediglich in der Lage sind, bestimmte Symptome zu unterdrücken. Manchmal werden *Benzodiazepine* in der Anfangszeit der Behandlung zusammen mit Antidepressiva verschrieben. Dabei geht es darum, die ersten Wochen zu überbrücken, in der die Wirkung der Antidepressiva noch nicht eingesetzt hat. Die Benzodiazepine ändern nichts an der Depression, aber sie können starke Unruhe, Rastlosigkeit und Suizidgedanken dämpfen. Allerdings darf man sie nicht allzu lang (das heißt allenfalls einige Wochen oder Monate) einnehmen, da sonst die Gefahr einer Abhängigkeit entstehen kann. *Antipsychotika* sind eigentlich Mittel, die gegen Schizophrenie helfen. Sie werden aber nicht nur in Kombination mit Antidepressiva verwendet, wenn sich wahnhafte Symptome zeigen, wie etwa Verarmungswahn oder Krankheitswahn, sondern auch, wenn eine alleinige Antidepressivatherapie nicht gewirkt hat. Gelegentlich wird das Medikament *Lithium*, ein Mineral, mit einem Antidepressivum kombiniert, um dessen Wirkung zu verbessern. Hauptsächlich wird es aber verabreicht, um Rückfälle bei sogenannten manisch-depressiven Erkrankungen zu verhindern (siehe S. 103 ff.). *Schilddrüsenhormone* wurden ebenfalls in Kombination mit Antidepressiva bei Menschen mit Depressionen versucht, wenn andere Behandlungsmöglichkeiten versagt hatten. Allerdings zeigten nicht alle Studien eine positive Wirkung, sodass sich ihre Anwendung in der Praxis nicht durchgesetzt hat.

Da viele Frauen in den Wechseljahren unter Depressionen leiden, stellt sich die Frage: Soll man die Hormone ersetzen, um Depressionen im Klimakterium zu verhindern? Untersuchungen zeigten, dass sich depressive Verstimmungen in den Wechseljahren unter einer *Hormonersatztherapie* bessern können.[35] Diese Studien wurden aber nicht mit Patienten mit echten Depressionen durchgeführt.

Andere Behandlungen

Elektrokonvulsionstherapie

Horrorvisionen, Schmerz, Gewalt, Folter – das sind die Assoziationen, die die deutsche Bevölkerung laut einer Studie mit einer Behandlungsmethode assoziiert, von der kaum jemand weiß, dass sie heute noch in einigen psychiatrischen Zentren angewendet wird: die Elektrokonvulsionstherapie (EKT). Wenn alle, aber auch wirklich alle Möglichkeiten ausgeschöpft wurden, gibt es noch diese letzte Möglichkeit. Die Methode hat einen ausgesprochen schlechten Ruf, der zum Teil darauf zurückgeht, dass im Dritten Reich Regimegegner ohne Narkose mit der EKT behandelt wurden. Aus diesem Grund haben heute noch viele Menschen große Angst vor dieser Behandlungsform. Man sollte dieser Methode auch nicht unkritisch gegenüberstehen. Wir wissen nicht, was im Gehirn passiert, wenn alle Zellen auf einmal unter Strom gesetzt werden. Trotz aller Bedenken würde aber ein Arzt, der vor der Wahl steht, die Therapie anzuwenden oder den Patienten sterben zu lassen, sich für die EKT entscheiden – alles andere wäre gewissenlos. Denn eine schwere Depression kann durchaus mit dem Tod enden. Die EKT hat oft eine erstaunliche, durchgreifende Wirkung. Manchmal kann die Depression schon nach einer Behandlung vollständig verschwunden sein, und die Wirkung kann bis zu mehreren Jahren anhalten. Bei der Elektrokonvulsionstherapie handelt es sich um die Erzeugung eines epileptischen Anfalls durch Strom. Das Einzige, was der Patient merkt, ist der Einstich, wenn ihm ein Tropf angelegt wird. Danach wird ein Kurznarkosemittel durch den Tropf gegeben, und der Patient schläft für die zehn Minuten der Behandlung ein. Währenddessen werden zwei Elektroden an der Stirn aufgeklebt, einige Sekunden lang fließt Strom durch das Gehirn – und ein Anfall wird ausgelöst. Der macht sich aber im Wesentlichen nur durch ein Zukneifen der Augen bemerkbar, da die Muskeln durch ein Medikament entspannt werden. Von dem Anfall bekommt der Patient nichts mit. Die Wirkung muss man sich vorstellen wie bei einem Computerneustart. Ein abgestürzter Rechner baut sich danach wieder völlig neu auf, ähnlich hat auch das Gehirn die Möglichkeit, sich nach einem Anfall komplett neu zu programmieren – ohne die vorher bestehenden Störungen von Neurotransmittern.

Es können bei der EKT natürlich auch Nebenwirkungen auftreten. Manchmal kommt es zu Gedächtnisstörungen, meist in der Form, dass man den letzten Tag vor der Behandlung vergisst. Bei älteren

Patienten können kurzandauernde Verwirrtheitszustände auftreten. Kopfschmerzen werden gelegentlich beklagt, bekannt ist ebenfalls ein kurzfristiger Anstieg des Blutdrucks und der Herzfrequenz. Die Wirksamkeit der Elektrokonvulsionstherapie ist durch zahlreiche kontrollierte Studien nachgewiesen. Die Methode ist aber, wie gesagt, nur dann zu empfehlen, wenn eine wirklich schwere Depression vorliegt. Auch bei anderen Krankheiten wie unbehandelbaren Schizophrenien kann sie helfen. Voraussetzung für die Anwendung bei Depressionen ist, dass vorher mindestens vier bis fünf antidepressive Medikamente in ausreichender Dosis und Dauer gegeben worden waren und eine Psychotherapie versucht wurde, ohne dass eine Besserung eintrat. Auf keinen Fall handelt es sich um eine Routinemethode, die man bedenkenlos bei allen Depressionen anwenden sollte.

Neue Therapien

Da durch die bisherigen Therapien nicht alle Patienten eine Besserung erfahren, versucht man ständig, neue Behandlungsmethoden zu entwickeln.

Mindfulness-Therapie

Eine neuere Variante ist die Mindfulness-Therapie, die Elemente der Verhaltenstherapie mit Achtsamkeitstechniken aus der buddhistischen Meditation kombiniert. Eine erste kleine Studie zeigt eine gewisse Wirksamkeit, die allerdings nicht spezifisch für diese besondere Technik zu sein scheint.[36]

Neue Medikamente

Die Forschung entwickelt ständig neue Arzneimittel. So setzt man Hoffnungen auf sogenannte Dreifach-Wiederaufnahmehemmer, die Serotonin, Noradrenalin und Dopamin gleichzeitig beeinflussen. Auch andere Rezeptorsysteme sind das Ziel wissenschaftlicher Untersuchungen. Daher werden in naher Zukunft vielleicht Medikamente auf den Markt kommen, die noch rascher und durchgreifender die Depression besiegen und dabei noch weniger Nebenwirkungen haben. Leider beglückt uns die Pharmaindustrie auch gelegentlich mit Scheininnovationen, also mit Neuentwicklungen, die keine oder nur marginale Vorteile gegenüber bewährten Präparaten haben, dabei aber unverhältnismäßig teuer sind.

Magnetstimulation

Renate B. sitzt auf einem Stuhl im Behandlungszimmer. Der Arzt hält eine Magnetspule, die wie eine Acht aussieht, über ihren Kopf. Die Patientin spürt ein leichtes Klicken, aber die Therapie empfindet sie nicht als unangenehm. Die Spule erzeugt ein derart starkes Magnetfeld, dass unter der Schädeldecke das linke Stirnhirn gereizt wird. Wenn Strom durch die Spule fließt, wird nach dem Prinzip der elektromagnetischen Induktion im Inneren des Gehirns ebenfalls ein Strom angeregt. Zwanzig Minuten dauert die Prozedur. Dabei treten, wenn überhaupt, nur sehr geringe Nebenwirkungen auf, höchstens ein unangenehmes Gefühl oder leichte Schmerzen an der Kopfhaut.

Es gibt mehrere positive Studien zum Beleg der Wirksamkeit der Magnetstimulation, aber auch einige negative. Diese Untersuchungen haben meist eine gute Qualität. Eine Metaanalyse, die die Ergebnisse von immerhin vierundzwanzig Studien zusammenfasste, zeigte Vorteile gegenüber einer Scheinbehandlung.[14] In den USA ist die Methode von der nationalen Medizinbehörde FDA zugelassen. Da die Methode gut vertragen wird, kann man Menschen, denen Standardtherapien nicht geholfen haben, empfehlen, die Magnetstimulation auszuprobieren – doch ohne Garantie für Erfolg. Allerdings gibt es zurzeit nur wenige psychiatrische Zentren, in denen diese Therapie angeboten wird.

Vagusnervstimulation

Die Methode der Vagusnervstimulation wird schon seit vielen Jahren zur Behandlung der Epilepsie angewendet. Man machte die erstaunliche Beobachtung, dass sich bei manchen Patienten nicht nur das Anfallsleiden, sondern auch depressive Symptome, die bei Epilepsiepatienten nicht allzu selten sind, besserten. Daher wurden offene Studien mit depressiven Patienten durchgeführt – und auch hier konstatierte man eine Abnahme der Depression. Für die Vagusnervstimulation müssen sich die Patienten einer kleinen Operation unterziehen. Dabei wird der Nerv am Hals freigelegt und von einem Kabel umschlungen. Dieses wird an eine Batterie angeschlossen, die unter der Haut in der Nähe des Schlüsselbeines eingepflanzt wird. Von hier aus kann der Nerv durch sehr schwache Stromstöße gereizt werden. Die Einheit kann durch die Haut hindurch mit Hilfe eines Magneten gesteuert werden. Zu den Nebenwirkungen gehören Heiserkeit, Schmerzen im Kehlkopfbereich und Schluckbeschwerden.

Da man zunächst nur offene Studien durchgeführt hatte, setzte man große Hoffnung in die neue Methode. Aber wieder einmal mehr zeigte sich, dass man Versuchen ohne Kontrollgruppe nicht trauen darf. Der amerikanische Psychiater A. John Rush veröffentlichte eine kontrollierte Studie, in der bei Patienten mit Depressionen, die bis zu sechs erfolglose Versuche mit Antidepressiva hinter sich hatten, die Vagusnervstimulationseinheit eingebaut wurde. Bei der einen Hälfte dieser Patienten wurde der Nerv wirklich stimuliert, bei der anderen Hälfte wurde die Einheit zwar operativ eingebaut, aber gar nicht einge-schaltet. Die Versuchspersonen hatten sich also freiwillig bereit erklärt, sich operieren zu lassen, wohl wissend, dass sie nur eine fünfzigpro-zentige Chance hatten, dass bei ihnen der Strom überhaupt angestellt wurde. Das Ergebnis war ernüchternd: Bei den Patienten ohne Sti-mulation kam es in zehn Prozent zu einer Besserung; bei denjenigen Menschen, bei denen der Vagusnerv tatsächlich elektrisch gereizt wur-de, aber auch nur bei fünfzehn Prozent. Immerhin etwas, könnte man sagen – aber der Unterschied war nicht statistisch bedeutsam. Umso erstaunlicher, dass die strenge amerikanische Aufsichtsbehörde FDA dieser Methode ihren Segen erteilte, allerdings nur für Depressionen, die schon jahrelang bestanden und auf herkömmliche Behandlungs-methoden nicht angesprochen hatten. Bevor nicht mehr Studien vor-liegen, die eindeutig eine Wirkung beweisen, kann die Methode nicht allgemein empfohlen werden.

Tiefenhirnstimulation (THS)

Die Tiefenhirnstimulation erfordert eine Gehirnoperation, bei der sehr dünne Platinsonden eingeführt werden. Anschließend werden Kabel von diesen Sonden verlegt, und zwar außerhalb des Schädels unter der Haut bis zu einer batteriebetriebenen Steuereinheit, die im rechten Brustbereich unter der Haut liegt. Dies geschieht bei vollem Bewusstsein in Lokalanästhesie. Der Patient verspürt keinen Schmerz, weil das Gehirn keine Schmerznerven hat. Während der Operation spricht der Arzt mit dem Patienten, sodass die Auswirkungen auf die Gehirntätigkeit genau überprüft werden können. Die elektrische Reizung durch die Sonden kann durch die Haut hindurch problemlos mit Hilfe eines Magneten gesteuert werden.

Bisher wurden keine großen, kontrollierten Studien durchgeführt. Bei den bisherigen kleinen Tests traten bei der Hälfte der Patienten Verbesserungen auf. Bevor nicht weitere Untersuchungen vorliegen, kann die Methode nicht generell empfohlen werden. Auch wenn bei ihr kein Hirngewebe zerstört wird, ist jeder Eingriff am Gehirn mit einem Risiko wie (seltenen) Infektionen und Blutungen verbunden. Selbst wenn sich in zukünftigen Studien eine gute Besserung zeigt, würde man die Tiefenhirnstimulation angesichts der möglichen Gefahren nur bei Menschen anwenden, bei denen bisher alle anderen Behandlungsmöglichkeiten versagt haben.

Magnetische Krampftherapie

Eine Weiterentwicklung der EKT ist die magnetische Krampftherapie. Hier wird der Anfall mittels einer magnetischen Spule durch die Schädeldecke hindurch ausgelöst. Dieses neue Verfahren soll schonender wirken als die herkömmliche EKT-Methode. Bisher gibt es noch keine ausreichenden kontrollierten Studien.

Transkraniale direkte Stimulation

Bei der transkranialen direkten Stimulation werden im Gegensatz zur EKT nur schwache Ströme angewendet, sodass es nicht zu einem Krampfanfall kommt. Die Frage ist, ob die Stromstärke überhaupt ausreicht, um durch die Schädelkalotte zu gelangen. In zwei von drei kleinen Studien stellte man positive Effekte fest. Erst wenn weitere Untersuchungen mit ausreichender Qualität die Wirkung bestätigen, wird man diese Technik empfehlen können.

Alternative Therapien

Gibt es Methoden, mit denen man eine Depression ohne Chemie oder Elektrophysik beseitigen kann? Zahlreiche natürliche Präparate und Verfahren werden angepriesen. Manche dieser Heilmittel sind von der Schulmedizin nicht anerkannt. Was kann man von diesen Techniken halten?

Wachtherapie

Das ist eine verblüffend elegante und einfache Maßnahme gegen Depressionen. Der Patient darf nachts nicht ins Bett gehen, sondern muss sich die ganze Nacht durch Fernsehen, Patiencelegen oder andere Tätigkeiten wach halten und darf auch am nächsten Morgen nicht schlafen gehen. Bei einigen Menschen mit schweren Depressionen kann sich am nächsten Tag ein euphorisches Gefühl einstellen, und manchmal wird dadurch der Knoten der Depression durchbrochen. Die Methode hilft leider nicht immer, aber da sie so risikolos ist, sollte man sie nicht unversucht lassen. Man kann sie auch zu Hause selbst durchführen. Die Wirkung lässt oft rasch nach – wenn jedoch ein Effekt eintritt, sollte der Schlafentzug nach etwa drei Tagen wiederholt werden, da so insgesamt der Verlauf der Depression abgekürzt werden kann. Sollte nichts passieren, wirkt die Methode wahrscheinlich nicht. Manche Patienten mit schweren Depressionen finden es sehr schwierig, eine Nacht aufzubleiben. Auch wenn man sehr müde wird, sollte man verhindern, dass man dabei einnickt, weil es sonst zum Verlust der Wirkung kommen kann. Die Gabe von Medikamenten, die große Müdigkeit auslösen, sollte man in Absprache mit dem Arzt auf einen anderen Zeitraum verlegen oder aussetzen. Damit die lange Nacht nicht langweilig wird, sollte man sich eine Aufgabe vornehmen, für die man bisher nie die Zeit gefunden hat:

etwa eine kompliziertes italienisches Eistortenrezept ausprobieren, die Werkzeugkiste sortieren oder einmal alle Schreibtischschubladen aufräumen.

Wie wirkt der Schlafentzug? Wir wissen es nicht. Man kann nur vermuten, dass es mit der Zirbeldrüse zu tun hat, in der Melatonin gebildet wird und die den Schlaf-Wach-Rhythmus reguliert. Der ist bekanntlich bei Depressionen gestört. Anzunehmen ist, dass der massive Eingriff in diesen Rhythmus das System einmal «kräftig durchrüttelt», sodass es sich neu aufbauen muss, gleichsam wie bei einem Computerneustart.

Es fehlen noch kontrollierte Studien, die die Wirksamkeit belegen. In manchen unkontrollierten Tests zeigte sich ein Erfolg, in anderen nicht. Auch wenn die Datenlage widersprüchlich ist, spricht nichts dagegen, dieses Verfahren einmal auszuprobieren, da man bei diesem Vorgehen recht schnell weiß, ob es wirkt oder nicht.

Lichttherapie

Lichtmangeldepressionen treten in der Zeit von November bis März vermehrt auf, und es ist ja bekannt, dass sie in nördlichen Ländern häufiger sind. Daher hat man versucht, diese Form der Depression mit hellem Licht zu behandeln. Hierzu müssen sich die Patienten eine Woche lang täglich für vierzig Minuten vor eine Lichtquelle setzen, die aus einer Wand von hellstrahlenden Neonröhren besteht. Solche speziellen Geräte sind oft in psychiatrischen Kliniken vorhanden. Es werden auch Apparate für die Anwendung zu Hause angeboten. Die Patienten müssen nicht direkt in das Licht starren, sondern können dabei zum Beispiel die Zeitung lesen. Durch das Licht wird wahrscheinlich – wie bei einer Antidepressivabehandlung – die Serotoninnervenübertragung verbessert. Die Wirkung soll schon nach wenigen Tagen erfolgen.

Bei Winterdepressionen ist die Wirkung gut durch kontrollierte Studien nachgewiesen; bei nicht jahreszeitlich bedingten Depressionen bleibt sie umstritten. Da aber die Lichttherapie praktisch keine Nebenwirkungen hat (außer vielleicht gelegentlichen Augenreizungen mit Tränenfluss), spricht trotz der widersprüchlichen Datenlage nichts dagegen, die Lichtwand einmal auszuprobieren.

Die Lichttherapie kann mit der Wachtherapie kombiniert werden, das heißt, dass der Patient sich nach der durchwachten Nacht in den frühen Morgenstunden vor die Lichtquelle setzt. Es wurde nie untersucht, ob ein Thailandurlaub im November einen antidepressiven Effekt hat – es ist aber nicht auszuschließen und einen Versuch wert. Auf jeden Fall sollte man die Kraft des natürlichen Lichts ausnutzen und im Winter viel im Freien spazieren gehen. Reicht auch das Solarium? Nein – dabei handelt es sich um kurzwelliges Licht. Vielleicht hebt es etwas die Stimmung, wenn man sich gebräunt im Spiegel sieht. Aber: Die Mallorcabräune von heute ist die Backpflaume von morgen.

Naturheilkundliche Mittel und Vitamine

Johanniskraut galt schon seit der Antike als wirksames Mittel gegen Depressionen. Besonders in Deutschland ist die Anwendung von Johanniskrautextrakten in Pillenform so weit verbreitet, dass ein depressiver Patient vom Hausarzt meist als Erstes dieses Heilmittel verschrieben bekommt, bevor er ein Antidepressivum erhält. Johanniskraut, auch *Hypericum perforatum* genannt, ist praktisch die einzige naturheilkundliche Zubereitung, die bei Depressionen in Doppelblindstudien getestet wurde. Die Datenlage ist aber widersprüchlich. Es gibt einige Untersuchungen, in denen Johanniskrautextrakt besser als ein Placebo oder genauso gut wie ein bewährtes Antidepressivum wirkte – andererseits existieren auch solche, die kein positives Ergebnis zeigten. Viele der Johanniskrautstudien wiesen Mängel auf, und je besser sie waren, desto schlechter waren die Ergebnisse hinsichtlich der Effektstärke.[37]

Bedenken bleiben: Niemand weiß, welcher von den Hunderten von Inhaltsstoffen im Johanniskraut der wirksame ist. Selbst wenn dieser aufgespürt werden würde – wer könnte garantieren, dass in jedem Busch des meist in der Türkei angebauten Gewächses immer die gleiche Menge der wirksamen Ingredienz vorhanden ist? Was ist überhaupt die wirksame Menge? Wer garantiert die Reinheit des Extrakts? Es werden vierzig verschiedene Präparate verkauft, die nach ganz unterschiedlichen Methoden hergestellt werden – woher wissen wir, ob sie alle die gleiche Wirkung haben?

In der Praxis sieht man praktisch nie einen durchschlagenden Erfolg. Daher wird Johanniskraut in fast keiner psychiatrischen Klinik routinemäßig angewendet, da Psychiater es oft mit Patienten zu tun haben, die bereits einen Versuch mit ihm unternommen hatten, ohne dass es wirklich half.

Auch wenn es ein «natürliches» Mittel ist, kann es Nebenwirkungen wie Müdigkeit, Unruhe, Magen-Darm-Beschwerden oder eine Lichtallergie verursachen. In Studien, in denen Johanniskraut mit «richtigen» Antidepressiva verglichen wurde, brachen in der Johanniskrautgruppe auch nicht weniger Menschen die Studie wegen Nebenwirkungen ab als in der Antidepressivagruppe. Es ist also eine fromme Hoffnung, dass man bei der Verwendung naturheilkundlicher Mittel ohne Risiken davonkommen könnte. Ein Patient, dem gerade ein neues Herz eingesetzt worden war, starb durch eine Abstoßungsreaktion – ausgelöst durch Johanniskraut. Auch können Wechselwirkungen mit anderen Arzneimitteln auftreten, zum Beispiel mit Antibabypillen, Herzmitteln, Asthmamedikamenten oder Narkosemitteln. Während der Schwangerschaft und Stillzeit sollte man Johanniskrautpräparate strikt vermeiden. Frauen, die eine Antibabypille einnehmen, sollten es ebenfalls nicht verwenden, da es deren Wirkung herabsetzen und es so zu einer ungewollten Schwangerschaft kommen kann.

Folsäure ist ein Vitamin, das mit der Nahrung aufgenommen werden muss. Es ist in Vollkornmehl, Weizenkleie, verschiedenen Obst- und Gemüsesorten und Nüssen enthalten. Eine Studie zeigte, dass Folsäure bei Depressionen nicht so gut wirkte wie ein Antidepressivum, aber zwei Untersuchungen zeigten positive Effekte, wenn man es mit einer Antidepressivatherapie kombinierte.[26]

Inositol, auch «Muskelzucker» genannt, ist eine Art Vitamin. Jeder Mensch nimmt täglich etwa ein Gramm Inositol in natürlichen Lebensmitteln zu sich. Dazu gehören vor allem Weizenkleie, Orangen, Melonen, Nüsse oder Bohnen. Es kann aber ebenso im Körper gebildet werden. In Nervenzellen, die mit Serotonin arbeiten, spielt Inositol eine wichtige Rolle. Daher hoffte man, dass es gegen Depressionen helfen könnte. Ein Wirkung konnte aber nicht zweifelsfrei nachgewiesen werden.[26]

Das teure Edelgewürz *Safran* wurde als Heilmittel gegen Depressionen in Studien getestet, die aber nicht ausreichten, um einen Effekt zu belegen.

Schon im Mittelalter empfahl die Äbtissin Hildegard von Bingen *Lavendel* als Mittel zur innerlichen Anwendung bei Unruhe und Erschöpfungszuständen. Daher wollte man feststellen, ob Lavendelextrakte auch bei depressiven Menschen helfen. Sie waren in einer Studie weniger wirksam als ein Antidepressivum. Kombinierte man aber Lavendel mit dem Antidepressivum, war das Ergebnis besser als mit dem Medikament allein.

Omega-3-Fettsäuren werden in letzter Zeit als natürliche Mittel gegen Depressionen angepriesen. In seinem Buch *Die neue Medizin der Emotionen* empfiehlt der französische Psychiater David Servan-Schreiber den Genuss des anrüchigen Öls. Am besten das aus seiner eigenen Firma Isodis Natura, die Millionen Euro mit rezeptfreien Pillen verdient. Omega-3-Fettsäuren werden in Nervenzellen gebraucht und müssen daher mit der Nahrung aufgenommen werden. Bei Depressiven wurden erniedrigte Werte dieser Fettsäuren gefunden. Wenn man durch das Essen von Fisch seine Depressionen verlieren würde, wäre zu erwarten, dass besonders in Ländern, in denen viel Fisch gegessen wird, weniger Menschen Depressionen haben – wie zum Beispiel in Japan. Die Suizidraten in diesem Land sind aber im Gegenteil sehr hoch. Und wo sind sie weltweit am höchsten? In Grönland. Isst man dort Fisch? Zudem taucht die Frage auf, ob das Pangasiusfilet aus der Kantine oder die Omega-3-Fischstäbchen ausreichen, um sich vor Depressionen zu schützen.

In Studien wurden Eicosapentaensäure und Docosahexaensäure verwendet. Es gibt einige positive, aber auch einige negative Studien.

Nach zusammenfassenden Metaanalysen ist die Wirkung der Omega-3-Fettsäuren nicht zweifelsfrei nachgewiesen. In der täglichen psychiatrischen Routine werden sie nicht angewendet.

Homöopathie

Eine Vielzahl von homöopathischen Zubereitungen wird angeboten. Solche Anmischungen bestehen aus starken Verdünnungen bestimmter, manchmal sogar giftiger Stoffe. Man kann natürlich nicht der gesamten Homöopathie pauschal eine Wirkung ab- oder zusprechen, sondern es müssten alle Zubereitungen, für die ein Effekt bei Depressionen beansprucht wird, einzeln untersucht werden.

In der einzigen vorhandenen Placebostudie war eine homöopathische Mischung aus Johanniskraut, Passionsblume und Baldrian wirksam; allerdings äußerte man an dieser Untersuchung Zweifel.[26] Kein weiteres homöopathisches Präparat wurde jemals hinsichtlich seiner Wirkung bei Depressionen in einem ordentlichen Test überprüft, sodass weder der verschreibende Arzt oder Heilpraktiker noch der Hersteller selbst weiß, ob die Mischung wirksam und sicher in der Anwendung ist. Bei manchen sehr starken Verdünnungen, so sagen statistisch gebildete Skeptiker, sei es unwahrscheinlich, dass in einer Pillenschachtel auch nur ein Molekül des angeblich wirksamen Stoffes enthalten ist. Edzard Ernst, Professor für alternative Medizin im britischen Exeter, der sein ganzes Leben den natürlichen Heilmethoden gewidmet hat, sagt: «Wenn man den Menschen Pillen verkauft, die Zucker enthalten, ist das unehrlich.»[38]

Sport

Jeder würde, ohne zu zögern, unterschreiben, dass Sport gegen Depressionen hilft. Allerdings ist dies nicht gut belegt. Die vorliegenden Studien waren von der Qualität her unzureichend. Während die schlechten Untersuchungen einen deutlichen Effekt zeigten, war in den guten keine Wirkung nachweisbar.

Entspannung
Verschiedene Entspannungstechniken wie Progressive Muskelrelaxation oder Autogenes Training wurden bei Depressionen untersucht. Eine gewisse Wirkung konnte gezeigt werden, die aber nicht so gut war wie bei einer Psychotherapie.[39]

Yoga
In einer kuriosen indischen Studie wurden so unterschiedliche Methoden wie Sudarshan Kriya Yoga, ein Antidepressivum und eine Elektrokonvulsionstherapie miteinander verglichen. Yoga schnitt dabei am schlechtesten ab, am besten war die EKT.

Akupunktur
Eine Analyse aller vorhandenen Untersuchungen ergab, dass deren Qualität nicht ausreichte, um eine Wirksamkeit von Akupunktur bei Depressionen zu zeigen.[28]

Musiktherapie
Die Musiktherapie wurde in einer kontrollierten Studie bei depressiven älteren Menschen untersucht. Wegen methodischer Schwächen reicht sie aber nicht für eine Empfehlung aus.[26]

Ratschläge für Angehörige

Wie kann ich mich gegenüber einem depressiven Angehörigen verhalten?
Menschen mit Depressionen brauchen vor allem Zuspruch, einfühlsames Zuhören, Geduld und jegliche Form von Hilfsangeboten, um die schwere Zeit zu überstehen. Gespräche mit vertrauensvollen Freunden und Angehörigen können hierbei sehr hilfreich sein.

Bei länger bestehenden Depressionen löst die ständige Niedergeschlagenheit bei den nahen Angehörigen allerdings häufig negative Gefühle aus. Selbst für seelisch stabile Menschen kann es eine Belastung sein, einen Angehörigen mit einer Depression zu haben, denn dessen häufiges Klagen, seine Mutlosigkeit und sein Abschotten gegen die Umwelt kann das Zusammenleben zu einer Herausforderung machen. Die Verwandten und Bekannten eines Betroffenen ziehen sich aus diesem Grund manchmal zurück und reagieren zunehmend ratlos oder gar ärgerlich. Wenn die traurige Stimmung scheinbar grundlos auftritt, in einer Situation, in der keine schwerwiegenden privaten oder finanziellen Probleme die Familie belasten, ist es für Ehepartner oder Kinder oft kaum zu verstehen, wie eine solche gedrückte Stimmung entstehen kann. Wenn die Depression mit Wahnideen wie der Befürchtung, mittellos dazustehen oder Aids zu haben, einhergeht, reagiert die nähere Umgebung besonders hilflos.

Angehörige sollten verstehen, dass das Verhalten eines depressiven Menschen nicht durch «Zusammennehmen» beeinflussbar ist, da dessen Urteilsfähigkeit erheblich eingeschränkt ist. Es ist falsch, ihn aufzufordern, er solle sich «nicht so haben» oder sich «nicht so gehenlassen», denn dies vergrößert die Verzweiflung eher, als dass es nutzt. Es fehlt den Betroffenen nicht an Willensstärke, sondern an der Fähigkeit, ihr Leben zu meistern.

Man darf als Angehöriger keineswegs wegschauen, wenn eine Suizidgefährdung besteht. Besser ist es, diesen Verdacht anzusprechen und offen mit dem Depressiven über seine Gedanken zu reden. Allein das Erwähnen des Problems wird nicht den Suizid auslösen. Ganz im Gegenteil: Es ist vielfach erleichternd für die Betroffenen, über ihre fatalen Absichten zu reden. Man sollte auch unbedingt für eine Vorstellung bei einem Arzt sorgen, der dann die Verantwortung für den Kranken übernimmt.

Mein Angehöriger hat wahrscheinlich eine Depression, möchte aber nicht zum Arzt gehen. Was kann ich tun?

Manche Menschen gehen nicht in Behandlung, obwohl sie unter einer schweren Depression leiden. In einigen Fällen denkt der Patient, seine Krankheit sei nicht heilbar, und deshalb erwartet er auch keine Besserung durch die Therapie. Andere haben generelle Vorbehalte gegen eine psychiatrische Behandlung, da viele Menschen aufgrund von Vorurteilen psychisch Kranke abwerten und psychiatrische Heilverfahren von vornherein als erfolglos ansehen. Wieder andere sehen ihre Krankheit als eine «gerechte Strafe» für ihre vermeintliche «Schuld» und sind folglich davon überzeugt, dass eine Heilung nicht möglich sei. Die hartnäckige Weigerung eines offensichtlich schwerkranken Menschen, sich therapieren zu lassen, kann die Angehörigen oder Freunde in eine vertrackte Situation bringen, wenn sie den Betroffenen unterstützen wollen. Zunächst sollte man möglichst viele Verwandte und Bekannte zusammenbringen, um im Gespräch den Kranken zu überzeugen, sich in Behandlung zu begeben. Manchmal ist dies jedoch wirkungslos. Man kann einen Arzt, zum Beispiel den Hausarzt, in die Wohnung kommen lassen. Auch der Sozialpsychiatrische Dienst kann hier helfen. Dabei handelt es sich um eine Einrichtung der Gesundheitsämter, die es in den meisten Städten gibt und die sich um psychisch Kranke kümmert, die nicht aus eigenem Antrieb einen Psychiater oder eine Klinik aufsuchen. Der Arzt kann dann vor Ort versuchen, den Patienten von der Notwendigkeit einer Behandlung zu überzeugen, oder die Entscheidung treffen, ob ein Patient, der so in seiner schweren Depression verfangen ist, dass er sich selbst gefährdet, gegen seinen Willen in ein Krankenhaus gebracht wird. Bei einem derartigen Beschluss wird eine Suizidgefährdung als Kriterium herangezogen.

Mein Angehöriger nimmt seine Medikamente gegen die Depressionen nicht ein. Was kann ich tun?

Wenn sich keine Besserung einer Depression zeigt, weil der Betroffene aus verschiedensten Gründen die Medikamente nicht einnimmt, ist es unbedingt erforderlich, den behandelnden Arzt darauf hinzuweisen. Zudem sollte man versuchen, in verständnisvollen Gesprächen den Kranken dazu zu bringen, dass er alle Ratschläge der Mediziner und Therapeuten befolgt. Vielleicht hat er schlechte Erfahrungen mit den Nebenwirkungen eines Arzneimittels gemacht. Der Arzt kann dann aus der Vielzahl der Medikamente eines auswählen, das gut vertragen wird.

Häufige Fragen zu Depressionen

Was ist, wenn ein Medikament nicht wirkt?

Nicht in allen Fällen ist die Wirkung eines Antidepressivums ausreichend. Bei manchen Patienten müssen mehrere Mittel ausprobiert werden, bevor dasjenige gefunden wird, das gut vertragen wird und eine befriedigende Reaktion zeigt. Wegen der erst nach einiger Zeit einsetzenden Wirkung sollte man unbedingt mehrere Wochen lang die Tabletten in der angeordneten Dosierung einnehmen, bevor man sich entschließt, sie wegen Ergebnislosigkeit abzusetzen. Und sollte ein Antidepressivum trotz hinreichend langer Einnahme und in genügend hoher Dosis nicht gewirkt haben, sollte man nicht sofort die Meinung vertreten, dass «Antidepressiva sowieso keinen Sinn machen». In der Regel wird es gelingen, nach ein- oder mehrfachem Wechsel des Medikaments eine Depression gut zu behandeln. Psychiater kennen zahlreiche Strategien, mit denen man sogar hartnäckigste Depressionen beseitigen kann. Leider kann man nicht immer vorher ahnen, welche von den vielen Alternativen am Ende den Erfolg bringen wird. Daher heißt es in solchen Fällen oft: Versuch und Irrtum. Wenn man wirklich alle Möglichkeiten ausnutzt, gibt es kaum einen Patienten, dem nicht geholfen werden kann. Folgende Vorgehensweisen stehen dem Arzt zur Verfügung:

- Die Dosis des Antidepressivums kann bis zur angegebenen Höchstdosis gesteigert werden.
- Man kann von einer Stoffgruppe innerhalb der Antidepressiva auf eine andere wechseln (zum Beispiel von einem SSRI auf einen SNRI oder umgekehrt). Auch das Umsetzen von einem SSRI auf einen anderen kann sinnvoll sein, da die verschiedenen Vertreter der SSRI chemisch sehr unterschiedlich sind.
- Man kann auf ein älteres trizyklisches Antidepressivum umstellen, wie zum Beispiel Amitriptylin. Dabei können zwar etwas mehr Nebenwirkungen auftreten, dafür hat man eine relativ sichere Wirkung.

- Man kann ein Antidepressivum mit modernen Antipsychotika, Lithium oder Schilddrüsenhormonen kombinieren.
- Verschiedene antidepressive Wirkstoffe können miteinander kombiniert werden.
- Man kann auf einen irreversiblen MAO-Hemmer umsetzen; dies erfordert allerdings, dass man andere Antidepressiva vorher wochenlang absetzt.
- Alle nichtmedikamentösen Behandlungsformen (wie Psychotherapie, Wach- oder Lichttherapie) sollten ausgeschöpft werden.
- Alternative Therapien können versucht werden.

Jedes Jahr werden neue Antidepressiva entwickelt, sodass Depressive eine hohe Chance haben, gesund zu werden.

Einige Patienten nehmen die Tabletten nicht regelmäßig oder nicht in der vom Arzt verschriebenen Dosis ein. Dies kann – außer Vergesslichkeit – verschiedene Gründe haben. Manche wähnen in ihrer tiefen Depression, dass sie eine unbehandelbare Krankheit haben, und glauben daher nicht so recht an die Wirkung der Antidepressiva. Andere wiederum haben eine generelle Skepsis gegen Psychopharmaka und greifen aus diesem Grund nur halbherzig zu den Medikamenten. Besonders ungünstig ist es, wenn man den Arzt fälschlicherweise im Glauben lässt, dass man das Arzneimittel regelmäßig geschluckt hat. Das führt natürlicherweise dazu, dass dieser annimmt, es sei wirkungslos. In der Folge erhöht er die Dosis oder wechselt auf ein anderes Medikament um. Bei einer ehrlichen Auskunft des Patienten wäre das nicht nötig gewesen. Es ist auch nicht sinnvoll, nur die Hälfte der vereinbarten Dosis zu nehmen, denn oft sind die Nebenwirkungen dann genauso stark wie bei der vollen Dosis, während der positive Effekt stattdessen nur verspätet oder gar nicht eintritt.

Kritiker wenden manchmal ein, dass in den Zulassungsuntersuchungen mancher Antidepressiva die Differenzen zwischen den echten Medikamenten und Placebos nicht deutlich genug seien. Die wirklich drastischen Besserungen nach einer Antidepressivabehandlung, die wir im psychiatrischen Alltag sehen, spiegeln sich tatsächlich nicht immer in den klinischen Studien wider. Dies hat viele Ursachen, und eine der wichtigsten ist, dass Menschen mit schwereren Depressionen, die Suizidgedanken haben, von der Teilnahme an einem Doppelblindversuch ausgeschlossen sind, und zwar aus ethischen Gründen. Aber gerade bei den schweren Formen sieht man die deutlichsten Unterschiede zu einer Scheinbehandlung.

Was wirkt eigentlich besser, Medikamente oder Psychotherapie?

Es taucht immer wieder diese Frage auf: Was wirkt eigentlich besser, Medikamente oder Psychotherapie? Stellen Sie sich vor, Sie fragen einen Dirigenten: «Was ist besser, Klavier oder Geige?» Er würde antworten: «Wieso stellen Sie die Frage, mal ist das Klavier gut, mal die Geige, aber am besten klingt es doch, wenn beide zusammen spielen, oder?» Genauso ist es bei Depressionen. Bei leichten Formen könnte eine Verhaltenstherapie auch ohne gleichzeitige Gabe von Antidepressiva erfolgreich sein. Eine Untersuchung zeigte auch, dass bei leichteren Depressionen die Präferenz des Patienten für die eine oder andere Methode entscheidend die Wirkung beeinflusst: Personen, die eher an die Wirkung einer Psychotherapie glaubten als an die heilende Kraft der Pillen, zeigten eine deutlich geringere Besserung, wenn sie per Losentscheid einer medikamentösen Behandlung zugewiesen wurden – und umgekehrt. Bei mittleren oder schweren Depressionen ist es allerdings empfehlenswert, sich nicht auf die alleinige Psychotherapie zu verlassen, sondern gleichzeitig Antidepressiva einzunehmen.[3,40] Vor allem dann, wenn Suizidgedanken oder depressive Wahnvorstellungen auftreten, sollte unbedingt eine Behandlung mit einem Arzneimittel erfolgen. Auch gibt es Menschen, die so tief in der Depression stecken, dass die Durchführung einer Psychotherapie undenkbar erscheint.

Können Antidepressiva abhängig machen?

Nein. Antidepressiva zählen nicht zu den Medikamenten, die eine Abhängigkeit auslösen können. Beim plötzlichen Absetzen von Antidepressiva kann es manchmal allerdings zu Absetzsymptomen wie Unruhe oder Schlaflosigkeit oder Ängstlichkeit kommen, die aber auch damit zusammenhängen können, dass die zugrundeliegende Depression noch nicht ausreichend behandelt worden ist. Daher sollte man bei der Beendigung der medikamentösen Therapie nach Maßgabe des behandelnden Arztes das Antidepressivum zunächst in geringerer Dosis einnehmen und dann erst ganz darauf verzichten.

Die häufigsten Irrtümer über Depressionen

«Depressionen bekommt man hauptsächlich, weil etwas im Leben schiefgelaufen ist.»

• • •

«Depressive sind charakterschwache Menschen, die mit kleinen Problemen nicht fertigwerden und sich nur etwas zusammenreißen müssen.»

Umgang mit Psychiatern
Psychiater wenden wissenschaftlich fragwürdige Methoden an

«Kommt ein Mann zum Psychiater ...» – unzählige solcher Witze nehmen die Zunft der Nervenärzte aufs Korn. Ihre Diagnosen seien beliebig, ihre Erklärungen zur Ursache abenteuerlich und ihre Behandlungsmethoden fragwürdig, wirft man den Seelenklempnern vor. Die Psychiater tragen sicher eine gewisse Mitschuld an ihrem schlechten Bild in der Öffentlichkeit. Denn in der Vergangenheit hatten sie sich allzu oft, wenn sie keine Ahnung von den Ursachen einer Erkrankung hatten, aufs Spekulieren verlegt. In der Geschichte der Psychiatrie wurden immer wieder unter dem Deckmäntelchen der Wissenschaft abenteuerliche Thesen verbreitet, die sich später als Irrglauben herausstellten.

So behauptete der Straßburger Arzt Franz Joseph Gall im Jahr 1796, dass die Seele eines Menschen sich in seiner Schädelform widerspiegele. Die Phrenologie, bei der geistige Fähigkeiten, Emotionen, Triebhaftigkeit und Persönlichkeit der Menschen allein aus der Gestaltung der Kinnlade, der Backenknochen oder der Augenwülste herausgelesen wurden, entwickelte sich zu einer Pseudowissenschaft, die sich jahrhundertelang hielt. Phrenologen wurden nicht nur befragt, wenn es um die Diagnose psychischer Erkrankungen ging, sondern auch bei der Anstellung eines Mitarbeiters oder der Wahl eines Ehepartners. Der britische Psychiater Henry C. Lavery entwickelte 1931 einen «Psychographen», eine Maschine, bei der dem Probanden eine Art Helm aufgesetzt wurde, der mit Hilfe mechanischer Sonden den Schädel exakt ausmaß. Auf einem Lochstreifen wurde eine genaue Beschreibung der Persönlichkeit des Untersuchten ausgespuckt.

Der Schweizer Psychiater Hermann Rorschach verwendete doppelseitige Klecksbilder, um das Unbewusste zu ergründen. Der Patient sollte sich spontan eine Interpretation der sinnfreien Farbflecke ausdenken. Aus diesen Assoziationen konfabulierten sich Psychiater eine Diagnose zusammen und zogen Rückschlüsse auf die Persönlichkeit des Getesteten. Sah dieser eine Blume, wurden ihm gehemmte Aggressionen angedichtet, nahm er zwei Streithähne wahr, wies dies auf offene Aggressionen hin. Entdeckte er eine geöffnete Vagina, deutete der Therapeut in Richtung unterdrückte Sexualität – oder unterstellte ungehemmte Triebwünsche, je nach Tagesform. Versuche, die Wissenschaftlichkeit dieser Methode zu belegen, zeigten immer wieder, dass nie zwei Analytiker dieselben Rückschlüsse aus den Äußerungen des gleichen Patienten zogen, da die diagnostischen Einschätzungen zu willkürlich waren. Der Glaube in die Präzision dieses Verfahrens war dennoch so unerschütterlich, dass man sogar versuchte, mit der spekulativen Methode vorherzusagen, ob ein mehrfacher Vergewaltiger wieder einschlägig straffällig werden würde.

Überhaupt trieb die hemmungslose Deutung des Unbewussten seltsame Blüten. Manche Psychiater oder Psychologen behaupteten, aus gedeuteten Träumen oder gemalten Bildern ihrer Klientinnen herauslesen zu können, dass sie in ihrer Kindheit von ihren Vätern oder Onkeln missbraucht worden seien – obwohl Frauen sich gar nicht an ein solches Trauma erinnerten. Aus der fehlgeleiteten Annahme, dass ausnahmslos jede psychische Störung Folge eines solchen Traumas sei, folgerten sie stereotyp, dass alle Traumata verdrängt werden und erst durch eine Psychotherapie zum Vorschein kommen können. Solche zwanghaften Deutungen zerstörten manchmal ganze Familien, indem sie unschuldige Familienväter mit ungeheuren Anschuldigungen an den Pranger stellten.

Seit den siebziger Jahren wurden Psychotherapieklienten «Wahrheitsdrogen» wie Thiopental oder das Halluzinogen LSD verabreicht. Unter diesen Drogen sollten verdrängte schädliche Erinnerungen ins Bewusstsein dringen, um sich dann in Luft aufzulösen und den Patienten von seinen innerseelischen Konflikten zu befreien. Zwar werden Menschen nach Einnahme solcher Wahrheitsseren tatsächlich gesprächiger und weniger zurückhaltend – aus diesem Grund sind sie bei Geheimdiensten zur Optimierung der Verhörtechnik auch sehr populär. Dass aber durch diese Drogen psychische Konflikte aufgespürt und bereinigt werden können und es den Patienten hinterher bessergehen soll, war eine weitere abenteuerliche Spekulation. Im September 2009 starben zwei Patienten in der Praxis eines Berliner Psychotherapeuten, nachdem sie einen Cocktail aus psychedelischen Drogen eingenommen hatten.

Als ich in den siebziger Jahren während meiner Arztaus-

bildung kurz in der Chirurgie arbeitete, entfernten wir mehr-
mals täglich bei Patienten mit Magengeschwüren zwei Drittel
des Magens. Die Ursache der Geschwüre wurde in psychischen
Problemen gesucht, und in der Folge wurden die Betroffenen
in jahrelange Psychotherapien geschickt. Voluminöse Bücher
wurden mit den seelischen Hintergründen der Geschwüre vollgeschrieben: Die Ulcuspatienten seien als Kinder zum einen
überfürsorglich behütet, doch dann auch immer wieder plötzlich schroff zurückgewiesen worden. Wenn die Behandlung auf
der Couch nichts half, was meistens der Fall war, landeten sie
schließlich dennoch auf dem OP-Tisch. Heute weiß man, dass
Magengeschwüre hauptsächlich durch ein banales Bakterium,
nämlich *Helicobacter pylori*, ausgelöst werden. Es gibt keine
belastbaren Daten, dass seelischer Stress dabei eine fördernde
Rolle spielt.

Kapitel 7
MANIE
Unendlicher Spaß

Fallbeispiel Manie

Der zweiundfünfzigjährige Alois G., Geschäftsführer in einem Sport-geschäft, ist eigentlich ein sehr zurückhaltender, ruhiger Mensch. In den letzten Wochen hat er sich völlig verändert. Er ist ständig gut gelaunt und ausnehmend freundlich und reißt Witze. Im Gespräch kann man ihm kaum folgen, da er rasch von einem Thema zum anderen, vom Hundertsten ins Tausendste kommt. Er zerstreitet sich mit seiner Ehefrau, wirft ihr an den Kopf, dass sie ihm zu dick sei, und droht ihr an, sie zu verlassen, da er jederzeit eine schönere, jüngere Frau finden könne. Er hebt 20 000 Euro von seinem Konto ab, bucht einen Flug nach Ibiza, mietet sich dort in einer Fünf-Sterne-Herberge ein und holt sich bei einem Luxus-Autoverleih einen offenen Bentley. Er schläft nachts nur zwei Stunden und zieht von einem Club zum anderen, wobei er das Geld mit vollen Händen ausgibt. Er lädt neun junge Leute in einer Diskothek zum Champagnertrinken ein. Auch wenn die Studenten ihn ganz lustig finden, führen seine Annäherungsversuche bei den jungen Damen dazu, dass die Gruppe ihn stehenlässt und verschwindet. Er gibt in einem Table-Dance-Club eine Lokalrunde aus und nimmt zwei der Damen mit ins Hotel.

Nachdem er betrunken mit dem Bentley durch eine Fußgängerzone gefahren ist und dort einen Palmenkübel umgefahren hat, wird er von der Polizei kontrolliert. Wegen Verständigungsschwierigkeiten wollen ihn die Polizisten mit auf die Wache nehmen. Dabei kommt es zu einem Handgemenge, und er wird am Ende in eine psychiatrische Klinik eingeliefert. Dort müssen ihn Familienmitglieder abholen. Schließlich wird er in eine Klinik in Deutschland eingewiesen. Hier will er der behandelnden Ärztin seine Lebensphilosophie näherbringen: Nicht er sei krank, sondern alle anderen.

Alois G. wird mit einem Antipsychotikum behandelt, und innerhalb weniger Tage ist er auf dem Boden der Tatsachen zurück. Nach einigen Wochen können die Medikamente abgesetzt werden. Er ist wieder völlig normal und bereut seine Eskapaden zutiefst. Insgesamt hat er 35 000 Euro verloren. Es kostet seine Ärztin unendlich viel Überzeugung, seiner Ehefrau klarzumachen, dass die sexuellen Abenteuer ihres Mannes auf die vorübergehende Krankheit zurückzuführen seien und nicht auf einen dauerhaften Persönlichkeitswandel.

Woran erkennt man eine Manie?

Das komplette Gegenteil der Depression ist die Manie. «Wenn Sie das Gefühl der Manie noch nicht erlebt haben, Herr Doktor», erklärte mir einmal ein Patient, «dann wissen Sie nicht, was Glück ist.»

Menschen mit einer Manie sind übertrieben fröhlich oder euphorisch und strahlen vor Glück. Sie reden ohne Punkt und Komma, sind überaus aktiv, zeigen unbändigen Tatendrang, organisieren Partys und haben hochfliegende Pläne. Ihr Selbstbewusstsein ist maßlos übersteigert. Manche schreiben an den amerikanischen Präsidenten, den Dalai Lama oder den Papst, um ein Anliegen vorzutragen. Sie kommen auf abgedrehte Gedanken, wollen sich etwa vom Starpianisten Justus Frantz die Hupe ihres Hondas stimmen lassen. Sie kündigen ihren Job, nicht ohne dem Chef noch einmal alle Nettigkeiten an den Kopf zu werfen, die sie sich in den letzten Jahren verkniffen hatten. Sie bestellen einen Porsche, obwohl sie sich nur einen Panda leisten können, verschenken Hundert-Euro-Scheine an Fremde oder leisten sich eine Showband sowie einen kompletten Gesangsverein für eine

Test: Manie Leiden Sie unter den folgenden Symptomen?	
Ich fühle mich aufgedreht und voller Energie. Manche Menschen denken, dass ich mich in letzter Zeit völlig verändert habe und zu aufgekratzt oder «über dem Strich» bin.	☐
Meine Gedanken rasen so, dass ich sie manchmal nicht unter Kontrolle habe.	☐
Ich schlafe gar nicht oder nur zwei bis vier Stunden pro Nacht und bin dann trotzdem frisch und wach.	☐
Ich denke manchmal, dass ich eine sehr wichtige Person bin und vielleicht einmal berühmt werde, was meine Mitmenschen nicht glauben wollen.	☐
Ich rede oft wie ein Buch, und hin und wieder haben die Menschen Probleme, mich zu verstehen.	☐
Ich bin extrem aktiv und muss permanent etwas unternehmen; einige Menschen machen sich Sorgen, dass ich mich übernehme.	☐
Ich habe den Drang, ständig einzukaufen, und ich habe dabei auch Sachen gekauft, die ich mir kaum leisten kann.	☐
Ich habe teilweise riskante Dinge getan, wie zu schnell Auto fahren.	☐
Haben Sie mindestens 4 dieser Symptome?	☐ JA **Es besteht der Verdacht, dass bei Ihnen eine Manie vorliegt.**

Geburtstagsfeier. So manche Familie wurde durch einen manischen Kaufrausch in den finanziellen Ruin getrieben.

Menschen mit einer Manie haben ein deutlich reduziertes Schlafbedürfnis; manche schlafen nur drei oder zwei Stunden oder gar nicht. Sie scheinen aber die Nachtruhe auch nicht zu brauchen, denn sie zeigen keinerlei Anzeichen von Müdigkeit.

Sie werden nicht selten sexuell distanzlos; ihr erotischer Tatendrang ist grenzenlos, und sie fangen hemmungslos zu flirten an. Eine Frau reicht die Scheidung ein, weil sie fest davon überzeugt ist, dass sie «drei oder vier glühende Verehrer» hat. Ein Zweiundsiebzigjähriger flirtet mit Studentinnen, weil er sich für unwiderstehlich hält. Wenn diese Menschen nach der Manie auf den Boden der Tatsachen zurückkommen, stehen sie oft vor einem Scherbenhaufen ihrer sozial demontierten Persönlichkeit.

Ich habe viele Fälle von Manien gesehen, in denen die Patienten sich oder andere durch riskantes oder tollkühnes Verhalten in höchste Gefahr gebracht haben. Ein Patient schoss mit dem Luftgewehr um sich, ohne jemanden zu treffen – «aus Liebe zu Deutschland». Ein manischer Kranführer schaffte es durch Unachtsamkeit, seinen riesigen Kran auf eine vierspurige Straße stürzen zu lassen – ohne dass jemand ernsthaft verletzt wurde. Einer zersägte seinen Ferrari mit zweihundert in der Kurve – und trug nur kleine Schürfwunden davon. Eine Finanzamtsangestellte stahl ein leeres Taxi, das mit laufendem Motor vor unserer Klinik stand, und krachte an der nächsten Ecke bei Rot in einen Kleintransporter. Sie wurde schwer verletzt.

In den meisten Fällen handelt es sich um eine sogenannte fröhliche Manie. Die Patienten sind derart gut gelaunt, dass sie oft ihre Umgebung anstecken – selbst das Pflegepersonal und die Ärzte in der Klinik können bei so viel geballtem Humor nicht umhin, schallend zu lachen. Solche Menschen sind sehr umgänglich, freundlich und extrem hilfsbereit. Sie können sogar schneller denken als zu ihren normalen Zeiten und haben oft verblüffende Ideen. In ihrer prallen Vitalität zeigen sie den «Normalen» auf, wie zwanghaft, leblos, grau und langweilig ihr angeblich gesundes Leben ist.

Es gibt aber auch Patienten mit einer «reizbaren» Manie. Sie sind nervös, aggressiv und verprügeln nicht selten Leute, die sich ihnen in den Weg stellen. Bei einer «verworrenen» Manie sind die Betroffenen völlig durcheinander. Sie können ihre Gedanken nicht mehr strukturieren. Wilde Assoziationen jagen durch ihren Kopf. Ein geordnetes Gespräch ist nicht möglich, sie kommen vom Hundertsten ins Tausendste. Man kann ihnen nicht mehr folgen, ihre Äußerungen sind nicht verständlich, bis hin zum «Wortsalat».

Im Größenwahn denken Maniker, dass sie extrem wichtige Persönlichkeiten der Gesellschaft sind, demnächst eine eigene Talkshow erhalten, die Weltformel entwickeln können oder das Penicillin erfunden haben. Einer meiner Patienten ging in die Notaufnahme, gab sich als Arzt aus und fing bei den frisch eingelieferten Patienten an, die Anamnese zu erheben. Eine ältere Dame gab vor, eine noble Privatuniversität am Starnberger See gegründet zu haben, und ein Fliesenleger behauptete, ein Festival mit deutschen Rockstars von Udo Lindenberg bis Nena organisiert zu haben, er verhandele bereits mit den Tourmanagern der Stars. Manische Menschen können auch mutmaßen, dass sie verfolgt und bespitzelt werden, zum Beispiel von den Energiekonzernen, weil sie einen revolutionären Treibstoff erfunden haben, der Benzin überflüssig macht. Wenn ein solcher Verfolgungswahn auftritt, spricht man von einer «paranoiden Manie».

Eine manische Phase kann einige Wochen bis Monate andauern und würde sich dann – selbst ohne Therapie – bessern. Nach dieser Episode sind die Menschen so normal wie jeder andere auch.

Wie entsteht eine Manie?

Die neurobiologischen Hintergründe der Manien sind nicht ausreichend erforscht. Da Medikamente gegen die Manie helfen, die die Wirkung von Dopamin abschwächen, nimmt man an, dass dieser Botenstoff etwas mit den Ursachen der Erkrankung zu tun hat. Mittel, die

die Serotoninwirkung fördern, können dagegen eine Manie auslösen – es liegt also nahe, dass das Wechselspiel von Serotonin und Dopamin bei Menschen mit Manien gestört ist. Ein starker Erbfaktor ist vorhanden: Bei eineiigen Zwillingen beträgt die Chance, dass der andere Zwilling auch eine Manie bekommen kann, 70 Prozent, für zweieiige jedoch nur 20 Prozent – ein Anzeichen für einen starken genetischen Hintergrund.

Wie kann eine Manie behandelt werden?

«Partylaune, Ideenvielfalt, Witze erzählen, Tatendrang – das ist doch nicht verboten! Und das wollen die Psychiater also kurieren – am besten noch mit der chemischen Keule!», wirft man den Ärzten vor. Es ist aber so, dass die sozialen Folgen einer Manie katastrophal sein können und die Patienten ihr Verhalten in der gesunden Phase oft tief bereuen. Menschen mit einer Manie können auch gefährlich für sich und andere werden, und manche leiden stark unter ihrer Aufgekratztheit, Getriebenheit oder der Tatsache, dass sie ihre Gedanken nicht mehr sortieren können.

Durch eine Behandlung mit *Antipsychotika,* den Neuroleptika, können die Symptome einer Manie rasch kontrolliert werden. Daher werden vor allem diese Medikamente bei Manien verordnet (sie werden im Kapitel «Schizophrenie» erklärt, siehe S. 121 ff.). *Lithium* wird in der Regel zur Rückfallverhütung bei bipolaren Störungen (siehe S. 103) eingesetzt; es kann aber auch zur Behandlung einer gerade bestehenden Manie verwendet werden. Es wirkt aber im Gegensatz zu den Antipsychotika erst nach mehreren Tagen und wird daher nicht routinemäßig zu diesem Zweck verordnet. Auch das Epilepsiemittel *Valproinsäure (Valproat)* kann bei akuten Manien eingesetzt werden. *Carbamazepin* wird zwar häufig benutzt, ist aber nie gegen Placebo getestet worden, sodass die Wirkung dieses Antiepileptikums bei einer manischen Phase nicht ausreichend überprüft ist. Die Nebenwirkungen der Medikamente werden im Anhang (siehe S. 363 ff.) aufgeführt.

Nachweis der Wirksamkeit: Manie		
Behandlung	Wirksamkeit	Leitlinien / Meta-analysen / Studien
Medikamente		
Antipsychotika	+	41, 42
Lithium	+	41, 42
Valproinsäure	+	41, 42
Carbamazepin	+/?	41
Neue Therapien		
Tamoxifen	+	43
Vitamin B + Valproinsäure	+/?	43
Alternative Therapien		
Tryptophan-freie Diät	+/?	43

Wenn ein Patient mindestens zwei Phasen einer Manie hatte, wird empfohlen, ein Mittel zur Rückfallverhütung einzunehmen (siehe unter manisch-depressiven Erkrankungen, S. 103 ff.).

Neue Therapien
Manchmal beschreitet man neue Wege, um Manien zu behandeln. *Tamoxifen*, ein Mittel gegen Brustkrebs, war in mehreren Studien wirksam, wenn es mit anderen Manie-Mitteln kombiniert wurde; es wird derzeit aber nicht routinemäßig angewendet. *Tryptophan* ist ein Stoff, der im Gehirn in Serotonin umgewandelt wird. Daher gab man Betroffenen eine Spezialdiät, die kein Tryptophan enthielt, um die Bildung von Serotonin zu verhindern, in der Vorstellung, dass zu viel Serotonin eine Manie auslöst. Die Wirkung war jedoch umstritten. Das *Vitamin B$_9$ (Folsäure)*, das in Vollkornbrot oder Brokkoli oder Roter

Bete vorkommt, war wirksam, wenn es in Kombination mit Valproinsäure gegeben wurde.

Ratschläge für Angehörige

«Ich bin völlig gesund, mir ging es noch nie besser! Meine Frau hat
ein Problem! Sie ist ständig muffelig, ständig am Jammern. Das Leben
ist so schön! Warum soll ich nicht mal die Sau rauslassen und mir
was gönnen? Auch Sie, Herr Doktor! Immer am Schuften! Sie sehen
überarbeitet aus! Und Sie wollen mir erzählen, was normal ist!» So äußern sich oft Menschen mit einer Manie. Sie würden nicht im Traum
daran denken, dass sie krank sind und behandelt werden müssen – ein
Problem für die Angehörigen, die merken, dass eindeutig etwas nicht
stimmt, und sehr unter den manischen Eskapaden leiden.

Mit Reden allein bekommt man eine Manie nicht in den Griff.
Wenn man es nicht schafft, einen manischen Angehörigen zum Arzt
zu bringen, gibt es folgende Möglichkeiten: Man kann den Hausarzt
um einen Besuch bitten, damit er sich vor Ort ein Bild machen kann.
Wenn eine Gefährdung vorliegt, kann er eine Zwangseinweisung
veranlassen. Auch der Sozialpsychiatrische Dienst kann hier helfen.
Manchmal ist es gut, einen Familienrat einzuberufen. Wenn fünf Verwandte sich um den Kranken versammeln und ihm nahelegen, in die
Klinik zu gehen, hat das manchmal eine gewisse Überzeugungskraft.

Die Angehörigen eines manischen Patienten leiden oft erheblich
unter der Umtriebigkeit oder dem Kaufrausch ihres Verwandten und
drängen daher gelegentlich auf eine Zwangseinweisung. Diese ist allerdings nur bei eindeutiger Selbst- oder Fremdgefährdung möglich.
Fährt ein manischer Patient riskant Auto oder ist er aggressiv gegen Angehörige, kann eine Unterbringung in einem psychiatrischen
Krankenhaus gegen den Willen des Kranken erwirkt werden. Es ist
aber nicht möglich, jemanden einzusperren, nur weil er fünfmal in
der Nacht seine Frau weckt, um mit ihr tanzen gehen zu wollen, die
Präsidentensuite im Ritz mietet, um vier in der Frühe in Höchst-

lautstärke Rammstein hört oder der schönen Nachbarin Avancen macht.

Hat ein Maniker ein Flugticket nach Südafrika gekauft oder eine Harley-Davidson bestellt, kann ein solcher Kaufvertrag oft wegen mangelnder Geschäftsfähigkeit mit einem ärztlichen Attest annulliert werden. Manisches Verhalten entsteht nicht durch bösen Willen oder Egoismus, sondern ist Ausdruck einer biologischen Veränderung im Gehirn. Angehörige müssen verstehen, dass man in einer Manie nicht mehr Herr seiner Sinne ist und alle moralischen Schranken verliert. Nach Behandlung dieser Erkrankung erlangen die Betroffenen ihre alte Persönlichkeit und Würde zurück.

Umgang mit Psychiatern
Psychiater unterscheiden sich kaum von ihren Patienten

Sind Psychiater deswegen manchmal so merkwürdig, weil sie täglich mit psychiatrischen Patienten zusammen sind? Oder sind sie schon vorher etwas verschroben und werden deswegen Psychiater? Das Letztere gilt, denn die Persönlichkeitsreifung eines Menschen ist lange vor der Berufswahl abgeschlossen. Unter Psychiatern gibt es ebenso viele eitle Narzissten, schräge Vögel, menschenverachtende Zyniker, sozial inkompetente Autisten, zwanghafte Erbsenzähler, depressive Jammerlappen, wehleidige Hypochonder, hoffnungslose Trinker oder hysterische Mimosen wie in jeder anderen Berufsgruppe auch. Nicht mehr und nicht weniger. Irgendwie erwartet man aber, dass ein Psychiater ein Ausbund an Stabilität ist, und das mit einem gewissen Recht. Wie kann mir ein Mensch sagen, was normal ist, der offensichtlich selbst ziemlich schrullig, wunderlich und lebensuntüchtig zu sein scheint? Welche Hilfe erwartet ein

Alkoholabhängiger von einem Nervenarzt, der schon morgens offenkundig eine Fahne hat? Wer will sich schon von einer dreifach geschiedenen Psychiaterin in Ehefragen beraten lassen?

Um Ärzte mit derartigen Problemen sollten Sie einen Bogen machen. Wenn aber ein Psychiater oder Psychologe nur etwas sensibel ist, muss das nicht unbedingt ungünstig sein. Es ist in diesem Beruf offensichtlich von Vorteil, selbst etwas neurotisch zu sein, denn dann kann man sich oft besser in die verschlungenen Pfade der Seele hineindenken. Erwarten Sie nicht von Ihrem Psychiater, dass er seelisch so unkaputtbar ist wie ein Unfallchirurg oder ein Oberfeldwebel.

Kapitel 8
MANISCH-DEPRESSIVE ERKRANKUNG
Zwischen Gipfel und Abgrund

Was ist eine manisch-depressive Erkrankung?

Fallbeispiel manisch-depressive Erkrankung

Die fünfzigjährige Frau Helga S. wird von ihrem Sohn mit einer zunehmenden Depression in die Klinik gebracht. Die Stimmung der Patientin ist deutlich gedrückt, der Antrieb reduziert. In den Vormittagsstunden ist die Niedergeschlagenheit deutlich schlechter als abends. In den letzten zehn Wochen hat sie über sechs Kilogramm abgenommen.

Die Patientin war bereits viermal wegen depressiver Episoden und dreimal wegen manischer Phasen in der Klinik. Die Patientin bekommt zur Rückfallverhütung Lithiumtabletten, wodurch keine solchen Episoden mehr auftraten. Sie hatte aber diese vor einem halben Jahr abgesetzt, da sie der Meinung war, sie nicht mehr zu brauchen.

Eine Behandlung mit einem Antidepressivum wird jetzt begonnen, und auch die Lithiumtherapie wird erneut aufgenommen. Nach vier Wochen ist die Depression gut gebessert; dann zeigt sich jedoch eine hypomanische Symptomatik, das heißt, dass Helga S. fröhlicher, ausgeglichener und tatendurstiger ist, als sie es jemals in ihren normalen Zeiten war. Allerdings ist sie auch nicht übertrieben gut gelaunt wie bei einer manischen Phase. Das Antidepressivum wird abgesetzt, um einem Umschlag in eine vollständige Manie vorzubeugen. Die Patien-

tin wird entlassen; sie muss in regelmäßigen Abständen ihren Lithium-
spiegel kontrollieren.

Unter manisch-depressiven Erkrankungen, die man auch als bipolare Störungen bezeichnet, versteht man solche, bei denen manische und depressive Phasen sich abwechseln – im Gegensatz zu den unipolaren Störungen, bei denen entweder nur manische oder nur depressive Episoden vorkommen. Zwischen diesen Krankheitszeiten sind die Betroffenen völlig gesund. Bipolare Verläufe sind nicht so häufig wie unipolare. Es gibt keine Regel, nach der die Manie direkt auf eine Depression folgt oder umgekehrt. Auch wie lange die gesunden Intervalle sind, kann man nicht vorhersagen. Depressive Phasen dauern meistens länger (zum Beispiel ein halbes bis ein ganzes Jahr) als manische, die nur drei bis sechs Monate im Durchschnitt anhalten.

Nach einer überstandenen Depression kann eine Hypomanie auftreten. Hierbei handelt es sich um einen Zustand leicht gehobener, fröhlicher Stimmung, die noch kein krankhaftes Ausmaß annimmt – wahrscheinlich der beste Zustand, in dem sich ein Mensch befinden kann. Eine Behandlung ist nicht notwendig; es sollte aber auf einen möglichen Übergang in eine Manie geachtet werden.

Manche Menschen denken, dass sie «manisch-depressiv» sind, weil sie rasch ihre Launen wechseln («himmelhoch jauchzend – zu Tode betrübt»). Das ist aber kein Anzeichen für eine manisch-depressive Störung. Bei dieser Erkrankung hat man normalerweise mehrere Monate die gleiche Stimmung, sie wird nicht innerhalb eines Tages eine andere. Extreme Stimmungswechsel innerhalb weniger Stunden können bei Borderline-Persönlichkeitsstörungen vorkommen. Bei manchen Menschen gehört es aber auch einfach zum Naturell, wetterwendisch zu sein, ohne dass es sich dabei um eine Krankheit handelt.

Wie entsteht eine manisch-depressive Erkrankung?

In Zwillings- und Adoptionsstudien wurde für die bipolaren Störungen ein starker Erbfaktor von 80 bis 90 Prozent nachgewiesen. Die neurobiologischen Hintergründe dieser Erkrankung sind noch nicht genügend erforscht. Aus der Wirksamkeit von Medikamenten kann der Schluss gezogen werden, dass Störungen von Serotonin-, Noradrenalin- und Dopaminsystemen vorliegen: Depressive Phasen werden durch Arzneimittel gebessert, die die Serotonin- und Noradrenalinübertragung verbessern. Durch diese kann es bei Patienten mit bipolaren Störungen zu einem plötzlichen Stimmungsumschwung in eine Manie kommen. Die Manie wird wiederum mit Antipsychotika behandelt, die die Dopaminwirkung abschwächen. Lithium ist ein Medikament, das manische und depressive Phasen verhindern kann. Es wirkt wahrscheinlich in Serotoninzellen; auch das ist ein weiterer Hinweis für die Wichtigkeit von Serotonin bei der Verursachung der bipolaren Störungen.

Wie kann eine manisch-depressive Erkrankung behandelt werden?

Medikamente zur Rückfallverhütung

Mittel zur Rückfallverhütung werden in den gesunden Zeiten zwischen den depressiven und manischen Intervallen genommen, um das Wiederauftreten der Krankheitsphasen zu verhindern. Diese Mittel unterscheiden sich von denjenigen, die während der akuten Krankheitsepisoden verwendet werden.

Das wichtigste Medikament aus dieser Gruppe ist *Lithium*, dessen Wirksamkeit durch einige kontrollierte Studien sehr gut nachgewiesen ist. Wahrscheinlich verhindert es Manien noch erfolgreicher als depressive Phasen. Menschen, die es einnehmen, müssen in regelmäßigen Abständen ihren Lithiumblutspiegel kontrollieren lassen.

Für mehrere *Antipsychotika* konnte die rückfallverhindernde

Rückfallverhütung bei bipolaren Störungen		
Behandlung	Wirksamkeit	Leitlinien / Meta-analysen / Studien
Medikamente		
Lithium	+	42, 44
Lamotrigin		45, 46
Verhinderung depressiver Phasen	+	
Verhinderung manischer Phasen	–	
Antipsychotika	+	43, 47, 48
Carbamazepin	+/–	49–56
Valproinsäure	+/–	57–60
Psychotherapie		
Verhaltenstherapie + Medikamente	+	43
Psychoedukation + Medikamente	+	43
Familientherapie + Medikamente	–	43
Alternative Therapien		
Omega-3-Fettsäuren	+/?	61
Folsäure	+/?	62

Wirkung nachgewiesen werden. Allerdings ist eine Behandlung mit Lithium vermutlich besser wirksam. Obwohl das Epilepsiemittel *Carbamazepin* nicht selten zur Rückfallverhinderung eingesetzt wird, sind die wissenschaftlichen Belege begrenzt. Gerade eine Studie zeigte eine bessere Wirkung als Placebo. Ein paar Untersuchungen sahen keinen Unterschied zu Lithium, diese waren aber zu klein angelegt. Einige Studien wiederum zeigten, dass die rückfallverhütende Wirkung nicht so gut ist wie bei Lithium. Das Medikament kommt daher nur in

Frage, wenn eine Lithiumbehandlung nicht zum gewünschten Erfolg geführt hat oder nicht vertragen wurde.

Lamotrigin, ein weiteres Epilepsiemittel, kann zwar depressive, aber wahrscheinlich nicht manische Phasen verhindern. Lithium vermag wiederum manische Phasen zu unterdrücken, depressive weniger. Daher würde es Sinn machen, Lithium und Lamotrigin zu kombinieren – dieses Vorgehen ist aber noch nicht durch entsprechende Untersuchungen bestätigt worden.

Obwohl das Epilepsiemittel *Valproinsäure* gelegentlich zur Rückfallverhinderung eingesetzt wird, war es in dem einzig vorliegenden placebokontrollierten Test nicht wirksam. Allerdings erwies es sich in kleinen Vergleichen als ebenso effektiv wie Lithium oder Antipsychotika. Einige offene Studien zeigten ein positives Ergebnis. Insgesamt können aber die Belege für eine Wirksamkeit in der Rückfallverhütung nicht als ausreichend bezeichnet werden. Das Mittel kann aber zur Behandlung von akuten Manien verwendet werden.

Die Nebenwirkungen der Medikamente werden im Anhang (siehe S. 363 ff.) aufgeführt.

Psychotherapie zur Rückfallverhütung

Durch den Wechsel von depressiven, manischen und gesunden Phasen kann das Leben von Menschen mit bipolaren Störungen sehr kompliziert verlaufen. Besonders in den gesunden Phasen brauchen sie psychotherapeutische Unterstützung, um ihr Leben meistern zu können. In den meisten Studien war eine *Verhaltenstherapie* bei Menschen, die gleichzeitig rückfallverhütende Medikamente einnahmen, wirksam. Eine alleinige Verhaltenstherapie ohne Arzneimittel kann nach den bisherigen Erkenntnissen einen erneuten Ausbruch manischer oder depressiver Phasen allerdings nicht verhindern. Eine *Psychoedukation*, die in Informationsgesprächen über die Erkrankung und die notwendigen Behandlungen besteht, war bei Menschen, die rückfallverhütende Medikamente einnahmen, laut den Studien hilfreich. Was eine *Familientherapie* angeht, konnte eine Metaanalyse jedoch keinen zusätzlichen Effekt bei medikamentös behandelten Patienten nachweisen.

Alternative Therapien

Eine sehr kleine Studie zeigte einen stimmungsstabilisierenden Effekt für *Omega-3-Fettsäuren*. Diese Untersuchung war allerdings zu klein, um verlässliche Resultate zu liefern.

Die häufigsten Irrtümer über bipolare Störungen

«Wer starke Stimmungsschwankungen innerhalb eines Tages hat (‹himmelhoch jauchzend – zu Tode betrübt›), ist manisch-depressiv.»

Umgang mit Psychiatern
Psychiater können ihren Patienten nicht wirklich helfen
(«Drehtür-Psychiatrie»)

Psychiatern wird oft vorgeworfen, dass ihre Behandlungen die Krankheiten nicht ein für alle Mal wegtherapieren können. Das ist leider zutreffend. Bis auf wenige Ausnahmen können seelische Leiden nicht «geheilt» werden. In vielen anderen Bereichen der Medizin akzeptiert man, dass man bestimmte Erkrankungen nicht vollständig kurieren kann, sondern dass die Betroffenen jahre- oder lebenslang Medikamente einnehmen müssen, so zum Beispiel bei Diabetes, Bluthochdruck oder Herzschwäche. Warum erwartet man von den Psychiatern eigentlich nahezu selbstverständlich, dass sie schwere Krankheiten wie Schizophrenie heilen, also für immer beseitigen sollen, so wie man einen Furunkel mit Antibiotika zum Abklingen bringen kann? An dieser Maximalforderung haben frühere Generationen von Psychiatern eine Teilschuld, denn sie suggerierten, dass man durch das Herangehen an das Unbewusste «das Übel an der Wurzel packen und ausreißen kann».

Dieses Versprechen war eine Prahlerei – eine Krankheit wie zum Beispiel die Schizophrenie bleibt meist bis zum Lebensende bestehen, und wir müssen uns darauf beschränken, die Symptome zu unterdrücken. Bei anderen Erkrankungen, etwa Depressionen, verflüchtigen sich die Anzeichen nach längerer Zeit meist von selbst, und die Kunst des Psychiaters liegt darin, diese Phase deutlich zu verkürzen. Aber auch die Depression kann nach Jahren wiederkehren, wenn man dazu neigt. Andere Leiden, beispielsweise Angsterkrankungen oder Borderline-Störungen, können im Verlauf der Jahre von selbst verschwinden, auch ohne das Zutun der Psychiater. Doch mit den heutigen Therapiemethoden kann man dafür sorgen, dass die Symptome der psychischen Krankheiten so unterdrückt werden, dass der Patient sie nicht mehr bemerkt. Man kann die Rückfälle bei manisch-depressiven Erkrankungen verhindern, sodass die Symptome gar nicht erst zum Ausbruch gelangen. Nur in wenigen Ausnahmen, zum Beispiel bei einer Hundephobie, kann man das Problem durch eine kurze Psychotherapie für immer zum Verschwinden bringen.

Kapitel 9

SCHIZOPHRENIE

Gehirnwäschespezialisten

Fallbeispiel Schizophrenie

Sehr geehrter Herr Professor,
ich will Sie warnen, dass die Munzels hinter Ihnen her sind. Ich bin
selbst seit Jahren ein Opfer dieser teuflischen Sippe von Geistern. Die
Munzels tarnen sich als biedere Familie in Gieboldehausen. Sie sind aber
verbunden mit einem Netzwerk von arabischen Waffenhändlern, pseu-
doreligiösen Hohepriestern der Heiligen Inquisition, peruanischen To-
desschwadronen des Leuchtenden Pfads, neapolitanischen Transvestiten,
islamistischen und baskischen Sprengstoffattentätern und ukrainischen
KGB-Spezialisten. Hinter allem stecken die Geheimdienstapparate und
V-Männer der Munzels, ein Mafia-Horrorspektakel der kalabrischen
'Ndrangheta.
Alle werden von drogenabhängigen Staatsdienern und Stasi-Füh-
rungsoffizieren geleitet, denen die Drogen übermenschliche Kräfte ver-
leihen. Sie sind teuflisch statt göttlich. Es ist eindeutig nachgewiesen,
dass die Gehirnwäschespezialisten der Scientology-Kirche diese Schein-
menschen umgepolt haben. Sie bringen Hass, Gewalt, Kriminalität, Ver-
elendung, Klimawandel, Perversionen, Homosex, geistige Inzucht und
brenzliche Atomenergie in die Welt. Mit Computertrojanern spionieren
sie die geheimsten Gedanken aus. Sie planen heimtückische Giftmorde.
Es soll wie ein Unfall aussehen oder wie ein inszenierter Selbstmord.
Spuren werden verwischt. Gefangene werden nicht gemacht. Mutierte

Test: Schizophrenie
Leiden Sie unter den folgenden Symptomen?

Manchmal denke ich, dass mich Leute beobachten, verfolgen, ausspionieren, mein Telefon abhören oder sich zusammengetan haben, um mir zu schaden.	☐
Ich höre manchmal Stimmen, auch wenn niemand im Raum ist und andere Menschen sie nicht wahrnehmen. Diese Stimmen machen mir Vorwürfe, kommentieren meine Gedanken oder geben mir Anweisungen.	☐
Ich sehe hin und wieder Dinge, die andere nicht sehen können.	☐
Manchmal denke ich, dass Menschen meine Gedanken lesen oder beeinflussen können oder dass ich die Gedanken anderer lesen kann.	☐
Zeitweise fühle ich mich durch das Fernsehen, Radio oder Internet bestrahlt.	☐
Wenn ich Zeitung lese oder fernsehe, denke ich manchmal, dass dort Dinge über mich verbreitet werden oder bestimmte Leute speziell für mich Nachrichten durch die Medien übermitteln.	☐
Meine Familienangehörigen, Freunde oder Bekannte sind immer mal wieder davon überzeugt, dass meine Gedanken fremdartig oder merkwürdig sind.	☐

Leiden Sie unter mindestens 2 dieser Symptome?

■ **JA**
Es besteht der Verdacht, dass bei Ihnen eine Schizophrenie oder eine andere Psychose vorliegt.

Freimaurerärzte der Munzels drohen mit dem Goldenen Schuss, wenn man ihre Drogen nicht nimmt. Meine E-Mails an die Kanzlerin haben sie abgefangen. Ich werde die Regierung verklagen, denn sie schränkt meine Grundrechte als Bürger ein.

Solche Briefe erhält ein Psychiater oft von schizophrenen Patienten. Als gesunder Mensch kann man sich nicht vorstellen, welche Ängste Menschen quälen, die sich von Geheimbünden verfolgt fühlen und ihr Leben bedroht sehen. Keine Argumentation kann sie von ihren Wahngedanken abbringen. Die Schizophrenie nimmt das Gehirn als Geisel und erzeugt bei den betroffenen Menschen eine unumstößliche Gewissheit, dass sie Opfer eines großangelegten Komplotts sind. Dabei sind der Vorstellungskraft keine Grenzen gesetzt, und kein Science-Fiction-Autor kann sich phantasievollere Horrorwelten ausdenken als das Gehirn eines Schizophrenen.

Woran erkennt man eine Schizophrenie?

Sehr vereinfachend gesagt: Schizophrene Patienten leiden unter sogenannten PH-Symptomen, wobei P für «paranoid» und H für «halluzinatorisch» steht. Paranoide Ideen sind Wahnvorstellungen, bei denen der Kranke zum Beispiel glaubt, von fremden Mächten verfolgt zu werden. Von Halluzinationen redet man, wenn ein Patient Stimmen hört. Nun ist es aber so, dass es auch viele Schizophrene gibt, die genau diese beiden Hauptsymptome P und H nicht haben. Dafür beobachtet man aber bei ihnen andere Merkmale, wie zum Beispiel Zurückgezogenheit, Antriebslosigkeit, Energiemangel oder die Unfähigkeit, einen Beruf auszuüben.

Wahn
Häufig erleben sich die Patienten als das Ziel von Feindseligkeiten. Sie fühlen sich von Nachbarn, Arbeitskollegen oder fremden Mächten gefährdet, verfolgt, beleidigt oder verhöhnt. Sie glauben, dass sich

mehrere Menschen, zum Beispiel ihre Arbeitskollegen, in Form eines Netzwerks zusammengeschlossen haben, um ihnen zu schaden. Sie mutmaßen dann, dass diese Verschwörer per Internet oder Telefon miteinander in Verbindung stehen und Informationen über den Bespitzelten austauschen. Dies führt natürlich dazu, dass ein Schizophrener großes Misstrauen gegenüber seiner Umwelt hat und von grauenvollen Ängsten gepeinigt wird. Auch Erregungszustände treten auf, wenn ein Patient befürchtet, dass er vom moldawischen Geheimdienst beschattet und mit dem Tode bedroht wird. Nicht selten greift ein Schizophrener seine Nachbarn an, weil er davon ausgeht, dass sie sich verbündet haben, um ihn mit scheußlichen Geräuschen fertigzumachen. Schon mancher Fernseher flog in hohem Bogen aus dem sechsten Stock eines Hochhauses, weil ein Schizophrener vermutete, dass er mit Hilfe des TV-Geräts durch Gammastrahlen oder Radioaktivität geschädigt werden sollte. Ein Betroffener kann denken, dass in seinem Gehörgang ein Hightech-Miniatursender eingebaut ist, der von böswilligen Mafiosi dazu benutzt wird, seine Gedanken zu kontrollieren. Riesige Flugsaurier von einem fremden Stern, so nimmt ein anderer an, bestrahlen ihn mit Ultrakurzwellen und versuchen seine Gedanken zu manipulieren. Im unschuldigen Gesicht eines Kindes sehen sie die rotglühenden Augen des Satans, und das künstliche Gebiss der Mutter wird als Fangzähne eines Blutsaugers missdeutet. Beängstigend ist auch der Gedanke, dass jedes Nahrungsmittel, das man zu sich nimmt, vielleicht von al-Qaida oder den Illuminati vergiftet worden ist. Problematisch wird es, wenn der Kranke unterstellt, dass die Ärzte und Krankenschwestern, die ihn in der Psychiatrie behandeln wollen, ebenfalls Mitglieder dieses feindlichen Komplotts sind. Jedes Medikament, das man ihm zur Beruhigung anbietet, so befürchtet er, könnte ein tödliches Gift enthalten.

Es ist aber auch nicht selten, dass der Wahn die Patienten beflügelt. So denken Schizophrene bisweilen, dass sie vom Geschlecht der Windsors abstammen oder direkte Nachfahren eines römischen Kaisers sind. Ein Heizungsbauer wähnt, dass er der Messias sei und der Menschheit das Heil bringen werde. Nicht ungewöhnlich ist zudem ein Liebeswahn: Dabei sind Patienten in eine berühmte Persönlichkeit wie Heidi Klum oder George Clooney verliebt und gehen wie selbstverständlich davon aus, dass diese Liebe erwidert wird, selbst wenn das Gegenteil überzeugend mitgeteilt worden ist. Weiterhin gibt es ausgefallene Wahnformen, zum Beispiel den Doppelgängerwahn, wobei man die Meinung hegt, dass man durch eine Dublette ersetzt worden ist oder man selbst der Doppelgänger sei.

Allerdings: Manche Religionen verlangen, an etwas zu glauben, das man nicht beweisen kann. Daher darf man religiöse Vorstellungen nicht als Wahn missdeuten.

Die Gedanken sind frei

In einem Lied über die Naziverfolgung politischer Dissidenten heißt es: «Die Gedanken sind frei.» Man kann Menschen einsperren, aber man kann nicht ihre Ansichten hinter Gitter bringen. Schizophrene leiden aber genau unter dieser Befürchtung, dass ihr Denken eben nicht frei ist, sondern von anderen Menschen eingesehen werden kann. Sie haben das Gefühl, dass ihre Gedankengänge im Internet verbreitet werden wie ein peinliches Video auf YouTube. Sie mutmaßen, dass Menschen, die auf der Straße an ihnen vorbeigehen, ihre geheimen sexuellen Phantasien erraten können oder ihre Ideen mit Hilfe von Ätherstrahlen oder anderen technischen Tricks aus dem Kopf ziehen können. Telepathie, ein Phänomen, an das auch manche Gesunde glauben, ist für Schizophrene Wirklichkeit geworden.

Wenn ein Betroffener darüber mit einem Arzt spricht, tritt sehr häufig ein Kommunikationsproblem auf: Der Mediziner ist der Meinung, dass der Patient unter Wahnvorstellungen leidet, wohingegen der Kranke fest davon überzeugt ist, dass es sich um die Realität handelt. Natürlich ist ein Psychiater zunächst einmal verpflichtet, den Wahrheitsgehalt der Äußerungen des Patienten zu überprüfen. So passierte es, dass eine ältere Dame zur Polizei ging und behauptete, sie sei von einem Gangster in den Kofferraum ihres eigenen Wagens eingesperrt worden. Danach sei dieser mit ihr von Bank zu Bank gefahren, um ihre Schecks einzulösen. Am nächsten Tag ließ der Gangster sie frei. Sie bekam bei der Polizei einen Erregungszustand und wurde daher in die Psychiatrie eingeliefert. Der dortige Psychiater glaubte ihr diese wilde Geschichte nicht und nahm zunächst einmal an, dass sie unter einem Verfolgungswahn leiden würde. Sie verlangte die sofortige Entlassung aus der Klinik. Dies verweigerte der Mediziner, er ließ sie in der geschlossenen Station einsperren. Am folgenden Tag klärte sich durch einen Anruf bei der Polizei auf, dass alles, was die Frau erzählt hatte, der Wahrheit entsprach. Der Arzt wurde angeklagt und verlor seinen Job. Wann immer ein Patient eine noch so haarsträubende Geschichte erzählt, so sollte man zuerst einmal vermuten, dass es sich um eine Tatsache handelt – und man sollte nur dann einen Wahn annehmen, wenn alternative Erklärungen sicher ausgeschlossen sind.

Ich kann mich an einen Patienten erinnern, der behauptete, er sei früher ein Agent des Verfassungsschutzes gewesen und werde seitdem von der Drogenmafia verfolgt. Da er zudem einige andere Symptome einer Schizophrenie zeigte, waren wir überzeugt, dass seine Geschichte nicht stimmte, bis wir eines Tages einen Anruf vom Verfassungsschutz bekamen. Offensichtlich traf beides zu: Er war tatsächlich als Spitzel der Behörde beschäftigt gewesen, litt aber auch zusätzlich noch unter einer schizophrenen Psychose. Die Verfolgung durch Mafiosi, die er fürchtete, entsprach aber der Realität.

Im klinischen Alltag hat man es allerdings meist mit Menschen zu tun, die ganz offensichtlich unter Wahnvorstellungen leiden. Typisch dafür ist, dass der Patient sich zum Beispiel gar nicht überlegt, warum andere Menschen etwas gegen ihn vorhaben könnten. Er unternimmt auch keine Anstalten, herauszufinden, ob diese Verfolgung tatsächlich der Wahrheit entspricht. Jemand, der glaubt, dass seine Wohnung verwanzt ist, würde vielleicht die Decke oder die Wände oder die Möbel nach Drähten oder Mikrophonen absuchen. Ein Schizophrener dagegen, der meint, dass er abgehört wird, würde sich gar nicht erst auf die Suche begeben, da er sich völlig gewiss ist, dass die Abhörung real ist.

Halluzinationen

Eines der quälendsten Symptome einer Schizophrenie ist das Stimmenhören. Der Patient vernimmt, wie sich zwei Stimmen über ihn unterhalten. Die Sprecher aus dem Off machen Vorwürfe («Diese schwule Sau») oder geben Kommentare ab wie «Jetzt raucht er wieder» oder «Er könnte mal die Küche aufräumen». Es ist eher ungewöhnlich, dass die Stimmen auch einmal etwas Nettes erzählen. Die meisten Schizophrenen empfinden solche Stimmen als Qual. Sie können die sprechenden Personen praktisch nie identifizieren, also nicht sagen, dass es sich um die Mutter, ihren Bruder oder einen Bekannten handelt, der mit ihnen redet. So mancher schizophrene Patient ist aus dem Fenster gesprungen, weil die Stimmen ihm dies befohlen hatten. Versuche, die Halluzinationen mit lauter Kopfhörermusik oder anderen Tricks zum Schweigen zu bringen, gelingen nicht. Die Stimmen klingen nicht etwa wie aus dem Telefon, aus dem Radio oder aus dem Nebenzimmer, sondern sprechen so klar, als ob sich der Sprecher im Raum befinden würde.

Bedrohlich sind auch Geruchshalluzinationen. Die Patienten verspüren dabei einen unerträglichen Gestank nach leichter Fäulnis oder Giftgas. Bizarr sind die Schilderungen von körperlichen Sinnestäuschungen: «Ich verfaule innerlich, ein Strang geht quer durch meinen Körper und zieht alles zusammen, Würmer fressen meine Knochen von innen auf, ein Metallring zieht meine Gedärme zusammen, ein Feuer brennt in meinem Innern, Maden sitzen unter der Haut, das Gehirn dreht sich im Schädel.»

So schrecklich die Einbildungen der schizophrenen Patienten sind, so häufig wundert es, in welch unbewegtem Affekt sie diese entsetzlichen Dinge berichten. Ein Patient erzählt wie beiläufig, dass Gott ihn ermorden wolle und er nur noch zehn Tage zu leben habe. Im Plauderton meint ein anderer, er wisse, dass er auf der Abschussliste der Opus-Dei-Sekte stehe und dass er schreckliche Folterungen zu erwarten habe. Dies ist auch ein Symptom der Erkrankung: Die nach außen gezeigten Emotionen stimmen nicht mit der inneren Anspannung überein.

Der Knick in der Lebenslinie

Die bisher genannten Krankheitszeichen nennt man zusammenfassend «Positivsymptome», auch wenn sie in keinem Fall positiv erscheinen. Es soll mit diesem Begriff ausgedrückt werden, dass es sich bei diesen Symptomen um solche handelt, bei denen der Patient sehr gequält ist und auch aktiv handelt, zum Beispiel durch Aggression gegen andere. Diese Positivsymptome sind diejenigen, die häufig eine Aufnahme in der Klinik notwendig machen. Wenn ein Kranker seine Nachbarn mit einer Dachlatte angreift, auf dem Marktplatz laut schreiend Kinder erschreckt oder Drohbriefe an die Polizei schreibt, weil er glaubt, das Opfer einer Bespitzelungsaktion zu sein, dann kommt es häufig zur Einweisung in die Psychiatrie.

Auf der anderen Seite gibt es die Negativsymptome. Dazu gehören Lethargie, Energiemangel, Vernachlässigung der eigenen Interessen sowie eine Verminderung von Außenkontakten und sozialen Aktivitäten wie Kinobesuche, Sporttreiben oder Kartenspielen mit Freunden. Sie rufen ihre Bekannten nicht mehr an, gehen nicht in eine Diskothek zum Tanzen oder ins Theater. Man spricht von einem «Knick in der Lebenslinie», wenn ein junger Mann, der immer gute Leistungen in der Schule zeigte, seine aufstrebende berufliche Karriere plötzlich im Alter von fünfundzwanzig Jahren abbrechen muss, weil er so antriebsarm wird, dass er seine Leistungen nicht mehr erfüllen kann.

Die Negativsymptome beeinträchtigen den Patienten genauso stark wie die Positivsymptome. Sie sind allerdings meist nicht derart aufdringlich, dass der Patient notfallmäßig in die Klinik aufgenommen werden muss. Im Gegensatz zur Positivsymptomatik lässt sich die Negativsymptomatik deutlich schlechter durch Antipsychotika behandeln.

Viele Schizophrene führen ein zurückgezogenes Leben. Dies hängt zum Teil damit zusammen, dass sie häufig ein Misstrauen gegen ihre Umwelt entwickeln und in jedem Mitmenschen einen potenziellen Feind sehen. Zum anderen kann es auch daran liegen, dass sie einfach das Interesse am sozialen Miteinander verloren haben. Manche verbringen ihre Zeit mit stundenlangem Fernsehen, einsamen Spaziergängen, Rauchen oder einfach Nichtstun. Verzweifelte Eltern versuchen in solchen Fällen ihren Sohn dazu zu bringen, unter allen Umständen eine Arbeit aufzunehmen, aber der Patient scheitert schnell an seinem Energie- und Antriebsmangel und widersetzt sich allen Bestrebungen, ihn wieder in das Erwerbsleben einzugliedern. Viele Menschen, die als Einzelgänger, Einsiedler oder Obdachlose leben, sind Schizophrene, die sich in eine isolierte Welt zurückgezogen haben.

Oft wird angenommen, dass alle Schizophrenen zwei verschiedene Persönlichkeiten haben – wie Dr. Jekyll und Mr. Hyde, die Doppelfigur des britischen Autors Robert Louis Stevenson. Diese Meinung entstand wahrscheinlich durch eine falsche Übersetzung des Begriffs (vom Altgriechischen *schizein* für «abspalten» und *phrēn* für «Seele»). Der bedeutende Schweizer Psychiater Eugen Bleuler, der ihn einführte, wollte mit ihm etwas anderes ausdrücken, nämlich dass bei der Schizophrenie Denken, Fühlen und Wollen auseinanderfallen. Es gibt tatsächlich – allerdings selten – schizophrene Patienten, die meinen, eine andere Person zu sein. Dabei kann es zu einer «doppelter Buchführung» kommen: Jemand, der sich für den Präsidenten Barack Obama hält, verlangt, unverzüglich in der Air Force One nach Washington verbracht zu werden, verhandelt aber gleichzeitig über seinen Wochenendurlaub bei seiner Schwester Ortrud im Harz. «Das ist schizophren» – diese Formulierung hat sich sogar in der Alltagssprache eingebürgert. Allerdings wird sie dort falsch gebraucht – nämlich im Sinne von «paradox» oder «widersprüchlich».

Manche unverständige Menschen denken, dass Schizophrene dumm, beschränkt oder schwachsinnig sind, und behandeln sie dementsprechend, zum Beispiel, indem sie versuchen, ganz langsam und in einfachen Worten mit ihnen zu sprechen. Die Intelligenz ist aber bei der Schizophrenie nicht beeinträchtigt. Manche Betroffene schreiben Bücher, entwickeln komplexe mathematische Modelle oder komponieren Klaviersonaten.

Eines der problematischsten Merkmale der Schizophrenie ist aber, dass die Krankheit den Menschen die Fähigkeit raubt, zu begreifen, dass sie krank sind. Sie verstehen nicht, warum sie Medikamente einnehmen oder in eine Klinik gehen sollen.

Viele Menschen vermeiden das Wort «Schizophrenie» und reden stattdessen von einer «Psychose». Psychose ist der Oberbegriff, Schizophrenie ist nur eine Form der Psychosen. Es geht dann darum, das Wort «Schizophrenie» zu vermeiden, das oft mit «verrückt», «unheilbar» oder «gefährlich» in Verbindung gebracht wird. Mit umschreibenden Formulierungen wie «Psychose» fördert man jedoch eher die Tendenz, psychische Leiden als Krankheiten zweiter Klasse abzutun. Man sollte stattdessen dazu übergehen, die Krankheit ehrlich beim Namen zu nennen. Dadurch wird es leichter, klarer über die Folgen und die möglichen Behandlungen nachzudenken. Außerdem wird die Schizophrenie vielleicht dadurch eines Tages als ganz «normale» Krankheit wie Bluthochdruck oder Asthma akzeptiert, und die betroffenen Menschen werden aus der Ecke der «Geisteskrankheit» herausgeholt und besser in das Leben integriert.

Die häufigsten Irrtümer über Schizophrenie

«Ein Schizophrener ist ein Mensch, in dem mehrere Persönlichkeiten wohnen – mal Mr. Hyde, mal Dr. Jekyll.»

• • •

«Schizophrene sind unintelligent.»

Wie entsteht eine Schizophrenie?

Mehrere Ursachen werden für die Schizophrenie diskutiert. Viele Jahrzehnte lang gingen manche Psychiater davon aus, dass die Erziehung zum großen Teil Schuld an ihrer Entstehung hatte. Obwohl sich Sigmund Freud nie ausführlich mit der Schizophrenie beschäftigt hatte, entwickelten seine Nachfolger Theorien, nach denen es überfürsorgliche, kalte, herrschsüchtige, gestresste oder egoistische Mütter seien, die ihre Kinder in eine solche Erkrankung trieben. Solche Herleitungen ließen sich niemals beweisen. Wenn ein schizophrener Sohn mit achtunddreißig Jahren immer noch bei seiner Mutter lebt, die ihn wie einen Sechzehnjährigen behandelt, so hat das mehr mit dem Wesen der Krankheit zu tun als mit einem problematischen Verhalten der Mutter. Ein Schizophrener hat wegen eines starken Antriebsmangels oft Probleme damit, einfache Verrichtungen des täglichen Lebens selbst zu erledigen, wie sich ein Spiegelei zu braten oder eine Waschmaschine laufen zu lassen. Daher zieht er es vor, noch zu Hause zu leben, und dann springt eben die Mutter ein, wäscht die Unterhosen, kocht für ihn, schimpft über sein ungewaschenes Haar und streitet sich mit ihm darüber, wann er zu Bett gehen soll.

Nach heutiger Auffassung entsteht eine Schizophrenie nicht allein durch Umwelteinflüsse, sondern hat eine organische Ursache. Etwa 50 Prozent des Risikos, eine Schizophrenie zu entwickeln, sind erblich bedingt. Da alle Antipsychotika dadurch wirken, dass sie die Wirkung von Dopamin abschwächen, liegt es nahe, anzunehmen, dass bei der Erkrankung eine Fehlfunktion bestimmter Dopaminsysteme im Gehirn vorliegt. Es ist aber wahrscheinlicher, dass nicht das Dopaminsystem allein defekt ist, sondern das Gleichgewicht zwischen Glutamat- und Dopaminsystem gestört ist. Nicht nur auf der Ebene der Moleküle, sondern auch in der Anatomie des Gehirns sieht man Unterschiede zwischen schizophrenen und gesunden Personen. Es gibt verschiedene Verfahren, mit denen das Gehirn durchleuchtet werden kann, zum Beispiel die Magnetresonanztomographie (MRT). Hier zeigen sich bei Schizophrenen verschiedene auffällige Veränderungen, wie eine Verminderung der Gehirnmasse im Stirn- oder Schläfenhirn oder eine Erweiterung der Hohlräume. Auch wenn sich die ersten Anzeichen der Krankheit erst in der Jugend oder im jungen Erwachsenenalter zeigen, so scheinen doch die Anlagen schon lange vorher oder seit der Geburt zu bestehen.

Wie kann eine Schizophrenie behandelt werden?

Die Schizophrenie kann eine schreckliche Krankheit sein, aber mit einer geeigneten Behandlung kann man heute trotz der Psychose ein wunderbar ausgeglichenes und unbeschwertes Leben führen. Sie können durch aktive Mitarbeit dazu beitragen.

▶▶| Akzeptieren Sie Ihre Krankheit. Erfahrungen zeigen, dass es den Menschen, die ihre Krankheit nicht wahrhaben wollen und deshalb eine Behandlung ablehnen, meist schlechter geht als jenen, die sich mit ihr auseinandersetzen.

▶▶| Vielleicht haben Sie manchmal überlegt, Ihre Medikamente abzusetzen. Natürlich haben sie Nebenwirkungen. Aber auch für diejenigen, die ihre Tabletten gut vertragen, gibt es oftmals noch einen weiteren Grund, eine Behandlung abzulehnen: «Es darf doch nicht sein, dass mein Geist nur dann funktioniert, wenn ich ständig unter Pillen stehe. Es muss doch möglich sein, allein durch Willensanstrengung die schlimmen Vorstellungen und Bedrohungen durch Wahnsymptome loszuwerden.» Leider ist eine Schizophrenie eine schwere Krankheit, die nicht einfach von selbst weggeht, und bisher hat man noch keine bessere Methode gefunden als die Behandlung mit Antipsychotika. Daher tun Sie sich selbst einen Gefallen, wenn Sie die Mittel so einnehmen, wie es von den Ärzten vorgeschlagen wird. Die Psychiater tun ihr Bestes, um die Medikamente so auszuwählen, dass möglichst wenige Nebenwirkungen auftreten.

▶▶| Meiden Sie eine stressreiche Umgebung. Wenn zu viele Eindrücke und Informationen auf das Gehirn einströmen, können diese nicht mehr verarbeitet werden, sodass Symptome wie Wahnvorstellungen oder Halluzinationen vielfach begünstigt werden.

▶▶| Die Krankheit fördert die Tendenz, sich aus dem sozialen Leben zurückzuziehen. Kapseln Sie sich nicht ab, nehmen Sie Kontakt mit Freunden und Angehörigen auf.

Nachweis der Wirksamkeit: Schizophrenie

Behandlung	Wirksamkeit	Leitlinien / Meta-analysen / Studien
Medikamente		
Antipsychotika (Neuroleptika)	+	63, 64
Antidepressiva + Antipsychotika	+/–	64
Benzodiazepine*	+/–	64
Lamotrigin	+/–	64
Valproinsäure + Antipsychotika	+/–	64
Psychotherapie		
Verhaltenstherapie + Medikamente	+	65, 66
Familientherapie + Medikamente	+	64–66
Soziotherapie	+	65
Psychoedukation	–	65, 66
Psychoanalyse	–	65
Andere Therapien		
EKT	+/–	63, 64, 67
Magnetstimulation	–/?	68
Neue Therapien		
D-Cycloserin + Antipsychotika	+/?	63, 64, 69
D-Serin + Antipsychotika	+/?	63, 64, 69
Östrogen + Antipsychotika	+/?	64, 69
Alternative Therapien		
Kunsttherapie	+	65
Omega-3-Fettsäuren	–	32

* Diese Medikamente können abhängig machen und sind daher nur für kurze Behandlungen geeignet.

▶▶| Manche Menschen mit Psychosen versuchen ihre Symptome mit Drogen oder Alkohol zu bekämpfen. Es gibt keine Rauschmittel, mit denen man diese Symptome bessern kann – im Gegenteil: Man kann die Krankheit damit sogar noch verschlimmern.

Medikamente

Im Vordergrund steht die Behandlung mit *Antipsychotika*, die auch Neuroleptika genannt werden. Heute werden vor allem die sogenannten atypischen Antipsychotika verwendet, die weniger Nebenwirkungen haben als die älteren, «typischen» Medikamente. Die Nebenwirkungen werden auf S. 363 ff. aufgeführt. Vor allem die sogenannten extrapyramidalen Störungen, die sich in Bewegungssteifigkeit, Zittern oder Bewegungsarmut äußerten und die früher ein großes Problem waren, sind bei den modernen Antipsychotika sehr selten (siehe S. 365). Nur wenn die Symptome einer Schizophrenie so schwer sind, dass sie mit den modernen Mitteln nicht beherrscht werden können, würde man auf die klassischen Antipsychotika zurückgreifen, da sie eine sehr starke Wirkung haben.

Antipsychotika bessern die wesentlichen Symptome von Schizophrenien oder anderen Psychosen, wie etwa Stimmenhören oder Verfolgungswahn. Wenn ein Schizophrener von schauerlichen Stimmen gequält wird, die ihn keinen klaren Gedanken fassen lassen, so können diese akustischen Halluzinationen im günstigen Fall bereits nach den ersten ein oder zwei Tabletten verschwinden. Verschiedene Antipsychotika können als Spritzen mit langer Wirksamkeit verabreicht werden. Je nach Medikament hält der Effekt dieser Depotinjektionen eine bis vier Wochen an. Das hat den Vorteil, dass man nicht täglich an die Tabletteneinnahme denken muss.

Sämtliche verfügbaren Antipsychotika wurden in zahlreichen kontrollierten Studien getestet, und an ihrer Wirkung bestehen keine Zweifel. Allerdings sind die Effekte nicht immer zufriedenstellend. Bei einem Teil der Patienten kann es zu einer nicht ausreichenden Besserung der Positivsymptomatik wie Stimmenhören oder Halluzinationen kommen, und die Negativsymptome lassen sich ohnehin nur geringfügig durch Antipsychotika beeinflussen. Manchmal ist es schwierig, für einen Patienten das geeignete Mittel zu finden, bei dem Wirkung und Nebenwirkungen in einem guten Verhältnis stehen; gelegentlich müssen vier bis fünf Medikamente ausprobiert werden. Wenn aber einmal das geeignete Mittel gefunden wurde, sollte es nicht leichtfertig abgesetzt werden.

Neben den Antipsychotika spielen andere Arzneimittel in der Behandlung der Schizophrenie nur eine untergeordnete Rolle. Manchmal werden *Benzodiazepine* bei Angst oder Unruhe verordnet. Diese Medikamente beeinflussen jedoch kaum die schizophrenen Symptome, sondern führen nur zu einer allgemeinen Beruhigung. Wenn man Benzodiazepine allein gab – also ohne Antipsychotika –, sah man in einigen Studien einen positiven Effekt, aber nicht in allen. Auch die Kombination von Benzodiazepinen und Antipsychotika war in einigen Untersuchungen wirksamer als eine alleinige Verwendung von Antipsychotika. Da Benzodiazepine abhängig machen und gerade schizophrene Patienten zur Sucht neigen, sind diese Medikamente nur für eine sehr kurzfristige Behandlung geeignet.

Wenn eine Schizophrenie mit zusätzlichen depressiven Symptomen einhergeht, was nicht selten der Fall ist, werden oft *Antidepressiva* mit Antipsychotika kombiniert. Dadurch kann in vielen Fällen eine niedergeschlagene Stimmung gebessert werden. Es wurde auch versucht, die Negativsymptomatik – was grundsätzlich etwas anderes ist als Depression – durch Zugabe von Antidepressiva zu bessern. Dies war aber in den meisten Studien nicht ausreichend wirksam.[66]

Unter einer schizoaffektiven Psychose versteht man eine Mischform aus einer Schizophrenie und einer manisch-depressiven Erkrankung. Die Kranken können dabei einerseits Symptome wie bei einer Schizophrenie, also Wahngedanken oder Stimmenhören, zeigen und andererseits auch Merkmale einer Manie, wie eine fröhliche Stimmung, ein vermindertes Schlafbedürfnis oder Größenwahn. Dabei können sich diese manischen Phasen mit schweren Depressionen abwechseln. Die Therapie entspricht der, die bei einer Schizophrenie und einer manisch-depressiven Erkrankung erfolgt: Schizo-manische

Phasen werden mit Antipsychotika, schizo-depressive mit einer Kombination aus Antipsychotika und Antidepressiva behandelt, und in den gesunden Zeiten erhalten die Patienten zur Rückfallverhinderung ein Mittel wie Lithium.

Psychotherapie

Die Psychotherapie ist ein wichtiger Teil des Behandlungsprogramms bei Schizophrenie. Mit Gesprächen allein allerdings ist der Krankheit nicht beizukommen; sie sollten immer durch eine medikamentöse Behandlung flankiert werden. In mehreren Studien profitierten die Patienten, die mit einer zusätzlichen *Verhaltenstherapie* behandelt wurden, mehr als jene, die nur Arzneimittel erhielten. Dabei werden Methoden zur Stressreduktion eingeübt, um eine Krankheitsepisode besser bewältigen zu können. Wenn eine Therapie mit Medikamenten erfolglos blieb, kann eine Verhaltenstherapie aber noch helfen.

Eine *psychoanalytische Therapie* wird bei Schizophrenie als nicht sinnvoll angesehen. Manche Psychoanalytiker befürchten sogar eine Verschlechterung einer Schizophrenie, wenn man versucht, das Unbewusste zu ergründen. Andere sehen dennoch eine Möglichkeit, die Psychose analytisch zu behandeln. Eine Übersicht über die vorhandenen Studien ergab allerdings keine Wirksamkeit einer psychoanalytischen Therapie.[65]

Unter *Psychoedukation* versteht man Programme, in denen die schizophrenen Patienten über ihre Erkrankung und die notwendige Behandlung aufgeklärt werden. Leider gehört es zu den Merkmalen der Schizophrenie, dass viele Betroffene nicht akzeptieren wollen, dass sie krank sind. Sie setzen dann ihre Medikamente ab und stellen ihre Besuche beim Psychiater ein, selbst wenn sie die Erfahrung gemacht haben, dass die Tabletten ihnen in der Vergangenheit oft ihre schrecklichen Symptome und Ängste genommen haben. Aber auch die krankheitsbedingte Antriebslosigkeit und Gleichgültigkeit führen zum Vergessen der Medikamenteneinnahme oder der Arzttermine. Zudem sind es die Nebenwirkungen, die bei manchen Patienten einen Widerstand gegen die Pillen hervorrufen. Die bittere Folge ist, dass die psychiatrischen Kliniken voll mit Patienten sind, die ihre Tabletten oder Spritzen gegen den Rat der Ärzte abgesetzt haben.

Daher versuchte man, mit speziellen Maßnahmen zur Krankheitsaufklärung die Motivation der Betroffenen zu verbessern. Studien ergaben allerdings überraschenderweise, dass solche Psychoedukationsprogramme Rückfälle nicht besser verhindern können als die übliche Informationsweitergabe, die ohnehin in Arzt-Patienten-Gesprächen stattfindet.[65, 66] Mit anderen Worten: Die mangelnde Mitarbeit einiger Patienten liegt nicht unbedingt an der fehlenden Aufklärung der Patienten, sondern die Krankheit sorgt selbst dafür, dass die Betroffenen sich häufig nicht als krank wahrnehmen.

Hilfreich ist nach den Studienergebnissen eine Betreuung der Angehörigen in einer *Familientherapie*.[65, 66] Werden die Verwandten über das Krankheitsbild unterrichtet, hilft es vielfach, Verständnis für das Verhalten der Kranken zu wecken. Das Zusammenleben mit schizophrenen Menschen ist nicht immer einfach. Aber sie sind auf Unterstützung ihrer Eltern und von anderen Verwandten angewiesen. In der Familientherapie geht es aber auch darum, die Angehörigen in die Behandlung mit einzubinden, indem sie dazu beitragen, dass der Erkrankte seine Therapietermine regelmäßig einhält und zuverlässig seine Medikamente einnimmt. Unangemessene Vorurteile in der Bevölkerung gegen Psychopharmaka führen nämlich manchmal dazu, dass die Familienmitglieder den Betroffenen sogar noch dazu drängen, die Tabletten abzusetzen.

In der *Soziotherapie* wird dem Patienten Hilfestellung bei der sozialen Wiedereingliederung gegeben. Oft übernimmt diese Aufgabe ein Sozialarbeiter, der bei der Beschaffung einer Wohnung oder Arbeitsstelle und bei der Ordnung finanzieller Probleme Unterstützung gewährt. Viele Schizophrene leben in betreuten Einrichtungen, in denen sie in besonderen Werkstätten tätig sein können.

Andere Behandlungen

Elektrokonvulsionstherapie (EKT)

Die Elektrokonvulsionstherapie wird heute meist nur noch bei schwersten Depressionen angewendet, obwohl sie ursprünglich für die Behandlung der Schizophrenie erfunden wurde. Da es sich hierbei um einen massiven Eingriff in das Gehirnsystem handelt, wird sie in seltenen Einzelfällen bei schizophrenen Patienten versucht, wenn alle anderen Behandlungsmaßnahmen versagt haben. Im Vergleich zu einer Scheinbehandlung ist die EKT wirksam, vor allem, wenn sie zusammen mit Antipsychotika angewendet wurde; die Effekte halten aber manchmal nicht dauerhaft an. Gezeigt hat sich auch: Eine Therapie mit Antipsychotika ist in der Regel besser wirksam als eine Elektrokonvulsionstherapie allein. Eine Ausnahme ist die sogenannte Katatonie. Dabei handelt es sich um einen sehr schweren und lebensgefährlichen Zustand bei schizophrenen Patienten, der insbesondere mit hohem Fieber und Muskelsteife einhergeht und ohne Behandlung tödlich enden würde. In diesem Fall helfen Antipsychotika oft nicht; eine Behandlung mit der Elektrokonvulsionstherapie kann dann aber das Leben retten.

Magnetstimulation

Die Magnetstimulation (siehe S. 72) wurde ebenfalls bei schizophrenen Patienten versucht. In kontrollierten Studien konnte jedoch keine deutliche Besserung durch diese Methode nachgewiesen werden. Die Therapie befindet sich noch im Experimentalstadium; sie kann zurzeit nicht empfohlen werden.

Neue Therapien

Da vermutet wird, dass bei der Schizophrenie eine Störung der Glutamatrezeptoren vorliegt, versuchte man, dieses System durch Medikamente wie *D-Cycloserin* oder *D-Serin* positiv zu beeinflussen, was auch in kleinen Studien gelang. Zudem wurde das weibliche Hormon *Östrogen* mit einer Antipsychotika-Therapie kombiniert. Diese experimentellen Behandlungsformen müssen allerdings noch durch ausführliche Untersuchungen bestätigt werden; sie werden bisher nicht routinemäßig angewendet.

Alternative Therapien

Durch eine *Kunsttherapie* können die Negativsymptome bei Menschen mit einer Schizophrenie verbessert werden, wie sich in mehreren kontrollierten Studien zeigte.[65] Schizophrene Menschen können sehr kreativ sein, und manche haben imponierende Kunstwerke geschaffen. Ohne Phantasie gibt es keine Kunst, und vielleicht ist es die ausufernde Vorstellungskraft in der Psychose, die die Betrachter der Werke schizophrener Künstler in den Bann schlägt.

Mehrere Studien untersuchten die Wirkung von *Omega-3-Fettsäuren*. Die meisten fanden allerdings keine oder kaum merkbare Effekte.

Ratschläge für Angehörige

Als Angehöriger können Sie aktiv zur Gesundung eines an einer Schizophrenie erkrankten Familienmitglieds beitragen.

• Menschen mit einer Schizophrenie denken oft, dass sie gar nicht krank sind, selbst wenn sie unter ihren Symptomen schwer leiden. Bestärken Sie einen Betroffenen in Ihrer Familie darin, dass dieser seine Medikamente einnimmt und zu vereinbarten Arztterminen geht. Arbeiten Sie eng mit den Therapeuten zusammen.
• Wenn der Kranke nicht einsieht, dass er behandelt werden muss, versuchen Sie, ihn zum Arzt zu bringen. Sie können auch einen Mediziner um einen Hausbesuch bitten oder den Sozialpsychiatrischen Dienst informieren, der ebenfalls in die Wohnung kommt.
• Bitte benachrichtigen Sie unbedingt Ärzte oder Behörden, wenn Sie den Eindruck haben, dass ein schizophrener Patient Suizidgedanken hat oder gefährlich für andere werden könnte.
• Wenn Sie ein Familienmitglied mit einer schizophrenen Psycho-

se haben, gehen Sie nicht auf sein Wahnsystem ein. Versuchen Sie behutsam, ihn darauf hinzuweisen, dass es sich bei seinen Wahrnehmungen nicht um die Realität, sondern um ein Krankheitssymptom handelt.

- Menschen mit einer Schizophrenie leiden unter starkem Antriebsmangel. Sie sind oft nicht in der Lage, einen Beruf auszuüben. Manchen fällt es schwer, die persönliche Hygiene aufrechtzuerhalten oder Ordnung zu wahren. Legen Sie dies nicht als Faulheit, Arbeitsscheu oder Bequemlichkeit aus. Es gehört zum Wesen der Krankheit, dass man wenig Energie und Eigeninitiative hat. In vielen Fällen wird es die Not der betroffenen Menschen noch verschlimmern, wenn man versucht, sie mit allen Mitteln in eine berufliche Tätigkeit hineinzudrängen. Oft muss man sich damit abfinden, dass sie nur in geschützten Einrichtungen oder Werkstätten arbeiten und nicht eigenverantwortlich für ihren Lebensunterhalt sorgen können.
- Wenn Sie die Entscheidungen Ihres schizophrenen Angehörigen bezüglich der Behandlung seiner Krankheit manchmal nicht verstehen, bedenken Sie bitte, dass er in der schwierigen Lage ist, mit einem kranken Gehirn über ein krankes Gehirn nachdenken zu müssen. Bringen Sie daher Verständnis für seine manchmal unbegreiflichen Verhaltensweisen auf.

Häufige Fragen zur Schizophrenie

Kann man die Medikamente nicht durch eine Psychotherapie ersetzen?

Patienten und Angehörige fragen oft, ob man die Symptome der Erkrankung nicht allein durch eine Gesprächstherapie in den Griff bekommen könnte. Es gibt aber keine anerkannten Studien, die zeigen konnten, dass eine medikamentöse Behandlung durch eine Psychotherapie ersetzt werden kann. In allen Untersuchungen wurde diese zusätzlich zu den Tabletten angewendet, und dann stellt sie eine wertvolle Ergänzung der Behandlung dar.

Ist es nicht so, dass die Medikamente gegen Schizophrenie den Menschen nur ruhigstellen?

Keineswegs. Antipsychotika üben ihren Effekt nicht nur dadurch aus, dass sie den Patienten müde machen. Diese Mittel wirken gezielt gegen Stimmenhören, Verfolgungswahn, Misstrauen oder andere Symptome. Manche Antipsychotika haben beruhigende Eigenschaften, die in bestimmten Situationen hilfreich sein können.

Können Antipsychotika abhängig machen?

Antipsychotika machen nicht abhängig – man kann sie jederzeit absetzen, ohne dass körperliche Probleme auftreten. Doch sollte man die Behandlung nicht abrupt beenden, sondern langsam ausschleichen.

Umgang mit Psychiatern
Psychiater wenden grausame Methoden an

Der Patient ist mit Ketten an ein eisernes Bettgestell gefesselt. Blut läuft an seinen Handgelenken herunter. Der Irrenarzt nähert sich heimlich von hinten und hält dem Gequälten zwei riesige Metallstäbe an den kahlgeschorenen Schädel. Bei vollem Bewusstsein wird der Mann unter Starkstrom gesetzt. Blitze zucken, Qualm steigt auf, es riecht nach verbranntem Fleisch. Der geschundene Körper bäumt sich auf, markerschütternde Schreie gellen durch die Nacht.

Frankensteins Monster, vierundzwanzigste Folge? Eine Szene aus einem alten B-Horrorfilm? Nein – mit solchen Visionen machte eine Sekte in den USA 2009 in Farbprospekten und Videos Stimmung gegen Psychiater. Tenor der Broschüren: Wenn Sie sich niedergeschlagen oder ausgebrannt fühlen, gehen Sie nicht zu einem Psychiater. Er wird Sie gegen Ihren Willen mit

Elektro- und Insulinschocks, Gehirnoperationen oder lebensgefährlichen Psychopharmaka behandeln. Treten Sie lieber dieser Sekte bei; und zahlen Sie vorher Ihr gesamtes Geld auf das Konto der religiösen Gemeinschaft. Mit solchen drastischen Werbemethoden will die Sekte neue Mitglieder werben, und dabei zielen sie besonders auf suggestible seelisch kranke Menschen.

Dass man nicht nur die psychisch Kranken mit Skepsis beäugt, sondern auch die Psychiater – daran haben sich die Mitglieder der Zunft schon längst gewöhnt. In den siebziger und achtziger Jahren gab es eine Anti-Psychiatrie-Bewegung, die jedes Handeln und Tun der Nervenärzte als grausam, gefährlich und unsinnig abtat. Warum gab es keine Antigynäkologie und keine Antiorthopädie?

Dieses Zerrbild der Psychiatrie kommt allerdings nicht von ungefähr. Psychiatrische Behandlungen hatten über viele Jahrhunderte hinweg wenig Menschliches an sich. Noch im 19. Jahrhundert wurden seelisch kranke Menschen in Gummizellen gesperrt, mit Zwangsjacken gefesselt, mit Ledergurten ans Bett gebunden und mal mit eiskalten Wassergüssen, mal mit Schwitzkuren oder warmen Senfbädern kuriert. Man hielt sie an Fußfesseln in Drecklöchern hinter Gittern. Man schleuderte sie in Schaukeln und Drehstühlen umher, brannte sie mit glühenden Eisen, ließ sie zur Ader, gab ihnen Nies- und Brechmittel oder Einläufe, setzte ihnen Blutegel an die Schläfen oder legte sie in Ameisenhaufen. Man schockte die Kranken, indem man sie plötzlich durch eine Falltür in ein kaltes Wasserbecken stürzen ließ. Man betäubte oder vergiftete sie mit Stechapfel, Tollkirsche, Blausäure, Schierling, Fingerhut, Bibergeil und Spanischer Fliege.

Man muss zur Ehrenrettung der damaligen Ärzte annehmen, dass nicht alle diese «Behandlungen» aus reinem Sadismus, sondern eher aus Verzweiflung angesichts des Mangels an geeigneten Therapiemöglichkeiten angewendet wurden.

Die Geschichte der Psychiatrie wird allerdings oft so dargestellt, als ob grausame Maßnahmen die Regel waren. Dies mag vielleicht in einigen Gebieten der Welt der Fall gewesen sein. Mancherorts war man sich der Verantwortung für seelisch kranke Menschen durchaus bewusst. So schwärmte der griechische Dichter Georgios Vizyinos von der 1866 erbauten Psychiatrie in Göttingen: «Diese sehr geräumige und architektonisch bestens gebaute wohltätige Anstalt der preußischen Regierung liegt ungefähr zehn Minuten südlich von Göttingen entfernt auf einem graziösen Hügel inmitten von grünen Gärten und schattigen Wiesen, sodass es dem Betrachter, mehr als jede andere Landschaft um die Stadt, ein malerisches Bild bietet.» Auch heute noch gilt der Bau als das schönste Gebäude in der Stadt, und man hätte es sicher nicht so errichtet, wenn man für die Patienten nur Verachtung übriggehabt hätte.

Vor wenigen Jahren fragte das Deutsche Theater in Göttingen bei der psychiatrischen Landesklinik an, ob man sich nicht für ein Stück Zwangsjacken ausleihen könne, wobei der Regisseur wohl davon ausging, dass solche Kleidungsstücke zum gängigen Inventar einer Psychiatrie gehören. Allerdings hatte der damalige Direktor der Klinik, Ludwig Meyer, bereits 1865 die letzten Zwangsjacken auf einem Jahrmarkt in Hamburg versteigert.

Die früher verfügbaren Behandlungsmethoden waren zwar nicht alle grausam, aber auch kaum hilfreich. Im Jahr 1891 behandelte man die Kranken in Göttingen mit Bettruhe und Bädern. Zum Schlafen bekamen sie Marsalawein oder heißen Grog. An beruhigenden Medikamenten gab es Chloraldurat, Sulfonal und Bromkalium, aber auch Opium. Wie gut diese Tränke und Pillen wirkten, ist nicht überliefert.

Bis in die fünfziger Jahre hinein waren die Therapiemöglichkeiten in der Psychiatrie äußerst eingeschränkt, sodass die abenteuerlichsten Behandlungsmethoden versucht wurden. Der einzige Nobelpreis, den jemals ein Psychiater bekommen hat, ging 1927 an den Österreicher Julius Wagner von Jauregg, der Patienten mit einer Progressiven Paralyse, dem Endstadium der Syphilis, dadurch heilte, indem er sie mit Malariaerregern infizierte. Das Penicillin war noch nicht erfunden, und so starben zuvor sehr viele Menschen ohne diese Behandlung an der Paralyse. Die Malaria, die man den Kranken auf diese Weise verpasste, konnte man dagegen durch Chinin heilen.

Bei der Insulinschockbehandlung, die von dem polnischen Psychiater Manfred Sakel 1933 begonnen wurde, verabreichte man psychisch Kranken so starke Insulinspritzen, dass sie durch den Abfall des Blutzuckers ins Koma fielen und manchmal einen Krampfanfall bekamen. Nach einer halben Stunde wurden sie durch die Gabe eines Gegenmittels geweckt. Zwar halfen die Behandlungen manchmal gegen Depressionen oder Schizophrenie (ohne dass man wusste, warum), aber die Sterblichkeit war hoch, und manche Patienten erlitten bleibende geistige Schäden.

In den dreißiger Jahren injizierte der Budapester Arzt László von Meduna Kampfer in die Venen von psychisch Kranken, um einen Krampfanfall auszulösen. Er war nicht der Erste, der auf diese Weise Anfälle provozierte; bereits 1746 hatte der englische Arzt William Oliver Kampferinjektionen gegen Manien verwendet. Später wurde Kampfer durch Cardiazol, ein anderes Krampfgift, ausgetauscht.

1938 setzten die italienischen Ärzte Ugo Cerletti und Lucino Bini in Rom zum ersten Mal elektrischen Strom zur Krampfauslösung ein. Ein Schizophrener, der am Bahnhof von Rom aufgefunden worden war, wurde ungefragt in eine Dachkammer der Klinik verbracht und dort behandelt. Zufällig war Herr von Meduna aus Budapest anwesend. Dem Patienten ging es nach der Therapie deutlich besser. Man muss allerdings wissen, dass diese damals ohne Narkose bewerkstelligt wurde. Die Patienten zuckten am ganzen Körper, manche brachen sich dabei die Knochen. Erst sehr viel später wurde das Verfahren unter Anästhesie und mit muskelentspannenden Mitteln durchgeführt. In Misskredit kam die Methode auch dadurch, dass man irgendwann anfing, jede Art von seelischen Problemen mit Elektrokrämpfen zu behandeln, also auch Krankheiten, von denen man heute weiß, dass sie nicht auf eine solche Therapie ansprechen, wie Ängste, Süchte, Trauerreaktionen oder einfach nonkonformistisches Verhalten. Politisch missliebige Personen wurden gegen ihren Willen einer Behandlung unterzogen, und selbst Homosexualität wollte man damit «heilen».

1935 entwickelte der portugiesische Neurologe und Außenminister António Egas Moniz die Lobotomie (Gehirnlappendurchtrennung). Mit dieser Technik wollte man bestimmte seelische Krankheiten kurieren, indem man die Nervenbündel, die vom Stirnlappen zum Thalamus verlaufen, durchtrennte. Moniz bekam hierfür sogar den Nobelpreis. Schon immer waren Ärzte von der Idee fasziniert, Verirrungen der Seele einfach aus dem Gehirn herauszuoperieren, so wie man einen bösartigen Hirntumor herausschneidet. Der amerikanische Neurologe Walter J. Freeman wurde als der «Lobotomist» bekannt. Er versuchte bis in die sechziger Jahre hinein, alle psychiatrischen Krankheitsbilder wie Depressionen, Manien oder geistige Behinderungen mit der Lobotomie zu sanieren. In der Anfangszeit wurde das Gehirn operativ geöffnet, um die Durchtrennung durchzuführen. Später trieb er oberhalb des Auges eine fingerdicke Metallsonde, eine Art Eispickel, mit Holzhammerschlägen in das Stirnhirn, und dort rotierte sie ein paarmal. Freeman reiste durch das Land und lobotomierte wahrscheinlich bis zu 3500 Patienten. Dabei verzichtete er auf alle hygienischen Maßnahmen, die Chirurgen normalerweise anwenden – wie Operationssäle, sterile Instrumente oder Handschuhe. Als einmal ein Bauer in seinem Farmhaus randalierte, rief die Polizei Freeman. Der überredete den Patienten, sich direkt auf seiner eigenen Terrasse lobotomieren zu lassen, was dieser auch über sich ergehen ließ. Manche der von Freeman operierten Patienten wiesen Besserungen auf, manche bekamen aber schwere Persönlichkeitsstörungen, einige starben sogar an den Folgen des Eingriffs.

Alle diese umstrittenen Therapien sorgten dafür, dass das Image der Psychiater nachhaltig verdorben wurde.

Im Jahr 1952 gab es die erste wirkliche Revolution in der Psychiatrie: Das Chlorpromazin wurde erfunden, das erste Mittel gegen Schizophrenie. In den darauffolgenden Jahren entwickelte man das erste Antidepressivum, und weitere Psychopharmaka folgten. Zum ersten Mal gab es in der Zahl der in psychiatrischen Krankenhäusern untergebrachten Menschen einen deutlichen Knick nach unten. Die Insulinschocks wurden abgeschafft, die Elektroschocks wesentlich reduziert, die Gummizellen niedergerissen und das Fixieren (Festschnallen) der Patienten am Bett eingestellt. Zwischen 1955 und 1985 sank die Zahl der stationär untergebrachten Patienten auf ein Viertel. Allerdings hatten die ersten Medikamente gegen Schizophrenie starke Nebenwirkungen. Während die meisten Patienten durch sie ins Leben zurückfanden, gab es einige, die sabbernd im Robotergang mit glasigen Augen über die Station liefen – und so erneut das Bild der grausamen Psychiatrie heraufbeschworen.

Kapitel 10

ANGSTERKRANKUNGEN

Augen auf und durch

Es gibt keinen Menschen, der frei von Angst ist. Angst rettet uns ständig das Leben, wenn wir auf der Straße nach rechts und links schauen, uns im Opel anschnallen, uns auf einem steilen Weg am Geländer festhalten, bei einer Lungenentzündung Antibiotika schlucken, bei Sturm nicht aus dem Haus gehen oder nachts einen großen Bogen um eine Horde kurzgeschorener Randgruppenjugendlicher mit bildungsfernem Hintergrund machen. Ohne dass es uns immer bewusst ist, führt uns Angst elegant durch die Fährnisse des Lebens.

Die Übergänge zwischen normaler und krankhafter Angst sind fließend. Auch bei gesunden Menschen ist Furcht einer sehr subjektiven Beurteilung unterworfen. Wenn uns eine Gefahr als neu, heimtückisch oder unbeherrschbar erscheint, sind wir eher geneigt, uns davor zu fürchten, während wir über bekannte Gefährdungen oft unbekümmert hinwegsehen. So sterben in Deutschland 43 Prozent aller Menschen an Herz-Kreislauf-Erkrankungen. Die meisten Menschen fürchten diesen Tod nicht, sondern arbeiten stattdessen durch Rauchen, falsche Ernährung und zu wenig Bewegung zielstrebig darauf.

Tritt dagegen eine unbekannte Virenart auf, an der zwei Menschen sterben, füllen angstvolle Berichte über apokalyptische Killerkeime die Medien. Die statistische Wahrscheinlichkeit, dass eine Gefahr eintritt, spielt bei ihrer Beurteilung kaum eine Rolle. Bevor man durch einen seltenen Virus umkommt, ereilt einen mit einer höheren statistischen

Wahrscheinlichkeit eine andere Todesart: So sterben in Deutschland etwa dreihundert Menschen durch Sturz aus dem Bett, hundert durch Blitzschlag und weitere hundert durch das Verschlucken von Kugelschreibern. Auch Todesfälle durch Eselstritte in Griechenland oder herabfallende Kokosnüsse in Thailand sind häufiger als viele der in den Medien heraufbeschworenen neuen Gefahren.

Aber Angst kann auch bedrohliche Ausmaße annehmen. Wir müssen zwischen zwei Formen von Angst unterscheiden: Es gibt Ängste vor Dingen, die tatsächlich gefährlich oder unangenehm sind – wie Autounfälle, Krebs, Arbeitsplatzverlust, Ehescheidung, Krieg, Terrorismus oder Naturkatastrophen. Dies sind aber nicht die Gefahren, die Menschen beschäftigen, die krank vor Angst sind. Niemand würde zum Psychiater gehen, weil er Furcht vor Jobverlust, Einbruch der Aktien, erhöhten Blutfetten oder risikobereiten Lastwagenfahrern hat. Menschen mit Angsterkrankungen meiden Objekte oder Situationen, vor denen man normalerweise keine Angst haben muss, wie etwa sorgfältig gewartete Fahrstühle, harmlose Spinnen, kuschelige Katzen oder ADAC-geprüfte Tunnel. Sie haben plötzliche, unerwartete Panikanfälle, Furcht in engen Räumen oder vor Menschenmengen oder übergroße Schüchternheit. «Die meiste Angst», so sagte der Schriftsteller und Schauspieler Curt Goetz, «hat der Mensch vor den erdachten Gefahren.»

Zu den wichtigen Angststörungen gehören vor allem drei Erkrankungen: die Panikstörung, die generalisierte Angststörung und die soziale Phobie.

Aus heiterem Himmel: Panikstörung und Agoraphobie

Fallbeispiel Panikstörung mit Agoraphobie

Der Tag fängt ganz normal an. Regina K. hat ihren Sohn Jason zum Basketball gebracht und will in der Fußgängerzone einkaufen gehen. Plötzlich bekommt sie einen Stich ins Herz, fasst sich an die Brust und hat das Gefühl, als ob sie jemand mit einem Schal langsam erdrosselt. Sie versucht Luft zu holen, atmet immer schneller und hat trotzdem das Gefühl, zu ersticken. Ihr Herz schlägt bis zum Hals, ihre linke Seite und das Gesicht fühlen sich taub an. So ist Helmut, der Bruder meines Vaters, am Herzinfarkt gestorben, schießt es ihr durch den Kopf. In höchster Angst klammert sie sich an einen Laternenpfahl. Hier sind viel zu viele Menschen, ich will hier weg, denkt Regina K. verzweifelt. Ihr wird schwindelig. Gleich werde ich ohnmächtig, befürchtet sie. Aber die Ohnmacht tritt nicht ein. Sie sieht das Schild einer Arztpraxis und rettet sich in den Hauseingang. Der Mediziner untersucht sie gründlich und lässt ein EKG schreiben. «Sie sind körperlich komplett gesund», konstatiert er.

In den folgenden Monaten kommt es immer wieder zu solchen Attacken, und Regina K. kann nicht glauben, dass sie nicht an einer bedrohlichen Krankheit leidet. Sie fängt an, volle Plätze und Menschenansammlungen zu meiden, weil sie Angst davor hat, dass in einer solchen Situation die gleichen Symptome erneut auftreten könnten. Bei Erledigungen lässt sie sich von ihrem Mann begleiten, ständig in der Furcht, von diesen Zuständen überfallen zu werden. Sie will nicht in den Urlaub fahren, an Weihnachtsfeiern teilnehmen oder allein im Wald spazieren gehen.

Eine Fachärztin für Psychiatrie, zu der sie der Hausarzt schließlich überweist, diagnostiziert bei ihr eine «Panikstörung mit Agoraphobie». Sie führt mit ihr eine Verhaltenstherapie durch und verschreibt ihr ein Antidepressivum. Rasch werden die Panikattacken weniger. Nach drei Monaten leidet Regina K. kaum noch unter den Symptomen ihrer Panikstörung. Sie hat ihren Mut wiedergewonnen und kann ohne Angst wieder alle Aktivitäten aufnehmen.

Was sind Panikattacken?

Patienten mit einer Panikstörung können aus heiterem Himmel plötzlich Angstzustände bekommen. Dabei leiden sie unter Symptomen wie Herzrasen, Zittern, Schwitzen, Schwindel, Luftnot oder der Angst zu sterben (siehe dazu den Test auf Seite 138 f.). Diese Angstanfälle treten plötzlich auf und nehmen etwa während der nächsten zehn Minuten an Stärke zu. Sie entstehen meist völlig überraschend. Man sitzt gerade gemütlich auf dem Sofa, schaut eine Sendung im Fernsehen an oder liest ein harmloses Buch im Bett – und vollkommen unerwartet bricht die Panik aus. Bald lebt man mit der ständigen Furcht, dass einen ein solcher Anfall jederzeit heimsuchen kann.

Menschen mit einer Panikstörung nehmen als Erstes an, unter einer körperlichen Erkrankung zu leiden. Sie verfallen gar nicht auf den Gedanken, ein psychisches Problem zu haben. So vermuten sie meist, dass sie eine Neigung zum Herzinfarkt, Gehirnschlag, Gehirntumor oder zu einer Lungenerkrankung haben könnten. Sie suchen daher häufig die entsprechenden Fachärzte auf, um sich gründlich körperlich untersuchen zu lassen. Nicht selten passiert es, dass sie so in Angst und Schrecken versetzt werden, dass sie einen Notarzt anrufen und mit Blaulicht in die Klinik gefahren werden. Als Routinemaßnahmen führt man dann EKG-Untersuchungen, Laborwerte, Computertomographien und andere Untersuchungen durch. Da es sich bei der Panikstörung aber um ein seelisches Leiden handelt, zeigen solche Tests regelmäßig einen Normalbefund. Die Angst, dass man bei einer Panikattacke ersticken, in Ohnmacht fallen oder den Verstand verlieren könnte, ist also unbegründet. Man muss bei einem solchen Anfall nicht sofort einen Arzt aufsuchen, um sich behandeln zu lassen, denn die Panik verschwindet nach einiger Zeit von allein. Betroffen sind am häufigsten Menschen zwischen zwanzig und fünfundvierzig Jahren.

Was ist eine Agoraphobie?

Bei der Agoraphobie hat man Angst, in bestimmten Situationen eine Panikattacke zu bekommen, und meidet sie daher. Meist sind dies Lebenslagen, in denen es schwierig wäre, einen Arzt aufzusuchen. Wenn man sich beispielsweise auf einem öffentlichen Platz in einer dichtgedrängten Menschenmenge befindet, hat man die Vorstellung, dass es jetzt schrecklich wäre, eine Panikattacke zu bekommen, da man dann ja medizinische Hilfe brauchte und sich dazu erst den Weg durch die Menge zur Arztpraxis bahnen müsste. Die Symptome einer Panikattacke sind aber nicht gefährlich und verschwinden von selbst – mit oder ohne Behandlung. Daher ist die Befürchtung, ohne medizinische Hilfe in einer solchen Situation verloren zu sein, nicht angebracht. Die

Test: Panikstörung
Leiden Sie unter folgenden Symptomen?

Herzrasen oder unregelmäßiger Herzschlag	☐
Schwitzen	☐
Zittern oder innerliches Beben	☐
Trockener Mund	☐
Luftnot	☐
Engegefühl oder Kloß im Hals	☐
Schmerzen, Druck oder Enge in der Brust	☐
Übelkeit oder Magenbeschwerden	☐
Schwindel, Unsicherheit, Benommenheit oder Angst, in Ohnmacht zu fallen	☐
Das Gefühl, nicht da zu sein oder neben sich zu stehen	☐
Angst, die Kontrolle zu verlieren oder verrückt zu werden	☐
Angst zu sterben	☐
Hitzewallungen oder Kälteschauer	☐
Taubheits- oder Kribbelgefühle in den Gliedmaßen oder im Gesicht	☐

Treten diese Symptome in Form von plötzlichen Angst- und Panikzuständen auf, die zwischen zehn Minuten und zwei Stunden andauern, und haben Sie dabei mindestens 4 der genannten Symptome? ☐ **JA**
Wenn Sie diese Symptome nicht in Form von heftigen Attacken, sondern mehr über den Tag verteilt haben, sehen Sie bitte unter «Generalisierte Angststörung» (S. 140 ff.) nach.

Treten diese Panikattacken aus heiterem Himmel auf oder in Situationen, wie sie unter Agoraphobie beschrieben sind (oder beides)? ☐ **JA**

Beide Kästchen mit JA beantwortet → Es besteht der Verdacht, dass bei Ihnen eine Panikstörung vorliegt.

Test: Agoraphobie
(Anmerkung: Eine Panikstörung ist häufig mit einer Agoraphobie verbunden.)
Haben Sie in den folgenden Situationen Angst oder Beklemmungsgefühle?
Vermeiden Sie solche Situationen, oder können Sie sie nur in Begleitung aufsuchen?

Öffentliche Verkehrsmittel	☐
Theater, Kino	☐
Menschenmengen	☐
Versammlungen oder Feste	☐
Enge Räume wie Fahrstühle	☐
Geschlossene Räume oder Tunnel	☐
Autofahren im Stau oder an der roten Ampel stehen	☐
Kaufhaus	☐
Schlange stehen	☐
Allein weite Reisen unternehmen	☐
Allein zu Hause sein	☐
Treffen mindestens 2 dieser Situationen auf Sie zu, und führt ihre Vermeidung in irgendeiner Form zu einer deutlichen Einschränkung Ihrer Lebensqualität?	**■ JA** Es besteht der Verdacht, dass bei Ihnen eine Agoraphobie vorliegt.

Betroffenen können dies aber nicht glauben und beginnen, öffentliche Plätze und Reisen über weite Entfernungen zu scheuen. Sie vermeiden es, in einer Schlange zu stehen, in einem Fahrstuhl, Bus oder Auto zu fahren oder mit einem Flugzeug zu fliegen.

Sorgen über Sorgen: Generalisierte Angststörung

Fallbeispiel generalisierte Angststörung

Sabine S., einundvierzig Jahre, als Pflegerin in einem Altenheim halbtags tätig, leidet seit mehreren Jahren unter körperlichen Symptomen wie Hitzewallungen, Schwitzen, Herzrasen, Übelkeit, Durchfall, Muskelverspannungen, unregelmäßigem Herzschlag und Enge in der Brust. Diese Anzeichen beginnen typischerweise gleich nach dem Aufstehen. Außerdem fällt der Familie eine übergroße Schreckhaftigkeit und Besorgtheit auf. Wenn sich die Rückkehr des Ehemannes von der Arbeit um zwanzig Minuten verzögert, ruft Sabine S. sofort bei der Arbeitsstelle an und erkundigt sich, ob vielleicht ein Unfall passiert sei. Ständig fragt sie ihre Kinder, die sich bester Gesundheit erfreuen, ob sie krank seien. Schon viele Monate vor einer geplanten Ibiza-Reise ihrer Tochter befürchtet die Mutter einen schrecklichen Flugzeugabsturz.

In einer Verhaltenstherapie werden die übertriebenen Sorgen der Patientin bearbeitet. So muss sie auch ihr «Absicherungsverhalten» abbauen, das heißt, dass sie davon Abstand nehmen soll, ihre Kinder anzurufen, nur um sich zu vergewissern, dass ihnen nichts passiert ist. Nach drei Monaten ist Sabine S. wie verwandelt; sie hat ihre Zuversicht wiedergewonnen. Zwar ist sie immer noch sehr vorsichtig und wenig risikobereit, dies schränkt sie aber nicht mehr in ihrer Lebensfreude ein.

Bei einer generalisierten Angststörung leidet man wie bei der Panikstörung unter den körperlichen Ausdrucksformen der Angst, also unter Zittern, Schwindelgefühlen oder Herzrasen. Man ist ständig «auf dem Sprung», und man wird durch Ruhelosigkeit, Reizbarkeit, Konzentrationsstörungen oder Schlafstörungen gequält. Die Angst-

Unruhe, Nervosität und übertriebene Reaktionen auf kleine Schrecksituationen	☐
Konzentrationsschwierigkeiten	☐
Reizbarkeit	☐
Rasche Erschöpfbarkeit	☐
Muskelverspannungen	☐
Schlafstörungen	☐

Leiden Sie unter mindestens 3 der genannten Symptome?

■ JA

Haben Sie außerdem ständig Sorgen oder Befürchtungen, zum Beispiel dass Ihnen oder einem Familienmitglied ein Unglück passieren könnte?

■ JA

Werden Sie durch Ihre Angstsymptome und Sorgen deutlich in Ihrem Leben beeinträchtigt?

■ JA

Alle 3 Kästchen mit JA beantwortet → Es besteht der Verdacht, dass bei Ihnen eine generalisierte Angststörung vorliegt.

symptome können manchmal über Stunden oder tagelang anhalten. Meist können die Patienten nicht sagen, wovor sie eigentlich Angst haben. Zusätzlich machen sie sich übergroße Sorgen vor tatsächlichen Gefahren. Selbst wenn sie wissen, dass diese Ängste übertrieben sind, können sie sich nicht beruhigen. So befürchtet eine Mutter fast täglich, dass ihre Kinder einen Autounfall haben könnten. Unfälle passieren nun mal, sodass diese Besorgnis nicht abwegig ist, aber die Häufigkeit, mit der ein solches Ereignis angenommen wird, ist übertrieben.

Viele Menschen mit einer generalisierten Angststörung leiden auch gleichzeitig unter Depressionen.

Leben im Schatten: Soziale Phobie

Fallbeispiel soziale Phobie

Torben W., dreiundfünfzig Jahre alt, Lehrer, hat Ängste in Situationen, bei denen er im Mittelpunkt steht und befürchtet, von seinen Mitmenschen kritisiert zu werden. Er kann sich erinnern, dass seine Probleme bereits in der Schule mit etwa dreizehn Jahren angefangen haben. Wenn er aufgerufen wurde, etwas an die Tafel zu schreiben, oder er ein Referat vortragen musste, löste dies immer große Verlegenheit aus. Auch später, im Berufsleben, litt er bei Gelegenheiten, in denen er durch andere negativ beurteilt werden könnte, unter Unruhe und Mutlosigkeit. Einen Vortrag vor anderen Menschen zu halten wäre ihm unmöglich erschienen. Wenn er in der Lehrerkonferenz etwas vorlesen sollte, zitterte seine Stimme; er musste sein Referat abbrechen und aus dem Konferenzzimmer hinauslaufen. Bei allen Gesprächen in kleinen Gruppen oder bei Unterredungen mit dem Direktor litt er unter Angstschweiß, Zittern, Erröten und dem Drang, auf die Toilette gehen zu müssen. Die Ängste führten schließlich dazu, dass er frühzeitig pensioniert wurde. Herr W. fing an zu trinken und Valium zu nehmen. Nach mehreren Jahren entwickelte sich eine ausgeprägte Alkoholabhängigkeit.

Alle Anrufe bei Behörden, Banken oder einer Arztpraxis sind für Torben W. eine Qual, da er die Sorge hat, dass er sich am Telefon umständlich oder ungewandt ausdrücken könnte. Er vermeidet, in einem Restaurant zu essen, aus Furcht, er werde von den Nebentischen aus beobachtet, während etwas Peinliches passiert (er könnte beim Essen kleckern oder die Suppentasse umwerfen). Wenn ihn jemand beim Schreiben beobachtet (zum Beispiel, wenn er ein Formular unterzeichnen muss), verkrampft sich seine Hand so stark, dass er die Signatur nicht zustande bringt. Beim Kaffeetrinken hat er Angst, seine Hand mit der Tasse könnte zittern; er muss sie mit beiden Händen festhalten. Eine Beziehung zu einer Freundin ging in die Brüche, da er immer wieder Verabredungen absagte, aus Angst, er könnte sich dabei falsch oder peinlich verhalten. Alle weiteren Versuche, eine Frau kennenzulernen, scheiterten an seiner übergroßen Gehemmtheit.

In der Behandlung geht es zunächst darum, die Alkohol- und Medikamentenabhängigkeit in den Griff zu bekommen. Dazu wird Torben W. in eine Klinik aufgenommen, um eine sechswöchige Entwöhnungstherapie durchzuführen. Nach der Entlassung beginnt die eigentliche Therapie der sozialen Phobie. Er nimmt an einem Verhaltenstherapieprogramm teil, bei dem er in einer Gruppe von Patienten, die unter dem gleichen Problem leiden, Selbstsicherheit in sozialen Situationen übt. Nach etwa einem Vierteljahr ist Torben W. deutlich sicherer und selbstbewusster geworden.

Soziale Phobie ist eine Art extreme Schüchternheit. Die Betroffenen haben Angst in Situationen, in denen sie sich von ihren Mitmenschen kritisch betrachtet oder beobachtet fühlen. Sie fürchten sich davor, einen Fremden anzusprechen, zu einer Behörde oder zu einem Arzt zu gehen, mit Vorgesetzten zu sprechen, im Beisein von Menschen zu telefonieren, sich in einem Streitgespräch gegenüber Kontrahenten durchzusetzen, eine Rede zu halten, ein Gedicht aufzusagen oder ein Lied vorzusingen. Im Liebesleben sind sie extrem unsicher. Beim Rendezvous haben sie Angst, in jeder Hinsicht zu versagen. Sie können sich nicht vorstellen, dass jemand sie liebt. Sie haben eine denkbar schlechte Meinung von sich selbst. Sie stellen sich vor, dass alle anderen denken, sie würden uninteressant, tollpatschig, lächerlich oder unattraktiv wirken, sie seien geschmacklos gekleidet, hätten kein Charisma und könnten sich nicht gut ausdrücken.

Die soziale Phobie bekommt man nicht etwa, weil man tatsächlich hässlich, ungebildet, inkompetent oder langweilig ist und deswegen Grund dazu hat, sich zu verstecken. Viele Menschen, die eigentlich große Leistungen vollbringen, eine spannende Lebensgeschichte, eine hervorragende Ausbildung und vielfältige Interessen haben und sehr gut aussehen, reden sich dennoch ein, dass andere sich nur abfällig über sie äußern. Sie fühlen sich auf der Straße von wildfremden Leuten beobachtet und meiden daher Partys und sonstige soziale Zusammenkünfte. In schwierigen Situationen, zum Beispiel in einer Unterredung mit einem Vorgesetzten, werden sie rot, schwitzen oder haben den Wunsch, auf die Toilette zu gehen.

Die soziale Phobie beginnt meistens sehr früh, häufig im Alter von zwölf bis fünfzehn Jahren. In diesem Lebensabschnitt fangen Kinder und Jugendliche an, sich über ihre Rolle im sozialen Gefüge Gedanken zu machen: «Wie wirke ich auf Menschen? Finden mich die anderen blöd? Bin ich beliebt? Falle ich jemandem auf den Wecker?» In die Behandlung kommen die Betroffenen allerdings erst sehr viel später, nämlich dann, wenn sie im Berufsleben merken, dass ihre sozialen Ängste sie erheblich in ihrer Lebensqualität behindern.

Schüchternheit ist natürlich keine schlechte Eigenschaft. Zurückhaltende Menschen werden geschätzt, da sie eben nicht aufdringlich, angeberisch, selbstbewusst oder vorlaut sind. Sie suchen stets nach ihren eigenen Fehlern, um sie möglichst auszumerzen. Sie sind freundlich und darauf bedacht, jedem Streit aus dem Weg zu gehen. Frauen lieben schüchterne Männer, und Männer entdecken ihren Beschützer-

Test: Soziale Phobie
Haben Sie Angst in Situationen, in denen Sie befürchten, dass andere Leute negativ über Sie urteilen könnten, Ihr Aussehen kritisieren oder Ihr Verhalten als dumm, peinlich oder ungeschickt ansehen könnten? Beispiele für solche Situationen sind:

Ich hätte Angst, wenn Bekannte, Freunde oder Verwandte über mich reden, während ich dabei bin.	☐
Ich habe viel zu wenig Durchsetzungsvermögen.	☐
Ich habe große Angst vor Situationen, in denen ich einen Vortrag halten, einen Witz erzählen oder etwas an eine Tafel schreiben müsste.	☐
Ich habe in Restaurants Angst, dass ich mich dort peinlich benehmen könnte.	☐
Ich habe große Angst vor Respektspersonen.	☐
Ich hasse es, wenn mich jemand bei der Arbeit beobachtet.	☐
Wenn ich weniger schüchtern wäre, hätte ich beruflich aufsteigen können.	☐

Treffen mindestens 3 dieser Empfindungen auf Sie zu? ■ **JA**	**Beide Kästchen mit JA beantwortet → Es besteht der Verdacht, dass bei Ihnen eine soziale Phobie vorliegt.**
In den genannten Situationen kommt es bei mir zu körperlichen Erscheinungen, wie (mindestens 1 Nennung): ■ **JA**	
Erröten ☐	
Zittern ☐	
Angst, mich zu übergeben ☐	
Gefühl, auf die Toilette zu müssen ☐	

instinkt, wenn eine Frau errötet. Schüchterne haben auch viele Vorzüge im Berufsleben, da sie in der Regel ihre Arbeit sehr gewissenhaft oder gar perfektionistisch erledigen und sich nicht bei der kleinsten Schwierigkeit beschweren. Da sie sehr selbstkritisch sind, versuchen sie ständig, ihre Leistung zu verbessern – und machen sich damit bei ihren Vorgesetzten beliebt.

Einfache Schüchternheit ist keine Krankheit. Es wurde den Psychiatern schon der Vorwurf gemacht, dass sie Schüchternheit zu einer Gesundheitsstörung hochstilisieren, die man unbedingt behandeln müsse, um sich und der Pharmaindustrie neue Märkte zu eröffnen. Die soziale Phobie, die extrem übersteigerte Form der Schüchternheit, sollte allerdings als Krankheit ernst genommen werden. Ein großer Teil des Alkoholproblems in Deutschland ist auf Menschen zurückzuführen, die unter einer sozialen Phobie leiden. Beim Zusammensein mit anderen Menschen fallen nach dem ersten Single Malt Whisky die sozialen Hemmungen. Weil das so gut klappt, trinkt man noch einen, und dann wird es zur Gewohnheit. Und über kurz oder lang ist man mitten in einer Alkoholabhängigkeit gefangen. Das freudlose Leben, das Menschen mit einer sozialen Phobie häufig führen, führt auch zu Depressionen. Viele Menschen werden durch die ständige Isolation, die sie empfinden, sogar so gequält, dass sie ihrem Leben ein Ende setzen. Daher sollte man die soziale Phobie auf keinen Fall als banale Persönlichkeitseigenschaft bagatellisieren, die keiner besonderen Behandlung bedarf.

Pfui Spinne: Einfache Phobie

Rita D. hat eine Spinnenphobie. Sie kann ihr eigenes Haus nur betreten, wenn ihr Ehemann vorangeht. Sie bewaffnet sich gleich am Eingang mit einem Handfeger, um eventuell auftretende Achtbeiner zu erledigen. Sie flüchtet rasch die Treppe hoch ins Badezimmer, weil sie dies für den einzigen spinnenfreien Raum hält. Ihren eigenen Keller hat sie seit Jahren nicht betreten. Im Schlafzimmer fühlt sie sich einigermaßen sicher, obwohl sie auch dort immer wieder die Wände nach Spinnen absucht

Es gibt kaum einen Menschen, der nicht eine kleine «einfache Phobie» hat. Dabei handelt es sich um die Furcht vor einzelnen Dingen oder Situationen. Objekte der Phobie sind meist Gegebenheiten der Natur, wie Spinnen, Insekten, Hunde, Katzen, Höhen, tiefes Wasser, Dunkelheit oder Unwetter. Ist eine Phobie überhaupt eine richtige Krankheit, wenn so viele Leute etwas Derartiges haben? Die meisten Menschen arrangieren sich mit ihr, und kaum einer sucht deswegen einen Psychologen oder Arzt auf. Wenn allerdings die Furcht zu einem massiven Problem wird, wie im Fall der Rita D., kann eine professionelle Therapie durchaus notwendig werden.

Eine Sonderform der einfachen Phobie ist die Blut- und Verletzungsphobie – die Furcht, Blut oder Wunden bei sich oder anderen zu sehen. Es ist die einzige Phobie, die auch tatsächlich zu einer Ohnmacht führen kann (bei anderen Angsterkrankungen befürchtet man zwar, das Bewusstsein zu verlieren, es kommt aber nicht dazu). Man nimmt an, dass dieser Mechanismus ein Relikt aus grauer Vorzeit ist. Dahinter steckt eine Überlegung der Natur: Wird ein Tier im Kampf schwer verletzt, soll es ohnmächtig werden und hinfallen, damit der Kreislauf stabilisiert wird und das Blut schneller gerinnt.

Wenn jemand panische Angst vor Spritzen, Blut oder dem Krankenhausgeruch hat, kann er sich ernsthafte Gesundheitsgefahren einhandeln, wenn er zum Beispiel jahrelang keinen Zahnarzt oder Arzt aufsucht.

Wie häufig sind Angsterkrankungen?

Von allen psychischen Leiden sind die Angststörungen am häufigsten. Eine solche Erkrankung tritt bei 18 Prozent der Bevölkerung auf, wenn man den Zeitraum eines Jahres betrachtet. Nicht alle diese Angststörungen sind so schwer, dass sie therapiert werden müssen. Reduziert man jedoch diese Zahl auf die Gruppe der Patienten, die unbedingt einer Behandlung bedürfen, bleiben immerhin noch etwa 12 Prozent übrig. Bei Frauen treten Angststörungen etwa doppelt so häufig auf wie bei Männern. Menschen mit einer Panikstörung melden sich eher als andere Angstpatienten zur Behandlung, da sie besonders befürchten, durch ihre Erkrankung einen körperlichen Schaden zu erleiden.

Wie entstehen Angsterkrankungen?

Starke emotionale Belastungen in der Kindheit wie eine längere Trennung von den Eltern, familiäre Gewalt oder sexueller Missbrauch können zum Entstehen einer Angststörung beitragen. Allerdings gibt es auch viele Patienten, bei denen kein solches Trauma die Kindheit überschattet hat. Weiterhin wurde angenommen, dass eine falsche Erziehung erheblich zum Entstehen einer Angststörung beitragen kann. So hat man zum Beispiel vermutet, dass überfürsorgliche Mütter ihr ängstliches Verhalten auf den Nachwuchs übertragen. Oder aber, dass Mütter, die sich wenig um ihre Kinder kümmern oder sich distanzierend verhalten, verantwortlich für die Entwicklung einer Angststörung bei ihren Kindern sind. Neuere Forschungen ergaben jedoch, dass der Einfluss der Erziehung relativ gering ist.

Angsterkrankungen können sich auf dem erblichen Wege von den Eltern auf die Kinder übertragen, wie Zwillingsstudien zeigten. Wahrscheinlich ist, dass eine Bereitschaft zu Ängsten mit den Genen übernommen wird – aber erst wenn noch äußere Faktoren hinzutreten, entsteht die krankhafte Angst. Vor allem die einfachen Phobien unterliegen einem starken Erbfaktor, der bei 70 Prozent liegt. Bei anderen Angsterkrankungen beträgt der genetische Anteil bis zu 50 Prozent. Das heißt aber, dass die anderen 50 Prozent durch Umweltfaktoren oder andere Ursachen erklärt werden müssen.

Da jeder Mensch Furcht hat, kann man die Grenze zwischen krankhaft und normal nicht genau bestimmen. Die Natur hat vorgesehen, dass bestimmte Ängste in der Bevölkerung «normalverteilt» sind. Das heißt: Es gibt sehr viele Menschen, die einen mittleren Angstpegel haben, sowie einige wenige, die entweder sehr viel oder sehr wenig Angst empfinden. Es ist durchaus sinnvoll und arterhaltend, dass die meisten Leute eine gewisse soziale Angst und Respekt vor ihren Mitbürgern zeigen, denn sonst würden wir uns noch mehr die Köpfe einschlagen, als wir das ohnehin schon tun. Menschen müssen aufeinander Rücksicht nehmen, um ein Zusammenleben zu gewährleisten, daher ist jedem Individuum schon von Geburt an ein gewisses Quantum an sozialer Achtung eingeimpft worden. Allerdings gibt es Menschen, die auf den unteren fünf Prozent der Normalverteilungskurve angesiedelt sind: Sie haben eine übertriebene, überzogene und unnötige Angst vor sozialen Situationen und leiden sehr darunter. Dennoch ist bei ihnen nicht etwas völlig verkehrt im Gehirn gestrickt, sondern sie haben einfach zu wenig Selbstbewusstsein abbekommen, genau wie es auch sehr große und sehr kleine Menschen gibt.

So stellen Angsterkrankungen die überstarke Ausprägung einer eigentlich natürlichen Furcht dar. Zum Beispiel ist die übertriebene Besorgnis einer Mutter, dass ihren Kindern etwas zustoßen könnte, wie sie bei der generalisierten Angststörung (siehe S. 140 ff.) häufig auftritt, keine völlig unnatürliche Sache. Im Tierreich hat man beobachtet, dass bei manchen Spezies die Weibchen eine größere Besorgnis um die Nachkommenschaft haben als die Väter – das kann man leicht herausfinden, wenn man sich im Wald mit einer Bache anlegt, die gerade Frischlinge zur Welt gebracht hat. Entsprechend ist die immense Angst einer Mutter vor Unglücksfällen oder Krankheiten ihrer Kinder ein von der Natur vorgegebenes Muster, das zur Arterhaltung beiträgt. Aber selbst hier kann ein Punkt überschritten werden, an dem die Angst extreme Formen annimmt – und dann ist eine Behandlung erforderlich.

Einst wurde vermutet, dass praktisch alle Ängste durch Lernerfahrungen entstehen. Der Mensch werde, so nahm man an, ohne Furcht geboren und bekomme sie nur durch negative Erlebnisse im Leben. Gegen diese Theorie spricht, dass man gegenüber Tieren eine Phobie entwickelt, die völlig ungefährlich sind, zum Beispiel deutschen Spinnen, die weder beißen, stechen noch kratzen. Man kann also gar keine schlechten Erfahrungen mit ihnen machen. Die Ursachen solcher

Phobien liegen in unserer Höhlenmenschenzeit. Vielleicht waren die Achtbeiner damals so groß wie eine mittlere Familienpizza, und Urzeitmenschen, die keine Angst vor ihnen hatten, erlagen ihrem tödlichen Biss. Diese Leute sind nicht unsere Vorfahren. Wir sind die Nachkommen der Angsthasen, die diese Spinnenmonster mieden. Auf dem Erbweg haben wir die Spinnenfurcht übertragen bekommen. Angst vor gefährlichen Tieren wie Säbelzahntigern oder Schlangen zu haben war damals ein Überlebensvorteil im Darwin'schen Sinne. Was da vererbt wurde, ist allerdings nur ein sehr undeutliches, unscharfes Bild eines Tigers oder eines Reptils, das in einem sehr primitiven Angstsystem in unserem Gehirn eingebrannt ist, dessen physikalische Speicherfähigkeit sehr beschränkt zu sein scheint. Dieses simple System kann noch nicht einmal unterscheiden, ob es sich bei dem Bild einer Raubkatze um einen veritablen Tiger oder um eine arglose Schmusekatze handelt. Daher löst selbst der Zimmertiger bei manchen Menschen eine Gefahrenmeldung aus. Heute sind diese Urängste zum Teil überflüssig geworden.

Manche Phobieobjekte sind heute noch gefährlich – wie etwa tiefes Wasser, steile Berge oder Gewitter. Phobien entstehen also nicht durch Lernerfahrungen, sondern stellen eine übertriebene Form einer angeborenen Angst dar. Es wäre auch nicht im Sinne der Natur, wenn man die Furcht vor bestimmten riskanten Tieren erst nach einer schlechten Erfahrung entwickeln würde. Den bösen Klapperschlangenfehler würde man nämlich nur einmal im Leben machen können, danach hätte ein Lernprozess keinen weiteren Sinn. Natürlich kann man durch schlechte Erfahrungen mit bedrohlichen Situationen einen gewissen Respekt vor Gefahren bekommen – dann handelt es sich aber nicht um eine Phobie, sondern um eine tatsächliche, begründete Angst.

Wenn Angststörungen in Familien gehäuft auftreten, so müssen sie nicht zwingend genetisch übertragen worden sein, sondern könnten auf dem Lernen am Modell eines Elternteils beruhen. Damit ist gemeint, dass man ängstliches Verhalten der Eltern nachahmt. Allerdings könnte man dann nicht erklären, warum die Symptomatik bei den Kindern nicht sofort nach Beobachtung furchtsamer Verhaltensweisen bei den Eltern auftritt, sondern erst nach Jahren oder Jahrzehnten. Es ist daher eher unwahrscheinlich, dass das Modelllernen eine wichtige Rolle bei der Entstehung von Ängsten spielt.

In der Psychoanalyse hat man sich sehr viele Gedanken über die Ursache von Angststörungen gemacht. Tiefenpsychologischen Theorien zufolge entwickeln sich Ängste dann, wenn sich in der Kindheit ein unbewusster Konflikt ausbildete, der ungelöst blieb und dadurch in späteren Lebensjahren die nervenaufreibenden Symptome der Furcht hervorruft. Kritiker wenden allerdings ein, dass psychoanalytische Theorien wissenschaftlich nicht ausreichend überprüft sind und der Beweis noch angetreten werden muss, dass das Aufspüren und Deuten solcher Konflikte durch eine analytische Psychotherapie tatsächlich zu einem Verschwinden von Angstsymptomen führt.

Weiterhin wird häufig vermutet, dass starker Stress im familiären Bereich oder in der Arbeitssituation eine Angsterkrankung auslöst. So sah man bei Menschen, die eine Trennung hinter sich hatten oder zumindestens befürchteten, eine Zunahme von Angststörungen. Allerdings handelt es sich dabei meist um Personen, die schon vorher unter Ängsten gelitten hatten. Stress und Angst werden gern verwechselt. So wird oft vereinfachend angenommen, dass Stress (zum Beispiel in Form von zu viel Arbeit) zu Angsterkrankungen führe und dass man nur drei Wochen nach dem Motto «Ich bin dann mal weg» die Seele baumeln lassen müsse, um die Angstspirale zu beenden. Dies ist leider nicht so simpel; so können Panikattacken gerade im Urlaub verstärkt auftreten. Stress kann sogar gegen Angst helfen – man muss nur den richtigen auswählen. Wer hochmotiviert, eigenbestimmt und erfolgreich an einer interessanten, aber anstrengenden Aufgabe arbeitet, kann sich dadurch von seinen Ängsten ablenken.

Eine Angsterkrankung entsteht somit durch das Zusammenspiel mehrerer Risikobausteine. In den letzten Jahrzehnten wurde sehr viel Forschung betrieben, um die neurobiologischen Ursachen von Angststörungen zu ergründen. So kann man wegen der Wirkung von Antidepressiva, die die Serotoninnervenübertragung verbessern, annehmen, dass bei den Angststörungen der Serotoninhaushalt gestört ist. Aber auch andere psychobiologische Veränderungen sind in den Mittelpunkt der wissenschaftlichen Aktivität gerückt. Mit bildgebenden Verfahren werden Patienten in Angstsituationen untersucht, um herauszufinden, wo im Gehirn sich etwas regt, wenn man Furcht hat.

Wie können Angststörungen behandelt werden?

──────────────── ▶▶❘ **Selbsthilfe** ❘◀◀ ────────────────

Angststörungen lassen sich sehr gut behandeln. Wenn alles problemlos verläuft und die bewährten Methoden angewendet werden, sollte sich die Angst nach einigen Wochen gebessert haben oder ganz verschwunden sein. In vielen leichteren Fällen können Sie auch versuchen, allein mit der Angst fertigzuwerden.

▶▶❘ Das generelle Prinzip zur Selbsthilfe bei Angsterkrankungen lautet: Niemals der vermeintlichen Gefahr aus dem Wege gehen. Stattdessen heißt die Regel: «Augen auf und durch!» Je mehr Sie sich mit Ihren Befürchtungen konfrontieren, desto mehr wandeln sich diese Herausforderungen von der Zitterpartie zur Routineübung.
▶▶❘ Beim Angsttraining gibt es nicht so etwas wie einen Schnupperkurs! Fangen Sie gleich mit der schwierigsten Situation an. Überfluten Sie sich förmlich mit der Angst.
▶▶❘ «Das ist eine meiner einfachsten Übungen» – dies sollte einer Ihrer Lieblingssätze werden.

Nachweis der Wirksamkeit: Angsterkrankungen		
Behandlung	Wirksamkeit	Leitlinien / Meta-analysen / Studien
Psychotherapie		
Verhaltenstherapie	+	70, 71
Psychoanalyse	+/−	72–77
EMDR	−	78, 79
Interpersonelle Therapie	−	80, 81
Medikamente		
Antidepressiva	+	70
Benzodiazepine*	+	70
Pregabalin	+	70
Opipramol	+/?	70
Buspiron	+/−	70
Entspannungsverfahren		
Progressive Muskelentspannung	+	82
Autogenes Training	?	
Biofeedback	−	83
Meditation	+/?	84
Hypnose	−	85, 86
Neue Therapien		
Magnetstimulation	−	87
Quetiapin	+	88

Alternative Therapien		
Akupunktur	+/−	89
Musiktherapie	+/−	82
Ginkgo	+/?	82
Inositol	+/?	90, 91
Homöopathie	−/?	92, 93

* Diese Medikamente können abhängig machen und sind daher nur für kurze Behandlungen geeignet.

▶▶ Bei jeder Form von krankhafter Angst gilt: Es gibt in Ihrem Gehirn einen Widerstreit zwischen dem Angstsystem und der Vernunft. Das Vernunftgehirn sagt: «Das ist ungefährlich, das wird schon wieder. Du schaffst es!» Das Angstsystem hält dagegen: «Vergiss es, tu es nicht, das ist zu gefährlich, das überstehst du nicht.» Die Natur hat diesem System die Priorität verschafft, auch wenn es offensichtlich aus dem Ruder läuft. Versuchen Sie, aktiv Ihr wunderbar funktionierendes Vernunftgehirn im Kampf gegen das übermächtige, aber durchgedrehte Angstsystem zu unterstützen.

Selbsthilfe bei Panikattacken

▶▶ Wenn eine Panikattacke auftritt, denken Sie vielleicht, notfallmäßig einen Arzt aufsuchen zu müssen. Vielleicht befürchten Sie, sterben zu müssen, zum Beispiel an einem Herzinfarkt. Die Symptome eines Panikanfalls sind aber nicht Ausdruck einer schlimmen Krankheit. Wenn ein erneuter Anfall auftritt, sagen Sie sich: «Ich habe schon so viele Attacken gehabt, ich bin dabei nie gestorben, und ich habe auch keine anderen Gesundheitsschäden erlitten, also wird auch dieses Mal nichts passieren.» Ein Panikanfall verschwindet von selbst, ohne dass der Arzt kommen muss.

▶▶ Wenn Sie eine Panikattacke haben, versuchen Sie sich nicht zu schonen, sondern machen Sie ganz normal das weiter, was Sie gerade eben getan haben. Sie könnten aber auch einen Dauerlauf starten, Holz hacken, eine Treppe hinaufhechten oder zwanzig Kniebeugen absolvieren. Damit demonstrieren Sie dem verrücktspielenden Chip in Ihrem Gehirn, dass Sie körperlich völlig gesund sind.

▶▶ Sollte es zu einer Hyperventilation, also zu überstarkem Atmen, kommen, verändert sich die chemische Zusammensetzung des Blutes. Wenn dies eintritt, atmen Sie in eine Plastiktüte, um das Verhältnis von Sauerstoff zu Kohlendioxid wieder zu normalisieren.

Selbsthilfe bei Agoraphobie

▶▶ Die wichtigste Regel ist, dass man niemals vor den angstauslösenden Situationen flüchtet, also dass man nicht vor einem Fahrstuhl «kneift» und stattdessen die Treppe benutzt, den Einkauf in einem Supermarkt meidet und dafür alle Lebensmittel in einem teuren kleinen Geschäft besorgt oder mit einem Taxi fährt, weil man Angst vor einer Busfahrt hat.

▶▶ Je häufiger und je mehr man sich diesen furchtauslösenden Situationen aussetzt, desto eher kann man die Angst abbauen. Sicherlich kostet es große Überwindung, sich in eine solche Situation hineinzutrauen, nachdem man sie jahrelang gemieden hat. Aber danach geht es Ihnen richtig gut.

▶▶ Wenn Sie sich solchen Situationen aussetzen, könnten Sie einen Angstanfall bekommen. Nehmen Sie dies bewusst in Kauf. Holen Sie sich die Panikattacke in voller Länge ab, ohne zu fliehen. Nach etwa einer halben Stunde wird sich die Angst von selbst legen.

Selbsthilfe bei einer generalisierten Angststörung

▶▶ Kontrollieren Sie nicht ständig Ihre Umwelt auf lauernde Gefahren.

▶▶ Verkneifen Sie sich, sich ständig rückzuversichern, ob alles in Ordnung ist.

▶▶ Machen Sie sich die statistische (Un-)Wahrscheinlichkeit klar, mit der bestimmte befürchtete Ereignisse eintreten können. So müssen Sie dreimal sechs Richtige haben, bevor Sie einmal mit einem Flugzeug abstürzen. Begegnen Sie den alltäglichen Gefahren mit einem wohldosierten Fatalismus. Denken Sie vor einer Flugreise nicht an die Tupolew von Never Come Back Airlines, die in Kirgisistan an einem Berg zerschellte, weil sie 1959 zum letzten Mal gewartet wurde, sondern an die 140 000 Passagiere, die täglich unbeschadet auf dem Frankfurter Flughafen landen.

▶▶| Machen Sie sich eine Liste Ihrer Befürchtungen für den nächsten Tag, die so aussehen könnte: «1. Ich werde auf dem Weg zum Supermarkt wahrscheinlich das Auto demolieren. 2. Und wenn nicht, werde ich die Hälfte aller Lebensmittel, die ich einkaufen will, bestimmt vergessen. 3. Ich werde zu spät zum Kindergarten kommen. 4. Bestimmt wird mein Kind wieder krank. 5. Meine Mutter hat drei Tage nicht angerufen, vielleicht ist sie gestürzt und liegt hilflos in ihrer Wohnung …» Am Ende des Tages haken Sie ab, welche Ihrer Ahnungen eingetreten sind. Dann werden Sie schwarz auf weiß sehen: Das Leben ist gar nicht so gefährlich, und es gibt Tage, an denen alles rund läuft, und wenn nicht, geht die Welt auch nicht unter.

▶▶| Der Mensch ist dafür konstruiert, mit Sorgen umzugehen. Sie würden sich wundern, wie perfekt Sie die Situationen meistern würden, die Sie ständig befürchten, wenn sie wirklich eintreten sollten.

▶▶| Alle Versuche, sich zu Lockerheit zu zwingen, scheitern meistens kläglich. Wenn Freunde einem raten: «Reg dich doch nicht so auf, bleib mal schön geschmeidig, warum stresst du dich so?», führt das nicht gerade zu Erleichterung, sondern eröffnet noch einen zusätzlichen Kriegsschauplatz: die sogenannten Metasorgen (Sorgen wegen der Sorgen): «Wenn ich mir zu viele Gedanken mache, ist das schlecht für meinen Magen und mein Herz, dadurch habe ich jetzt noch eine Sorge mehr.» Wohlgemeinte Ratschläge von Freunden, mal «runterzukommen», sind so einfach umsetzbar wie der Versuch, einmal die nächsten fünf Minuten an alles zu denken, nur nicht an rosa Ameisenbären mit grünen Streifen. Stressen Sie sich also nicht zusätzlich dadurch, dass Sie versuchen, die große Ruhe auszustrahlen.

▶▶| Besorgen Sie sich neue Ängste. Machen Sie, was Sie sich noch nie getraut haben: Tango tanzen, Skateboard fahren oder in schwindelnden Höhen im Hochseilklettergarten herumturnen.

Selbsthilfe bei einer sozialen Phobie

▶▶I Sie sollten keine Gelegenheit auslassen, um immer wieder soziale Situationen zu üben, zum Beispiel, indem Sie sich Freunde nach Hause einladen, gemeinsame Aktivitäten mit Arbeitskollegen unternehmen, kleine Ansprachen auf einer Betriebsfeier halten oder fremde Personen in ein Gespräch verwickeln (einige Selbsthilferatschläge für die Menschen mit einer sozialen Phobie oder einfacher Schüchternheit finden Sie in meinem *Buch für Schüchterne*[94]).

▶▶I Eine sich selbst erfüllende Prophezeiung nennt man es, wenn Sie nicht auf Partys gehen, weil Sie annehmen, dass Sie dort sowieso niemanden kennenlernen, oder wenn Sie kein Bewerbungsschreiben abschicken, weil Sie davon ausgehen, dass Sie ohnehin nicht genommen werden. Mit dieser Art «Enttäuschungsprophylaxe» kommen Sie nie aus Ihrer Isolation heraus.

▶▶I Blamieren Sie sich, benehmen Sie sich daneben, seien Sie einmal unsozial, setzen Sie sich über Mehrheitsentscheidungen hinweg, seien Sie politisch inkorrekt, machen Sie untragbare Äußerungen, spielen Sie das Enfant terrible, kurz, machen Sie einfach mal das, was alle diese Typen ständig tun, die Sie wegen ihres Selbstbewusstseins bewundern.

▶▶I In fast allen sozialen Begegnungen gilt: Setzen Sie ein breites Lächeln von der Sorte auf, mit der man den Nahostkonflikt lösen könnte. Dann wird Ihr Gegenüber mit hoher Wahrscheinlichkeit ebenfalls lächeln, und Sie fühlen sich auch gleich besser. Das hängt mit den sogenannten Spiegelneuronen zusammen; das sind Nervenzellen im Gehirn, die die Seelenlage unserer Mitmenschen wahrnehmen und uns dazu bringen, diese Stimmung zu spiegeln.

▶▶I Bedenken Sie, dass 61 Prozent aller Menschen sich als schüchtern bezeichnen. Sie sind also nicht die einzige Person. Es besteht eine hohe Chance, dass Ihr Gegenüber, vor dem Sie übertriebenen Respekt haben, genauso verzagt und unsicher ist wie Sie.

▶▶I Wenn Sie in Liebesdingen schüchtern sind, machen Sie sich klar, dass das nicht unbedingt ein Nachteil ist. Bescheidene, zurückhaltende Menschen kommen besser an, als Sie denken.

Psychotherapie

Verhaltenstherapie

Mit einer Verhaltenstherapie kann eine Angsterkrankung sehr gut gebessert werden. Dabei gibt es verschiedene Techniken. Einfache Phobien wie zum Beispiel eine Hunde-, Katzen- oder Spinnenphobie sind relativ simpel zu kurieren: Der Mensch mit der Hundeangst muss mit Dobermännern spazieren gehen, der Katzenphobiker den Siamkater streicheln und die Frau mit der Arachnophobie sich eine haarige Spinne über den Arm laufen lassen. Nach wenigen Übungen erzielt man mit dieser Behandlung deutliche Erfolge.

Eine Verhaltenstherapie bei Angststörungen besteht aber nicht nur aus reinen Mutproben. Die Behandlung einer Panikstörung ist beispielsweise deutlich komplexer. Zunächst wird der sogenannte kognitive Teil der Verhaltenstherapie zum Einsatz kommen: Der Therapeut erklärt genauestens, wie Panikattacken entstehen, dass sie eigentlich nicht Anzeichen einer gefährlichen Fehlfunktion des Körpers darstellen, dass sie von selbst enden und dass man sie ohne Gesundheitsschäden übersteht. Er erläutert weiterhin, dass die Behandlung durch einen Arzt während einer Panikattacke nicht notwendig ist, weil ihre Symptome nur natürliche Ausdrucksformen einer normalen Kampf- oder Fluchtreaktion darstellen, die allerdings zum falschen Zeitpunkt auftritt, da sich der Mensch ja gar nicht im Kampf oder auf der Flucht befindet. Im zweiten Teil werden sogenannte Expositions- oder Konfrontationsübungen durchgeführt. Der Patient muss sich in Fußgängerzonen, auf Partys, auf Altstadtfeste oder in Fußballstadien begeben, um sich beispielsweise einer Agoraphobie erfolgreich entgegenzustellen. Zwar kann es schon passieren, dass man bei dieser Konfrontation Angstsymptome im Sinne einer Panikattacke bekommt – es gilt dann aber, diese auszuhalten, um zu erfahren, dass sie sich nach einer halben Stunde selbst begrenzt.

Die soziale Phobie kann ebenfalls gut mit einer Verhaltenstherapie behandelt werden. Patient und Therapeut besprechen, warum man sich gegenüber Mitmenschen schlecht durchsetzen kann und übergroße Angst vor Situationen hat, in denen man von anderen negativ oder positiv beurteilt werden könnte. Auch sind praktische Übungen wichtig, in denen ein bestimmtes Verhalten in sozialen Situationen er probt wird. Zum Beispiel könnte der Psychotherapeut seine Klienten anleiten, in einer Gruppe mit ebenfalls Betroffenen Herausforderungen zu exerzieren, etwa eine Rede zu halten, eine telefonische Pizzabestellung aufzugeben oder sich gegenüber dem Chef wegen einer Gehaltserhöhung durchzusetzen. Solche Situationen werden dann auch «im Ernstfall» trainiert, zum Beispiel, indem man vom Psychotherapeuten angewiesen wird, Fremde anzusprechen und sie um einen Gefallen zu bitten. In der letzten Stufe werden diese Übungen in der Lebenswirklichkeit des Klienten ausgeführt, das heißt, dass man tatsächlich zu seinem Vorgesetzten geht, um mit ihm ein drängendes Problem zu besprechen oder seinen langgehegten Unmut über bestimmte Dinge im Betrieb mitzuteilen.

Durch zahlreiche kontrollierte Studien konnte die Wirksamkeit einer Verhaltenstherapie bei allen Angsterkrankungen nachgewiesen werden. Daher gilt sie als ein Standardverfahren.

Psychoanalytische (psychodynamische, tiefenpsychologische)
Therapie
In der psychoanalytischen Therapie versucht der Analytiker, einen im unbewussten Gehirn verborgenen Konflikt zu entschlüsseln, der nach Auffassung der zugrundeliegenden Theorie Ursache der Angstsymptome ist. Dadurch soll es zu einer dauerhaften Auflösung des Konfliktes kommen und ein Nachlassen der Symptome eintreten.

Obwohl die psychoanalytische Therapie schon seit über hundert Jahren in der Behandlung von Angsterkrankungen angewendet wird, fehlen bisher noch ausreichende Wirksamkeitsnachweise. Weil es in der Psychoanalyse lange nicht üblich war, entsprechende Studien durchzuführen, ist die Datenlage bemerkenswert schlecht. Es gibt nur vereinzelte Untersuchungen, die zeigten, dass die Therapie besser wirkt als eine unspezifische Kontrollbehandlung. Und mehrere Gegenüberstellungen ergaben ein besseres Ergebnis der Verhaltenstherapie.

EMDR

Die EMDR-Therapie (siehe Anhang S. 353 f.) wurde auch bei einer Panikstörung eingesetzt, ohne dass aber eine eindeutige Wirkung gezeigt werden konnte.

Interpersonelle Therapie

Die Interpersonelle Therapie wurde nur in wenigen Studien untersucht; eine Wirksamkeit gegenüber einem psychologischen Placebo konnte nicht nachgewiesen werden.

Medikamente

Den Patienten, die Medikamente nicht einnehmen möchten, kann man raten, sich ausschließlich mit einer Verhaltenstherapie gegen die Angststörung behandeln zu lassen. Denn Wirksamkeitsuntersuchungen haben gezeigt, dass der Effekt einer Verhaltenstherapie gegenüber Arzneimitteln nicht schlechter gestellt ist. Allerdings haben Studien auch ergeben, dass eine Kombination von Verhaltenstherapie und Tabletten die Behandlungserfolge deutlich steigern kann. Manchmal wird behauptet, dass Medikamente die Wirkung einer Verhaltenstherapie bei Ängsten abschwächen – das ist nicht richtig, wie die Untersuchungen zeigen.

Zahlreiche Heilmittel stehen heute zur Behandlung von Angststörungen zur Verfügung. Zu den in erster Linie verwendeten Medikamenten zählen die Antidepressiva aus der Gruppe der *SSRI* und die *SNRI* (siehe S. 64). Das Angstmedikament *Pregabalin* wirkt rascher als die SSRI, hat aber im Gegensatz zu ihnen stärkere beruhigende Eigenschaften (die sich aber auch in Müdigkeit äußern können). Die *trizyklischen Antidepressiva* (siehe S. 64) helfen sehr gut bei Angststörungen, haben allerdings stärkere Nebenwirkungen als modernere Arzneimittel. *Buspiron* ist ein Medikament, das auch auf den Serotoninhaushalt wirkt. In manchen Studien war Buspiron aber weniger wirksam als andere Mittel. Für das Medikament *Opipramol* existiert nur eine Untersuchung, die sich auf die generalisierte Angststörung bezieht. *Benzodiazepine* gehören zu den Schlaf- oder Beruhigungsmitteln. Bei Angststörungen können sie sehr rasch zu einer Angstlösung führen. Da sie aber eine Sucht verursachen können, werden sie heute nur dann noch eingesetzt, wenn zum Beispiel die Zeit überbrückt werden soll, bis die Wirkung der Antidepressiva einsetzt. Für eine Dauerbehandlung sind die Benzodiazepine in der Regel nicht geeignet, es sei denn, alle anderen Medikamente wurden nicht vertragen oder hatten versagt. Auf keinen Fall sollten sie unkontrolliert, also ohne Betreuung durch den Arzt, eingenommen werden. Die Nebenwirkungen der Medikamente werden im Anhang (siehe S. 363 ff.) aufgeführt.

Andere Therapien
Entspannungsverfahren

Es gibt verschiedene Entspannungsverfahren, darunter die Progressive Muskelrelaxation, das Autogene Training oder die Biofeedback-Methode (siehe S. 354 f.). Sie können nach einer kurzen Einweisung vom Patienten selbst durchgeführt werden. Ein kleines Problem bei diesen Techniken besteht darin, dass sie meist während der Anwendung zu einer angenehmen Entspannung führen, dann aber am nächsten Tag, wenn man sich nicht mehr auf einem weichen Sofa befindet, sondern in einer ungemütlichen Stresssituation in der Firma, ihren Dienst versagen.

Bei der *Progressiven Muskelrelaxation* werden Muskeln kontrolliert angespannt und wieder entlastet. Die Methode war in vielen kontrollierten Studien bei Angststörungen wirksam. Sie wird selten als alleiniges Verfahren, sondern im Verbund mit anderen verhaltenstherapeutischen Techniken angewendet.

Das *Autogene Training* wurde nie bei Angstpatienten in einer kontrollierten Studie untersucht.[95]

Patienten, die mit *Biofeedback* behandelt wurden, ging es zwar besser als solchen, die überhaupt keine Behandlung erhielten; die Methode war aber nicht effektiver als ein psychologisches Placebo.

Oft wird *Meditation* als probates Mittel gegen Ängste angepriesen. Aber hilft sie wirklich? Oder ist sie nur die indisch-esoterische Variante des westlichen Dösens? Meditation wurde in einer Studie mit einer Kontrollgruppe untersucht – und war durchaus wirksam. In dieser Untersuchung mussten ängstliche Personen mit halbgeöffneten Augen einen Teppich oder eine brennende Kerze ansehen, dabei Mantras murmeln und ihre Atmung kontrollieren. Eine andere Gruppe wurde mit Progressiver Muskelrelaxation behandelt, und eine dritte Gruppe kam auf eine Warteliste, erhielt also erst einmal überhaupt keine Therapie. Die Meditation war ebenso wirksam wie die Muskelrelaxation, und nach beiden Entspannungsverfahren ging es den Ängstlichen besser als denjenigen, die noch auf die Behandlung warten mussten.[96] Eine Metaanalyse war allerdings in der Beurteilung der Meditation nicht sehr optimistisch. Sie schlussfolgerte, dass alle verfügbaren Studien in ihrer Gesamtheit keinen überzeugenden Beweis für die Wirkung der Meditation bei Angst liefern können.

Die medizinische *Hypnose* hat nichts mit der Jahrmarkthypnose zu tun, bei der Menschen in Trance wie Hühner gackern oder sich wie Paviane aufführen. In der seriösen Version dieser Versenkungstechnik wird ein Patient durch beruhigende Worte in Trance gebracht. Es werden Suggestionsformeln gesprochen, die Ängste und Spannungszustände nachhaltig beseitigen sollen, etwa in der Form: «Wenn Sie aus der Hypnose erwachen, wird Ihre Angst wie weggeblasen sein.» Die einzigen verfügbaren Untersuchungen sprechen der Hypnose aber eine Wirkung bei Angstproblemen ab. In einer Studie kam es nicht zu einer Reduktion der Panikanfälle.[85] In einer anderen wurde Verhaltenstherapie plus Hypnose mit reiner Verhaltenstherapie verglichen – die zusätzliche Hypnose zeigte keine zusätzliche Wirkung.[86]

Wahrscheinlich ist es bei der Hypnose so wie bei anderen Entspannungsverfahren: Die Zeit der Trance wird als wohltuend und ablenkend empfunden, aber am nächsten Tag, wenn der Alltag wieder zuschlägt, ist der Zauber verflogen.

Entspannung muss nicht unbedingt einem rigiden Therapieschema folgen. Jeder Mensch hat möglicherweise seine eigene Art, die Seele baumeln zu lassen. «Wenn ich mich entspannen will, kann ich auch die verhedderten Kopfhörer meines iPods auseinanderpulen, das hat auch etwas Meditatives an sich», schlug eine meiner Patientinnen vor. Es reichen also auch weniger spektakuläre Entspannungstechniken – wie eine Bergwanderung unternehmen, angeln gehen, mit einem Ruderboot auf einen See hinausfahren, die Buchsbäume im Garten schneiden oder die Familienfotos ins Album einkleben.

Neue Therapien

Bisherige kontrollierte Studien mit *Magnetstimulation* bei Angststörungen zeigten keine Wirkung. Neuere Studien zeigen die Wirksamkeit des Antipsychotikums *Quetiapin* bei einer generalisierten Angststörung. Das Medikament hat aber bisher keine Zulassung für die Behandlung von Angsterkrankungen.

Alternative Therapien

Naturheilkunde

In einer kontrollierten Studie war ein *Ginkgoextrakt* bei der Behandlungen von Angstpatienten wirksam, allerdings müssten weitere unabhängige Untersuchungen dieses Ergebnis bestätigen, um eine allgemeine Empfehlung aussprechen zu können.[89] Kontrollierte Untersuchungen zeigten außerdem einen positiven Effekt bei *Inositol* (siehe S. 78 f.), einem natürlichen Nahrungsmittelbestandteil.

Die Liste der naturheilkundlichen Behandlungen, die außerdem bei Angststörungen versucht wurden, ohne dass es zu schlüssigen Ergebnissen kam, ist lang. Dazu gehören Baldrian, Hopfen, Ginseng, Katzenkralle, Lakritze, Melatonin und Melisse.[82] Bei pflanzlichen Zubereitungen, die nicht auf ihre Wirkung getestet wurden, kann man sich nicht darauf verlassen, dass ihre Anwendung sicher und verträglich ist. Ein Beispiel hierfür ist das Mittel Kava-Kava (Rauschpfeffer), das lange bei Angststörungen angewendet wurde, ohne dass der Effekt gut nachgewiesen war. Dieses Präparat führte zu Leberschäden.

Es ist auch nicht zwingend logisch, dass der Verzehr natürlicher Stoffe Ängste ohne Nebenwirkungen heilen kann. Nicht alles, was aus der Natur stammt, muss notwendigerweise gesund sein. So kann man als Mensch Äpfel, Knoblauch, Schnitzel oder Dorschleber essen, nicht aber Hundekot, Fingerhut, Schimmelpilze, Uran, Erdöl, Marmor oder den schleimpilzfressenden Schwammkugelkäfer *Agathidium rumsfeldi*. Naturheilkundliche Zubereitungen können also durchaus ein Sicherheitsrisiko darstellen. Auf jeder Dauerwurst müssen die Konservierungs- und Inhaltsstoffe gekennzeichnet sein – bei vielen freiverkäuflichen «natürlichen» Extrakten wird dies nicht praktiziert. Wir wissen nicht, welche Pflanzenschutzmittel bei ihrer Herstellung verwendet wurden und welche Verunreinigungen sie enthalten.

Homöopathie

Es existieren nur vereinzelte Studien zu homöopathischen Zubereitungen, die aber negative Ergebnisse zeigten. Zahlreiche weitere homöopathische Präparate nehmen für sich eine Wirkung bei Angst in Anspruch, die aber nie untersucht wurden.

Musiktherapie

Klassiker wie das Adagio g-Moll von Tomaso Albinoni, das «Concierto de Aranjuez» von Joaquín Rodrigo oder die Méditation aus «Thaïs» von Jules Massenet lösen ein behagliches Gefühl der Entspannung aus. Kann man nicht die beruhigende Wirkung schöner Musik in der Therapie von Angsterkrankungen ausnützen? Es besteht kein Zweifel, dass sie das Wohlgefühl hebt. Die wesentliche Frage ist aber, ob die Wirkung über die Zeit des Anhörens hinausgeht – sonst müsste man ja ständig mit dem iPod herumlaufen, um sich dauerhaft vor Angst zu schützen. Studien, die sich mit der angstlösenden Reaktion von Musik beschäftigten, hatten widersprüchliche Ergebnisse: Mal wurden Effekte gefunden, mal waren sie nicht vorhanden – oder sie hielten nicht lange an.[82]

Akupunktur

In einer Studie wurde Akupunktur mit Verhaltenstherapie und einer Kombination aus beidem getestet. Nur die Verbindung zeigte eine Wirkung, während Akupunktur oder Verhaltenstherapie als alleinige Behandlungsformen in diesem Versuch bemerkenswert schlecht abschnitten.

Sport

Vor Jahren untersuchten wir in unserer Klinik in Göttingen die Wirkung von Joggen bei Menschen mit einer Panikstörung. Dauerlauf war im Ergebnis besser wirksam als eine Placebopille, aber weniger als ein Antidepressivum.[90] In einer weiteren kontrollierten Studie wollten wir herausfinden, ob die Kombination von Sport mit einem Medikament noch effektiver war als beides allein. Das Ergebnis war etwas enttäuschend: Nur das Medikament zeigte eine deutlich positive Reaktion, während Sport nicht besser wirkte als ein Entspannungstraining, das eine Kontrollgruppe absolvierte.[91] Insgesamt scheint Sport Angst zu mindern, aber die Wirkung hält sich in Grenzen. Dennoch kann man nur jedem Angstpatienten empfehlen, körperlich aktiv zu werden. Es gibt Chips im Gehirn, die einem einreden wollen, dass Symptome wie Herzrasen oder Schwindel auf eine körperliche Krankheit zurückzuführen seien. Wenn man aber fünf Kilometer läuft, Tennis spielt oder Basketball trainiert, demonstriert man diesen fehlgesteuerten Anteilen des Angstnetzwerkes, dass alle Systeme wunderbar funktionieren.

Humor

Lachen ist die beste Medizin. Experimente mit Studenten ergaben, dass Humor Angst reduzieren kann.[82] Eine Lachtherapie wurde allerdings noch nie mit Angstpatienten ausprobiert.

Beten

Viele Menschen, die unter Ängsten leiden, suchen Halt in ihrer Religion. Früher ging man nicht zum Psychotherapeuten, sondern zum Pfarrer, wenn man von Sorgen und Ängsten erdrückt wurde. Ist der Effekt des Betens wissenschaftlich nachweisbar? Dafür gibt es erste Hinweise: In einer Studie konnte die Wirkung einer üblichen Standardbehandlung verstärkt werden, wenn eine Psychotherapie mit religiöser Komponente hinzugefügt wurde. Wegen des Fehlens einer Kontrollbedingung ist die Untersuchung jedoch nicht schlüssig; außerdem hielt die Wirkung nicht lange an.[97]

Häufige Fragen zu Angststörungen

Muss Schüchternheit überhaupt behandelt werden?

Schüchternheit ist ein Persönlichkeitszug, der nicht unbedingt behandelt werden muss. In unserer Gesellschaft werden Zurückhaltung und Bescheidenheit sogar als liebenswerte Eigenschaften angesehen. Wer lediglich Angst hat, eine Rede zu halten oder in der Öffentlichkeit aufzutreten, hat deswegen noch keine soziale Phobie. Wenn die Schüchternheit allerdings so extrem ist, dass sie Leiden verursacht und schwerwiegende Folgen wie Depressionen oder eine Alkohol- und Medikamentenabhängigkeit nach sich zieht, sollte unbedingt eine Therapie eingeleitet werden. Auch wenn Probleme bei der Partnersuche und im Beruf die Lebensqualität maßgeblich verändern, muss Abhilfe geschaffen werden.

Was ist, wenn ein Medikament nicht wirkt?

Es gibt eine große Anzahl von Medikamenten, die bei Angststörungen eingesetzt werden können. Leider wirkt ein Mittel manchmal nicht beim ersten Versuch, dann muss es durch ein weiteres ersetzt werden. Da allerdings zahlreiche verschiedene Medikamente zur Verfügung stehen, gelingt es fast immer, für den Patienten das geeignete zu finden. Dies erfordert in hartnäckigen Fällen drei, vier oder mehr Versuche. Zu beachten ist auch, dass die anfänglichen Nebenwirkungen einiger Arzneimittel nach einer gewissen Zeit geringer werden; daher sollte man ein Medikament erst dann absetzen, wenn der Arzt dazu rät.

Alternativ zu den Medikamenten kann eine Psychotherapie durchgeführt werden.

Umgang mit Psychiatern

Achtung! Psychiater können tief in die Seele ihres Gegenübers blicken und die verborgenen Geheimnisse erkennen

Für manche Leute mag es überraschend klingen, aber Psychiater gehen auf Partys und andere soziale Zusammenkünfte und treffen sich mit normalen Menschen. Wenn ich auf einer Feier jemanden kennengelernt habe und der andere mich fragt, was ich so beruflich mache, erzähle ich oft, dass ich in der U-Bahn die Reklameschilder auswechsle oder als Koch in der Kantine Rouladen rolle. Denn schon zu oft habe ich erlebt, dass mein Gesprächspartner zusammenzuckte, wenn ich einräumte, Psychiater zu sein, und sich unter einem Vorwand verlegen entfernte, weil er annahm, dass alles, was er bisher gesagt hatte, von mir analysiert worden war und gegen ihn verwendet werden könnte.

Psychiater bekommen mit dem Facharztexamen keine Spezialbrille verliehen, mit der sie die dunkelsten Geheimnisse ihres Gegenübers ergründen können. Menschenkenntnis hat man – oder man hat sie nicht. Man erwirbt sie jedenfalls nicht unbedingt in der Ausbildung, und es gibt Psychiater, die keine haben.

Psychiater suchen nicht bei jedem ihrer Gesprächspartner sofort nach psychopathologischen Auffälligkeiten, sondern nehmen zunächst einmal dessen Normalität an. Außerdem haben sie es gern, wenn sie sich nach Dienstschluss von den Neurosen erholen können. Also behandeln Sie die Psychiater nach Feierabend wie (fast) normale Menschen. Reden Sie mit ihnen über Fliegenfischen, Golfspielen, Handtaschen oder Umweltpolitik.

Kapitel 11

ZWANGSSTÖRUNG
Magische Muster

- Oliver D. sammelt alle Exemplare eines Anzeigenblättchens und sämtliche Werbeprospekte, die über die Jahre in seinen Briefkasten geflattert sind. Das Papier stapelt sich meterhoch in seinem Zimmer. Er befürchtet, bestimmte günstige Angebote zu verpassen, und nimmt sich deshalb vor, dieses Material eines Tages durchzulesen, wozu es aber nie kommt.
- Wenn Helga T. das Haus verlässt, muss sie acht- bis zehnmal Lichtschalter, Herdplatten, die Kaffee-, Spül- und Waschmaschine sowie den Fernseher kontrollieren, um sich zu vergewissern, dass wirklich alles ausgeschaltet ist.
- Sylvia T. denkt, dass ihre Lieblingslederjacke von einem unangenehm wirkenden Kerl beschmutzt wurde, der sie vor einigen Monaten flüchtig im Gedränge berührt hatte. Kurz zuvor habe sie schon das Gefühl gehabt, er habe sie «schmierig» angestarrt. Nun hängt die Jacke bei ihr in einem Türrahmen, und sie muss sich jedes Mal unter ihr wegducken, wenn sie durch die Tür geht, da sie die Jacke auf keinen Fall anfassen, geschweige denn anziehen könnte. Sie befürchtet, dass das Kleidungsstück bei dem kurzen Kontakt mit dem Mann durch Urin, Kot, Speichel oder Sperma verunreinigt sein könnte. Die Jacke wegzuwerfen, kann sie sich auch nicht überwinden. Sie muss jeden Morgen und jeden Abend mindestens zwei Stunden lang duschen und sich etwa fünfzigmal am Tag die Hände

waschen, da sie davon überzeugt ist, sich mit Bakterien infiziert zu haben.

• Die dreiundzwanzigjährige Simone S. arbeitet als Steuerfachgehilfin. Jede Zahl, die sie in ein Formular überträgt, muss sie mehrfach übereinanderschreiben, um ganz sicherzugehen, dass sie korrekt ist, mit der Folge, dass die Ziffern immer dicker und letztlich unleserlich werden. Wenn sie Papiere ordnet, muss sie sie wirklich «haargenau» – im wahrsten Sinne des Wortes – stapeln. Für alle Arbeiten braucht Simone daher die zehnfache Zeit, sodass ihre Kündigung kurz bevorsteht.

• Thomas D. muss morgens als Erstes nach dem Aufstehen alle Gegenstände im Bad ordnen: Die Zahnbürsten müssen exakt nach Länge sortiert werden und absolut gerade liegen, die Shampooflaschen ausgerichtet und die Handtücher zentimetergenau gefaltet und übereinandergelegt werden. Da das Ganze extrem zeitraubend ist, kommt er immer wieder in Konflikt mit seiner Familie, weil er das Bad zu lange blockiert. Erschöpft geht er um Mitternacht ins Bett. Er stellt sich aber den Wecker auf vier Uhr, damit er morgens rechtzeitig wieder damit beginnen kann, seine Zwänge auszuüben.

• Wie bei einem Kinderspiel muss Holger K. Gehwegplatten nach einem bestimmten Muster betreten und darf auf keinen Fall die Ritzen zwischen ihnen berühren. Wenn er dieses Schema nicht einhält, befürchtet er, könnte er in magischer Weise daran schuld sein, dass den Kindern seiner Schwester etwas Schlimmes passiert.

Woran erkennt man eine Zwangsstörung?

Die eben geschilderten Fälle beschreiben Menschen, die von einer unheimlichen inneren Kraft zu Zwangshandlungen gezwungen werden. Sie wissen ganz genau, dass ihre Rituale unsinnig, lächerlich, zeitaufwendig und anstrengend sind. Wenn sie aber willentlich versuchen, von diesen sinnlosen Übungen Abstand zu nehmen, leiden sie unter unerträglichen Ekel- oder Angstgefühlen. Erst wenn der Teppich fünfmal gesaugt ist, alle Türschlösser zehnmal kontrolliert oder die Hände mit der Bürste bis zur blutigen Hautabschürfung geschrubbt sind, finden sie ihre innere Ruhe. Jemand, der nicht unter Zwängen leidet, muss es sich so vorstellen: Man hat in einen frischen Kuhfladen gefasst und verspürt danach den unwiderstehlichen Drang, sich zu reinigen. Ähnlich fühlt sich ein Zwangskranker – nur dass er lediglich einen Türgriff berührt hat. Durch die Zwangshandlungen wird eine übermächtige Spannung reduziert, und folglich werden sie suchtartig wiederholt.

Vielen Fernsehzuschauern sind Zwangssymptome aus der Fernsehserie *Monk* bekannt, in der der Protagonist, der Privatdetektiv Adrian Monk, eine Neigung zu Zwanghaftigkeit und Perfektion hat – was ihm manchmal nützlich ist, wenn er Kriminalfälle aufklärt. Allerdings wird hier die Zwangsstörung nicht deshalb so ausführlich dargestellt, um sie von ihrem Stigma zu befreien, sondern mehr wegen des Unterhaltungswerts der bizarren Obsessionen – die sich aber für den Betroffenen selbst als weitaus weniger ergötzlich darstellen.

Es gibt zudem Menschen, die von Zwangsgedanken geplagt werden, die sich geradezu aufdrängen und von denen man sich kaum ablenken kann. In der Regel haben die Patienten Einsicht in die Unsinnigkeit ihrer Vorstellungen; sie können aber nicht von ihnen loskommen:

- Saskia I. ist von dem Gedanken besessen, dass sie in der Lage wäre, hemmungslos perverse Sexualpraktiken auszuüben, obwohl sie so etwas selbst abstoßend und ekelerregend findet und noch nie in die Tat umgesetzt hat. Sie vermeidet daher jeden Kontakt mit Männern.
- Jochen S. wird nach jedem Weg zur Arbeit von Phantasien gequält, er habe unterwegs unbeabsichtigt einen Fußgänger oder Radfahrer angefahren, ohne es zu merken. Er muss mehrfach den Weg zurückfahren, um sich zu vergewissern, dass dort niemand auf der Straße liegt. Und selbst wenn er auf der Strecke niemanden gesehen hat, plagen ihn weiterhin Bedenken, denn man könnte den Verletzten vielleicht schon abtransportiert haben.
- Ullrich B. befürchtet seit Jahren, dass er in einem Anfall von Wahn-

sinn seine Freundin, die neben ihm im Bett schläft, erwürgen könnte, obwohl er sie über alles liebt. Er sieht keinen anderen Weg, als sich von ihr zu trennen.

Trotz der ständigen Zweifel der Zwangspatienten, dass sie andere Menschen verletzen oder töten könnten, setzen sie ihre Obsessionen nie in die Tat um; alles spielt sich nur in ihren Gedanken ab. Zwar gibt es Mütter oder Väter, die ihre kleinen Kinder töten – diese leiden aber nicht an einer Zwangsstörung, sondern an anderen psychischen Erkrankungen.

Eine Zwangsstörung unterscheidet sich deutlich von einer «zwanghaften Persönlichkeit». Während man bei einer Zwangskrankheit oft massiv beeinträchtigt ist, handelt es sich bei zwanghaften Persönlichkeiten um Menschen, die sehr ordentlich, gewissenhaft, perfektionistisch, manchmal starr, übergenau oder «pingelig» sind. Auf der anderen Seite fehlt es ihnen an Phantasie und Aufgeschlossenheit für Neues. Hierbei handelt es sich nicht um eine Krankheit, sondern es ist ein Persönlichkeitsmerkmal, das sogar gewisse Vorteile haben kann, da in manchen Berufen große Genauigkeit verlangt wird – wenn zwanghafte Menschen etwa als Steuerprüfer, Verwaltungsbeamte, Kassiererinnen im Supermarkt, Lehrer, Mediziner oder Wissenschaftler arbeiten. Sie sind, finanziell gesehen, oft erfolgreich (und manchmal geizig). Sie halten – im Gegensatz zu den Zwangspatienten – ihr Gebaren meist nicht für wesensfremd, sondern für angemessen und gerechtfertigt. Manchmal empfinden sie es aber auch als lästig, dass sie penibel Ordnung halten müssen.

Patienten mit einer Zwangskrankheit dagegen haben im Beruf oft große Probleme. Sie bekommen zum Beispiel Schwierigkeiten, wenn sie wegen ihrer Waschzwänge Stunden zu spät zur Arbeit erscheinen oder bei ihren Tätigkeiten alles unzählige Male kontrollieren, sodass sie ihr Pensum nicht schaffen.

Manche Zwangspatienten beschränken ihren Ordnungszwang auf einen kleinen, überschaubaren Bereich. Obwohl sie stundenlang im Badezimmer alles genau sortieren und zurechtlegen, kann es sein, dass im Rest der Wohnung das totale Chaos herrscht. Eine besondere Form der Zwangsstörung ist das Horten. Unnütze Dinge werden gesammelt und niemals weggeworfen: So finden sich in der Wohnung stapelweise alte Zeitungen, Pappkartons, Plastikverpackungen, Notizzettel, benutztes Geschirr, angebrochene Putzmittelflaschen, alte Schwämme, Elektroschrott, verschimmelte Lebensmittel, Tierkot oder ungeöffnete Post. Man spricht dann von einem «Messie-Syndrom». Bei einigen finden sich zwischen den Müllstapeln, die bis an die Decke gehen, noch Gänge wie in einem Hamsterbau. Diese hortenden Zwangspatienten würden niemals Bekannte zu sich nach Hause einladen. Andere haben ihre Räume so zugebaut, dass sie unbewohnbar sind – sie übernachten dann im Windfang oder im Flur. Es ist nicht Trägheit, die sie daran hindert, auszumisten. Zu ihrem Zwang gehört, dass sie sich nicht von den Gegenständen trennen können und wollen. Auch viele alltägliche Verrichtungen fallen den Messies extrem schwer, wie die Waschmaschine einzuschalten oder Ordnung in Unterlagen zu bringen. Kein Wunder, dass sie immer wieder wichtige Dinge wie Geldbeutel, Ausweis, Kreditkarte oder Schlüssel nicht wiederfinden oder es nicht schaffen, Termine einzuhalten, Rechnungen zu zahlen oder die Post zu erledigen. Eine besondere Form ist das Tierhortungssyndrom, bei der Hunderte von Katzen, Hunden oder Vögeln auf engstem Raum unter unwürdigen Bedingungen gehalten werden.

Eigentlich sind diese Menschen auf der Suche nach dem perfekten Leben. Durch ihren Perfektionismus legen sie sich jedoch völlig lahm, weil sie keine Entscheidungen treffen können. Sie verzetteln sich so auf der Suche nach der totalen Ordnung, dass sie irgendwann angesichts der Sisyphusaufgabe kapitulieren. Wenn dann, wie es oft geschieht, der Vermieter wegen des aufkommenden Gestanks die Wohnung von einem Räumkommando leeren und säubern lässt, verfallen sie in eine Krise. Sie haben das Gefühl, dass ihr Leben auf den Müll geworfen wird.

Nicht alle Messies haben eine Zwangsstörung; es können auch andere Ursachen hinter diesem rätselhaften Symptom liegen.

Test: Zwangsstörung
Ich muss zwanghaft bestimmte Handlungen ausführen oder werde von Gedanken gequält, die sich mir aufdrängen, wie zum Beispiel:

Ich muss mich sehr oft waschen oder duschen – oder ich habe das Gefühl, dass ich mich an Verunreinigungen oder Keimen anstecken könnte.	☐
Ich muss zwanghaft bestimmte Dinge sammeln, die ich eigentlich nicht brauche, wie alte Zeitungen, Werbeprospekte, Verpackungen, defekte Elektrogeräte oder nicht mehr benutzte Kleidung.	☐
Ich muss zwanghaft Dinge sortieren, ordnen oder gerade rücken (wie Bleistifte nach der Länge sortieren).	☐
Ich muss immer wieder Dinge kontrollieren, beispielsweise Lichtschalter, Elektrogeräte oder abgeschlossene Türen.	☐
Ich werde von Gedanken über sexuelle Dinge geplagt, die ich eigentlich verabscheue.	☐
Ich befürchte, dass ich jemand verletzen oder töten könnte, ohne es zu wollen.	☐
Ich habe abergläubische Gedanken, dass ich jemandem schaden könnte, wenn ich bestimmte Rituale nicht ausführe.	☐

Trifft mindestens 1 dieser Beschreibungen auf Sie zu?

☐ **JA**

Ich bin der Meinung, dass diese Handlungen oder Gedanken unvernünftig oder übertrieben sind.

☐ **JA**

Diese Handlungen sind sehr zeitaufwendig, bzw. diese Gedanken beschäftigen mich ständig, sodass ich deutlich in meinem Alltag eingeschränkt werde.

☐ **JA**

Alle 3 Kästchen mit JA beantwortet → Es besteht der Verdacht, dass bei Ihnen eine Zwangserkrankung vorliegt.

WORAN ERKENNT MAN EINE ZWANGSSTÖRUNG?

Wie entsteht eine Zwangsstörung?

Die Ursachen der Zwangsstörung sind nicht ausreichend bekannt. Daher waren sich Psychiater lange uneinig, ob nun Kindheitserlebnisse, Gehirnschädigungen oder andere Gründe daran schuld sind. Hartnäckig hielt sich die Theorie, dass eine zu frühe, zu strenge Sauberkeitserziehung in der Kindheit die späteren Zwangssymptome bedinge. Noch nie hat allerdings jemand versucht, diese Behauptung auf eine wissenschaftliche Basis zu stellen, sodass man von solchen Vermutungen abgekommen ist. Die meisten Befunde sprechen für eine neurobiologische Störung als Auslöser der Zwangsstörungen. Obwohl die meisten Patienten in vielen Bereichen des Lebens durchaus völlig normal denken, scheint ein ausgestanzter Teil des Gehirns eine Störung aufzuweisen. Für eine organische Ursache spricht, dass Antidepressiva, die die Serotoninnervenübertragung verbessern, bei Zwangsstörungen wirken. Auch eine Beteiligung des Dopaminsystems wird vermutet. Außerdem treten Zwangssymptome bei organisch verursachten Erkrankungen auf, etwa bei Gehirnentzündungen, der durch eine Streptokokkeninfektion verursachten *Chorea minor* (Veitstanz) oder dem Tourette-Syndrom, bei dem die Betroffenen Tics haben und zwanghaft unanständige Worte ausstoßen müssen. Auch Kokainmissbrauch kann das Hirn so schädigen, dass Zwangssymptome auftreten. Daher wird vermutet, dass Störungen bestimmter Neurotransmitter die Krankheit verursachen.

Von Zwillingsstudien wissen wir, dass es eine erbliche Komponente gibt. Wenn die Eltern von Zwangspatienten eine Tendenz zu übertriebener Ordnung, Reinlichkeit und Kontrolle hatten, kann das bedeuten, dass diese Eigenschaften durch Erziehung auf die Kinder übertragen werden, aber ebenso können sie allein durch die Gene auf die Kinder übergegangen sein. Hierfür sprechen Zwillingsuntersuchungen, die bei einer kindlichen Zwangsstörung eine Erblichkeit von bis zu 65 Prozent, bei Erwachsenen bis zu 45 Prozent feststellten.[98]

Zwangssymptome sind oft übertriebene Ausdrucksformen von natürlichen Verhaltensweisen. Die Natur hat Lebewesen mit bestimmten automatischen Ritualen ausgestattet, so waschen manche Tiere sich oder ihre Nachkommenschaft. Diese Reinlichkeit dient dem Schutz vor Keimen. Wenn man einen Vogel erschreckt, fängt er danach an, sich zu putzen – ein stereotypes Ritual zum Abbau von Stress. Andere Lebewesen horten und sammeln systematisch Nahrungsmittel, um Hungerperioden zu überstehen. Beim Nestbau oder beim Formationsflug der Vögel kann man einen Hang zur Symmetrie und Ordnungsliebe entdecken. Kaninchen graben ihre Erdbauten sicher nicht, weil ihre Mutter es ihnen so gezeigt hat oder weil sie sich einen Bauplan aus dem Internet heruntergeladen haben, sondern weil sie mit einem entsprechenden vorinstallierten Verhaltensprogramm geboren wurden. Auch die natürliche Barriere, einem anderen Wesen Leid anzutun oder hemmungslos die Sexualität auszuleben, ist im Bauplan des Lebens vorgesehen. Solche Routinesoftware ist bereits vor der Geburt fest im Gehirncomputer abgespeichert. Ausgelöst werden solche automatischen Verhaltensmuster möglicherweise durch die Ausschüttung eines oder mehrerer Hormone. Wenn man herausfinden könnte, welche chemischen Stoffe dafür sorgen, dass Katzen sich lecken, Hamster hamstern und Biber Dämme bauen, hätte man vielleicht den Schlüssel zum Verhalten zwangskranker Menschen.

Drei Zwangsexperten, die aus Indien, Australien und Portugal kommen, unterhalten sich auf einem Kongress. Der Portugiese erzählt, dass er einen Patienten betreue, der ihm folgende Geschichte erzählte: Er befürchte ständig, er habe vielleicht einen Mord begangen, diesen Sachverhalt auf einen Zettel geschrieben und diesen irgendwo liegengelassen, sodass er durch einen Finder der Notiz entlarvt werden könnte. «Die Geschichte kommt mir bekannt vor», sagt der Mann aus Bombay. «Merkwürdig», fügt der Mann aus Sydney hinzu, «solch einen Patienten habe ich auch.» Es ist eigenartig, dass die Beschreibungen der Rituale und Befürchtungen von Zwangskranken über alle Kulturen hinweg immer sehr ähnlich sind. Das lässt darauf schließen, dass bei diesen Erkrankungen bestimmte vorgefertigte Programme ablaufen, die bei jedem Menschen ähnlich angelegt sind. Es scheint so zu sein, dass diese Automatismen bei Zwangskranken sich ihren Weg bahnen wollen und vom Vernunftgehirn nicht ausreichend gebremst werden.

Zwangssymptome haben einen suchtartigen Charakter. Die Menschen fühlen sich durch die Ausübungen ihrer zwanghaften Handlungen erleichtert wie ein Raucher bei seiner ersten Zigarette nach einer langen Bahnfahrt. Obwohl sie wissen, dass ihre Verhaltensweisen unnötig oder sogar schädlich sind, können sie sich nicht zügeln – gleichsam wie ein Alkoholiker, der eine Bierflasche nach der anderen aufmacht. Daher könnte man spekulieren, dass eine Störung im Belohnungssystem oder im endogenen Opiatsystem (siehe S. 29) an der hartnäckigen Zwangskrankheit schuld ist. Dagegen spricht allerdings, dass Zwangskranke meist nicht dazu neigen, Drogen oder Alkohol im Übermaß zu sich zu nehmen. Ein Versuch, bei Zwangskranken das EOS mit Naltrexon, einem Medikament, das dieses System blockiert, auszubremsen, war nicht erfolgreich. Auch diese Tatsache macht es unwahrscheinlich, dass bei Zwangskrankheiten die gleichen biologischen Mechanismen gelten wie bei Suchterkrankungen.

Die häufigsten Irrtümer über Zwangsstörungen

«Eine Zwangsstörung bekommt man, weil in der Kindheit in der Sauberkeitserziehung etwas falsch gelaufen ist.»

• • •

«Menschen, die sehr ordentlich und perfektionistisch sind, haben eine Zwangskrankheit.»

Wie kann eine Zwangsstörung behandelt werden?

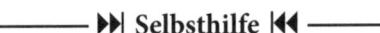 ▶▶◯ **Selbsthilfe** ◯◀◀

▶▶◯ Behalten Sie Ihr Geheimnis nicht für sich. Vertrauen Sie sich einem Arzt oder Psychologen an; er wird Ihnen zur Seite stehen.

▶▶I Die Zwangshandlung hat Ihnen bisher geholfen, unangenehme Gefühle loszuwerden oder einzudämmen. Wenn Sie ohne die
Zwangshandlung leben wollen, müssen Sie eine Durststrecke des
Unwohlseins überwinden. Das Prinzip der Reaktionsverhinderung
kann Sie dabei unterstützen: Es beinhaltet, dass Sie auf die Durchführung der zwanghaften Handlungen wie Kontrollieren, Zählen, Waschen oder Duschen verzichten. Wenn Sie es anstreben, von einer
bestimmten Zwangshandlung Abstand zu nehmen, werden Sie möglicherweise von Ekel oder Angst geplagt. Sie fühlen sich so schlecht,
dass Sie denken, nur durch Ausüben des Rituals wieder ins Gleichgewicht zu kommen. Die wichtigste Methode, sich selbst zu behandeln, besteht darin, dass man sich die Zwangshandlung verkneift und
versucht, den dann entstehenden Widerwillen auszuhalten. Das fällt
am Anfang extrem schwer – aber durch häufiges Üben wird es mit
der Zeit leichter.

▶▶I Um Zwangsgedanken loszuwerden, wenden Sie die Methode des
«Gedankenstopps» an. Wenn diese aufkommen, sagen Sie sich selbst
laut «Stopp», danach lenken Sie Ihre Gedanken möglichst auf etwas
anderes.

▶▶I Die Familie sollte in die Selbsthilfe mit eingebunden werden. So
dürfen auf keinen Fall Angehörige die Zwangssymptome fördern, indem
sie zum Beispiel auf Ihr Verlangen hin bestimmte Rituale mitmachen, um
Ihnen einen Gefallen zu tun. Ihre Angehörigen sollten Sie im Gegenteil
unterstützen, wenn Sie Ihre Zwangshandlungen unterdrücken wollen.

▶▶I Zwangsstörungen lassen sich häufig nicht leicht therapieren, wenn
man nicht alle angebotenen Behandlungsangebote wahrnimmt.

Psychotherapie

Die zierliche Therapeutin Simone Z. sitzt ihrem Patienten Ralf K. gegenüber. Zwischen ihnen, auf dem Schreibtisch der Psychologin, liegt
eine riesige Holzfälleraxt. Ralf K. leidet unter dem Zwangsgedanken,
anderen Menschen, und zwar ausgerechnet solchen, die er gernhat,
mit dieser Axt den Schädel spalten zu müssen. Die Psychologin weiß,
dass Zwangspatienten solche Phantasien niemals real werden lassen.

Nachweis der Wirksamkeit: Zwangserkrankungen		
Behandlung	Wirksamkeit	Leitlinien / Meta-analysen / Studien
Psychotherapie		
Verhaltenstherapie	+	70, 99
Psychoanalyse	?	100
Progressive Muskelentspannung	–	82
Medikamente		
Antidepressiva	+	70, 99, 100
Antipsychotika + Antidepressiva	+	70
Andere Therapien		
EKT	?	99
Neue Therapien		
Magnetstimulation	+/?	70
Tiefenhirnstimulation	+/?	70
Alternative Therapien		
Yoga	+/?	101
Johanniskraut	–	102
Omega-3-Fettsäuren	–	32

Daher hat sie Ralf K. gebeten, die Axt mitzubringen, um ihm zu demonstrieren, dass sie keine Angst vor ihm hat. Dies ist der erste Schritt in der Therapie: Der Klient muss zunächst lernen, seine Gedanken als unbegründet und persönlichkeitsfremd anzusehen.

Viele scheuen sich, ihre Obsessionen preiszugeben, und suchen daher keinen Arzt oder Psychologen auf. Das ist bedauerlich, denn eine Therapie ist aussichtsreich. Zwangskranke können mit einer geeigneten Behandlung ein unbelastetes Leben führen.

Verhaltenstherapie

Wichtige Techniken in der *Verhaltenstherapie*, die die Standardtherapie bei Zwangsstörungen ist, sind die Konfrontation und die Reaktionsverhinderung. Bei der Konfrontation muss ein Patient, der beispielsweise Angst vor Ansteckung durch Keime hat, ein Geländer in einem öffentlichen Gebäude oder sogar einen schmutzigen Toilettensitz anfassen. Verständlich, dass es manche große Überwindung kostet, solche Übungen durchzuführen. Aber nur durch diese Gewöhnung an alltägliche Dinge kann der Teufelskreis der Zwänge durchbrochen werden. Bei der Reaktionsverhinderung wiederum wird etwa das häufige Händewaschen aktiv verhindert. Der Patient muss das Gefühl, beschmutzt zu sein, aushalten lernen. Theoretisch ist den Betroffenen klar, dass es unsinnig ist, sich mehr als einmal die Hände zu waschen – aber es muss auch in der Praxis durchgesetzt werden.

Bei manchen Kranken erfordert es sehr viel Überzeugungsarbeit, damit sie an einer solchen Verhaltenstherapie teilnehmen. Sie befürchten, bei den Übungen zu sehr unter Ekel oder Angst leiden zu müssen. Manche wähnen sogar, dass ihnen auf irgendeine mystische Weise Konsequenzen drohen, wenn sie in der Behandlung darin gehindert werden, ihre Zwänge auszuüben – so befürchten sie, dass Kinder in ihrer Umgebung einen Unfall haben.

Die Wirksamkeit der Verhaltenstherapie bei Zwangsstörungen ist in einigen Vergleichen mit einer «Warteliste» gezeigt worden. In einer Studie war die Behandlung besser als ein Pillenplacebo. Wünschenswert wären noch weitere Untersuchungen, die auch den Effekt im Vergleich zu einem psychologischen Placebo überprüfen.

Andere Psychotherapieformen

Die *Progressive Muskelentspannung* war weniger wirksam als eine Verhaltenstherapie. Es gibt keine kontrollierten Studien zur Behandlung der Zwangsstörung mit *Psychoanalyse*.

Medikamente

In der Regel würde man bei dieser Erkrankung die Therapie mit einem Antidepressivum aus der Gruppe der *SSRI* beginnen. Auch das trizyklische Antidepressivum *Clomipramin* ist sehr wirksam. Die Nebenwirkungsrate ist bei diesem Medikament etwas höher als bei den SSRI; dennoch sollte man es auf jeden Fall ausprobieren, wenn andere Arzneimittel nicht erfolgreich waren. Der Nutzen dieser Antidepressiva ist in zahlreichen Doppelblindstudien nachgewiesen worden, wobei sich der Wirkungseintritt bei hartnäckigen Zwangsstörungen manchmal stark verzögern kann. Daher sollte man die Behandlung nicht vor der achten Woche abbrechen. Wenn die Besserung danach nicht ausreichend ist, sollte man eine höhere Dosierung versuchen. In der Regel ist eine sehr lange Behandlungsdauer erforderlich, das heißt über Monate oder Jahre. Wenn eine Therapie mit Antidepressiva nicht gewirkt hat, werden häufig zusätzlich *Antipsychotika* gegeben.

Elektrokonvulsionstherapie (EKT)

Obwohl man davon ausgeht, dass sich die meisten Zwangsstörungen durch eine Elektrokonvulsionstherapie nicht bessern, haben Psychiater in verzweifelten Fällen versucht, diese Methode anzuwenden. In Einzelfällen war man dabei erfolgreich. Es gibt aber keine kontrollierten Studien. Die EKT kann vor allem bei Symptomen helfen, die durch die Begleiterkrankungen der Zwangsstörung entstehen, wie zum Beispiel Depressionen. Zu den Risiken siehe S. 70.

Neue Therapien

Leider sind Fälle von Zwangserkrankungen, bei denen wirklich alles vergeblich war – mehrjährige stationäre sowie ambulante Psychotherapien, sämtliche gängigen Medikamente und auch «alternative» Methoden –, nicht selten. Es gibt einige Arzneimittel, für die keine Zulassung für die Behandlung einer Zwangsstörung besteht oder die noch nicht ausreichend in klinischen Studien auf ihre Wirksamkeit geprüft worden sind. Spezielle Fachleute könnten solche Therapien durchführen, wenn andere Behandlungsversuche gescheitert sind. Nach offenen Studien konnten mit dem Antipsychotikum *Aripiprazol*, dem Demenzmittel *Memantin* sowie mit *Riluzol*, einem Mittel gegen die Nervenkrankheit Amyotrophe Lateralsklerose (ALS), gewisse Erfolge erzielt werden. Einige Therapien, die bei Zwangserkrankungen ausprobiert wurden, müssen als sehr experimentell bezeichnet werden. In offenen Studien wurde *Nikotinkaugummi* getestet, außerdem die Mittel *Cyproteron* und *Triptorelin*, die normalerweise zur Dämpfung sexueller Übererregtheit bei Triebtätern oder bei weiblichem Haarausfall verordnet werden. Sogar das Halluzinogen *Psilocybin*, das in «Zauberpilzen» wie den Spitzkegeligen Kahlköpfen, Düngerlingen, Risspilzen oder Kubanischen Träuschlingen vorkommt, wurde versuchsweise angewendet.[70]

Magnetstimulation

Wie bei Depressionen werden auch bei Zwangsstörungen in manchen Universitätszentren Magnetstimulatoren eingesetzt (zur Beschreibung der Technik siehe S. 72). Das Problem ist, dass man nicht weiß, wo im Gehirn der Zwang entsteht und wohin man die Spule halten soll, damit die Methode wirkt. Daher erfordert es wohl noch viele Experimente, um den genauen Ort für die Stimulation zu erkunden. In zwei kontrollierten Studien war die Magnetstimulation nicht wirksam, in einer dritten sah man einen Teilerfolg. Wenn weitere Studien positive Ergebnisse zeigen, könnte dieses Verfahren in Zukunft eine Alternative darstellen, zumal es nur mit minimalen Nebenwirkungen behaftet ist.

Gehirnchirurgie

Da das Leben für die Menschen mit unbehandelbaren Zwangserkrankungen oft unerträglich ist, haben Ärzte oft auch über drastische Methoden nachgedacht, wie sie ihren Patienten helfen können. Gehirnoperationen wurden früher in Einzelfällen vorgenommen. Dabei wendete man die Stereotaxie an, eine Methode, bei der der Kopf in einem Gestell fixiert wird, durch das das Lasermesser millimetergenau geführt werden kann. Dabei wurden Bahnen durchtrennt, von denen man annahm, dass sie für die automatischen Programme verantwortlich waren, die sich ungebremst gegen das Vernunftgehirn durchsetzen wollen. Etwa einem Drittel der Patienten ging es nach der Operation besser. Manche bekamen allerdings schwere Nebenwirkungen wie etwa Krampfanfälle oder Persönlichkeitsveränderungen, wiesen bleibende Hirnschäden auf oder starben durch Suizid. Viele Psychiater lehnen daher heute eine solche Behandlung ab; folglich werden solche Eingriffe nur noch selten durchgeführt.

Tiefenhirnstimulation

In einigen, nicht kontrollierten Studien wurde die Tiefenhirnstimulation (THS; zur Beschreibung der Methode siehe S. 74) bei Zwangspatienten angewendet. Obwohl die Elektroden in diversen Untersuchungen an ganz unterschiedlichen Stellen eingeführt worden waren, berichtete man in vielen Fällen von einer Besserung. Bei manchen dieser Versuche wurde kontrolliert, ob dies nicht auf einem Placeboeffekt beruht. Um das herauszufinden, schaltet man die Sonde an und ab, ohne dass der Patient oder der beurteilende Arzt weiß, wann das geschieht. Nur wenn die Wirkung bei angeschalteter Sonde stärker ist als im ausgeschalteten Zustand, gilt sie als nachgewiesen. Dies ist mit einer Gehirnoperation verbunden. Selbst wenn dabei nichts herausgeschnitten wird und die Elektrode bei Problemen wieder entfernt werden kann, so ist das Öffnen des Schädels immer mit einer Gefahr verbunden. Bei einzelnen Patienten kam es zu schweren Nebenwirkungen, beispielsweise zu Gehirnblutungen, Krampfanfällen oder Entzündungen. Daher wird die THS kontrovers diskutiert. Auch wenn die Wirkung in kontrollierten Studien nachgewiesen wurde, hat man bisher nur sehr wenige Patienten damit behandelt. Die neue Technik befindet sich also noch im Experimentierstadium, könnte aber in Zukunft eine Option darstellen.

Alternative Therapien

In einer sehr kleinen Studie half *Kundalini Yoga* besser gegen Zwangssymptome als eine Entspannung mit *Mindfulness-Meditation*. *Johanniskraut* und *Omega-3-Fettsäuren* waren nicht wirksam.

Umgang mit Psychiatern
Psychiater erklären normale Menschen für psychisch krank

Für Psychiater scheint die Devise zu gelten: «Niemand ist normal, man ist höchstens schlecht durchuntersucht.» Man wirft ihnen vor, dass sie nonkonformistisches Verhalten oder ungewöhnliche Lebensentwürfe leichtfertig zu einem psychopathologischen Phänomen erklären.

Aber ist nicht das sogenannte normale Verhalten total verrückt? Wenn man im Fernsehen sieht, wie schrille Figuren in Nachmittagstalkshows ein Gebaren hinlegen, das hundert Punkte auf dem Bizarrometer verdient, um ein Millionenpublikum mittels «Fremdschämen» zu unterhalten, ist das normal. Wenn ein Fußballspieler mehr verdient als tausend Universitätsprofessoren, wird das als normgerecht angesehen. Wenn die Klingeltongeneration jährlich eine Milliarde Euro für ein zweifelhaftes Vergnügen ausgibt, ist das nicht abnorm. Wenn It-Girls zu Stilikonen gemacht werden, ist das nicht verrückt. Wenn Frauen, bei denen alles, was schön ist, angeklebt oder aus Silikon geformt ist, allein deshalb berühmt werden, gehört das nicht in den Bereich des Wahnsinns. Wenn die Massen Politikern wie Hitler zujubeln, die sie ins Verderben stürzen, ist das (erst einmal) normal. Zur Norm rechnen sich auch Religionsgemeinschaften, die glauben, dass nur sie in den Himmel kommen und alle anderen nicht. Wie gesund ist eigentlich normal? Sollten die Psychiater nicht einmal versuchen, dieses Normverhalten zu behandeln? «Normal ist leichter Schwachsinn», formulierte einst der Psychiater Karl Wilmanns (1873–1945) in Hinblick auf die Intelligenz.

Wir müssen uns davon lösen, Menschen in psychisch Kranke und Normale einzuteilen. Wenn jemand eine schwere Herzerkrankung hat, gilt er dennoch als normal. Nicht normal ist es dagegen, ein seelisches Leiden zu haben. Wir müssen uns von der Meinung trennen, dass eine psychiatrische Krankheit etwas Anstößiges oder Peinliches ist und dass sie in den meisten Fällen auch noch selbstverschuldet ist. Das kann man am besten dadurch erreichen, indem man offen über psychische Krankheiten spricht. In den USA gibt es Prominente, die sich in Werbekampagnen von Selbsthilfegruppen als psychisch Kranke offenbaren und somit zur Entstigmatisierung dieser Erkrankungen beitragen. Bei uns dagegen wird sogar dann, wenn ein Prominenter offensichtlich psychisch krank ist, versucht, sein Verhalten als eine weite Auslegung von normal zu interpretieren, anstatt ehrlich zu sagen, dass er ein seelisches Problem hat. Unsere Helden dürfen nicht an Depressionen, Sucht oder Borderline-Störungen leiden.

Kapitel 12

POSTTRAUMATISCHE BELASTUNGSSTÖRUNG

Nach der Katastrophe

Die einundzwanzigjährige italienische Studentin Giulia C. machte auf meiner Station in der psychiatrischen Klinik ein Praktikum. In einer warmen Sommernacht um drei Uhr ging sie nach einer Feier mit Freunden allein durch einen kleinen Park nach Hause. Plötzlich sprang ein untersetzter, mit einer dunklen Lederjacke bekleideter Mann aus dem Gebüsch. Der kleine, drahtige Mittdreißiger stank extrem nach Alkohol. Er ergriff Giulia, zerrte sie hinter einen Baum, verschloss ihren Mund mit einem Paketband, riss ihr das Kleid vom Leib, vergewaltigte sie und drückte ihr den Hals zu, bis sie das Bewusstsein verlor. Ein paar Minuten später kam sie wieder zu sich. Der Täter würgte sie erneut, bis ihr wieder die Sinne schwanden. In diesem Moment tauchten drei Studenten auf, worauf der Vergewaltiger von Giulia abließ und davonrannte.

Man brachte sie in ein Krankenhaus. Aschfahl lag sie im Bett, mit geschwollenem Gesicht und rot und blau verfärbten Würgemalen am Hals. Eine Polizistin saß bei ihr. Trotz ihrer schlechten Verfassung gelang es Giulia, eine Zeichnung des Täters anzufertigen. In den letzten Wochen hatte es sechs Vergewaltigungen in der Stadt gegeben, und ihre Beschreibung des Mannes entsprach denjenigen, die andere Opfer gegeben hatten. In den nächsten Nächten patrouillierten Polizisten in Zivil in der Nähe des Tatorts, in der Hoffnung, dass der Täter erneut an der gleichen Stelle ein Opfer suchen werde. In der dritten Nacht erkannte ein Polizist den Mann – aufgrund der genauen Zeichnung von Giulia. Eine polizeiliche Überprüfung ergab, dass der Gefasste in seinem Heimatland Lettland mindestens dreißig Frauen missbraucht hatte, und drei davon mussten mit ihrem Leben bezahlen. Er wurde zu einer lebenslänglichen Gefängnisstrafe verurteilt.

Ein paar Jahre später traf ich Giulia zufällig auf einem Kongress in Rom. Sie war inzwischen Ärztin für Psychiatrie geworden – wie ihr Vater, der Professor für forensische Psychiatrie war, also derjenigen Richtung, die sich mit psychisch kranken Straftätern, darunter Vergewaltigern, beschäftigt. Ich fragte sie, ob sie nach dem Vorfall eine posttraumatische Belastungsstörung entwickelt habe. Nein, sagte sie, sie sei zwar etwas vorsichtiger geworden und denke manchmal mit Grauen an das Geschehen zurück, aber sie leide nicht an Albträumen, depressiven Symptomen oder Angst vor Männern und blicke zuversichtlich in die Zukunft.

Diese Geschichte zeigt, dass nicht alle Menschen, die ein schreckliches Trauma erfahren, in der Folge an einer posttraumatischen Belastungsstörung (PTBS) leiden. Es gibt Menschen, die nach einem Unfall ein Bein verloren oder querschnittsgelähmt blieben und die trotzdem ihren Lebensmut behielten, während andere nach Katastrophen, Kriegsereignissen, einer schweren Erkrankung oder dem Verlust eines Kindes zerbrechen und sich nie wieder erholen.

Die Lehrerin Renate S. betritt den Klassenraum. Sie wundert sich über die gespannte Stille, die im Klassenzimmer herrscht, da sie es eigentlich gewohnt ist, dass die Schüler in der Pause einen Höllenlärm verursachen. Sekunden später wird ihr klar, warum. Sie setzt sich auf ihren Sitzplatz – und kracht zu Boden. Ein Schüler hatte den Stuhl der Lehrerin angesägt. Während die Klasse vor Lachen brüllt, durchschießt ein stechender Schmerz ihren Rücken. Vor zwei Jahren hatte sie sich bei einem Sportunfall das Steißbein gebrochen – und jetzt war sie sich sicher, dass es erneut zu einer Fraktur gekommen war.

Sie wurde zum Röntgen ins Krankenhaus gefahren. «Nichts gebrochen», sagte der Arzt, als er das Röntgenbild in der Hand hielt.

Renate S. hätte sich jetzt eigentlich beruhigen können, denn außer einem Bluterguss hatte sie tatsächlich keine weiteren Verletzungen davongetragen. Aber in den Wochen nach dem Vorfall verschlechterte sich ihre Stimmung zusehends. Sie litt unter großer Angst, in die Schule zurückzukehren; schon morgens wachte sie mit Zittern und Angstschweiß auf. Ständig musste sie über den Vorfall nachdenken, und sie grübelte, welche Übeltaten sich die Schüler als Nächstes ausdenken würden. Albträume quälten sie in der Nacht, und auch tagsüber drängten sich ihr immer wieder Gedanken an das Ereignis auf, ohne dass sie sich dagegen wehren konnte. Sie ließ sich krankschreiben. Auch zwei Jahre nach dem Geschehen war sie noch nicht in der Lage, zur Arbeit zurückzukehren. Sie war bereits bei zwei verschiedenen Psychotherapeuten gewesen, ohne dass diese ihr helfen konnten.

Dieses Beispiel zeigt, dass sich eine posttraumatische Belastungsstörung auch nach einem eher geringfügigen Trauma entwickeln kann. Ob sich diese Symptome zeigen oder nicht, hängt von verschiedenen Faktoren ab – natürlich auch von der Schwere des Traumas, aber ebenso von ihrer Art. So kommt es nach Vergewaltigungen in bis zu 50 Prozent, bei Naturkatastrophen bis zu 40, bei Kriegshandlungen bis zu 20 und bei Unfällen in etwa zehn Prozent zu einer PTBS. Durchschnittlich entwickeln etwa 15 Prozent der Menschen, die ein vergleichbar schweres Trauma erlitten haben, eine posttraumatische Störung. Es ist dabei weiterhin entscheidend, inwieweit man nach einem solchen Ereignis von anderen Personen, von Angehörigen oder Freunden, unterstützt wird.

Es gibt Menschen, die schon vor dem Ereignis psychisch labil waren oder an Depressionen oder Angsterkrankungen litten. Sie bekommen die Symptome der PTBS häufiger in voller Ausprägung, während seelisch stabile Personen bemerkenswert gut mit schweren Traumata umgehen können. Es kann sogar von einem genetischen Faktor ausgegangen werden, der bestimmt, ob jemand eher dazu neigt, eine solche Störung zu entwickeln.

Manche Menschen werden nicht einmal, sondern immer wieder

traumatisiert: Eine Frau wird von ihrem Mann ständig geschlagen und vergewaltigt, ihr Sohn wird straffällig, die Tochter nimmt Drogen, und dann wird bei ihr selbst zu allem Überfluss auch noch Brustkrebs diagnostiziert. Solche dauerhaften Belastungen erhöhen das Risiko für eine PTBS ebenso wie unkontrollierbare, unregelmäßig und unerwartet auftretende Schicksalsschläge. Auch kommt es bei Frauen leichter zu einer derartigen Erkrankung als bei Männern. Besonders häufig entstehen posttraumatische Belastungsstörungen nach einem sexuellen Missbrauch. 2008 gab es in Deutschland 56 784 angezeigte «Straftaten gegen die sexuelle Selbstbestimmung».[103] Darunter waren etwa 12 000 Fälle von sexuellem Missbrauch von Kindern und 7000 Vergewaltigungen von erwachsenen Frauen. 6000 Menschen wurden wegen Besitzes von Kinderpornographie angeklagt und 8000 wegen Exhibitionismus. Und bei all diesen Straftaten muss man von einer hohen Dunkelziffer ausgehen. Die Opfer sexuellen Missbrauchs sind meist zwischen vierzehn und einundzwanzig. Missbrauchte Kinder und Jugendliche teilen sich ihren Eltern aus Scham oder Furcht vor einer Strafe nicht mit, und Mütter stellen sich manchmal schützend vor Inzesttäter, aus Angst um ihr eigenes Wohlergehen. Opfer und Täter kennen sich in 50 Prozent der Fälle. Ganz besonders häufig wird sexuelle Gewalt in der Ehe unter den Tisch gekehrt. Viele betroffene Frauen verzichten auf eine Anzeige aus dem Gefühl der Schande heraus, aus Angst vor weiterer Gewalt oder aus Rücksicht auf ihre Kinder.

Sexueller Missbrauch hinterlässt schwere Narben in der Seele. Noch viele Jahre später, manchmal ein ganzes Leben lang, leiden die Betroffenen unter den Folgen. Sie haben nicht selten Probleme in Partnerschaften, und ein erfülltes Sexualleben bleibt ihnen versagt. Sogar Schuldgefühle plagen die Opfer.

Test: Posttraumatische Belastungsstörung

Ich habe ein schweres Unglück oder eine Bedrohung erlebt (Autounfall, Todesfall, Krieg, Raub, Vergewaltigung, Feuer, Naturkatastrophen), wobei ich selbst betroffen war, oder es ging dabei um nahestehende Menschen. Als Folge davon leide ich unter diesen Symptomen:

Ich habe ständig wiederkehrende Gedanken an das Unglück, die sich förmlich aufdrängen.	☐
An bestimmte wichtige Dinge im Zusammenhang mit dem Unglück kann ich mich nicht erinnern.	☐
Ich habe Schlafstörungen oder Albträume über das Unglück.	☐
Ich vermeide alles, was mit dem Unglück zusammenhängt (zum Beispiel Autofahren).	☐
Ich fühle mich depressiv, leer oder abgestumpft; ich habe viele meiner Interessen verloren. Der Kontakt zu Freunden oder Angehörigen ist viel weniger geworden als früher.	☐
Ich bin oft nervös, unruhig, ängstlich; ich fahre leicht aus der Haut.	☐
Ich fühle mich durch das Unglück deutlich in meinem Leben beeinträchtigt.	☐

Treffen mindestens 3 dieser Symptome auf Sie zu?	■ JA Es besteht der Verdacht, dass bei Ihnen eine posttraumatische Belastungsstörung vorliegt.

Woran erkennt man eine posttraumatische Belastungsstörung?

Die Symptome einer PTBS sind charakteristisch. Die Betroffenen werden von wiederkehrenden Nachhallerinnerungen an das Unglück gequält, die man nicht verdrängen kann. Man geht allem aus dem Weg, das einen an das Schrecknis erinnert. So meiden Menschen, die einen furchtbaren Verkehrsunfall erlitten haben, das Autofahren, oder sie umgehen die Gegend, in der ihnen das Verhängnis widerfahren ist. Im Schlaf werden sie von Träumen gepeinigt, in denen das unselige Geschehen eine Rolle spielt. Manche Menschen fühlen sich ausgebrannt und hohl – oder sie stumpfen völlig ab und zeigen wenig Interesse am Schicksal anderer Menschen. Panikattacken, übertriebene Ängstlichkeit oder eine niedergeschlagene Stimmung beeinträchtigen das Lebensgefühl. Viele versuchen, ihre schrecklichen Erinnerungen durch Alkohol zu verdrängen.

Im Volksmund spricht man dann oft von Depressionen. Das ist aber nicht das Gleiche, denn Letztere entstehen nicht unbedingt durch belastende Ereignisse, und die Symptome sehen grundsätzlich anders aus als bei der PTBS.

Wie kann eine posttraumatische Belastungsstörung behandelt werden?

In den meisten Fällen klingt eine PTBS mehrere Monate nach dem Ereignis von selbst ab. Wenn aber die Symptome schon viele Jahre bestehen, kann diese Form der seelischen Störung eine Herausforderung für die Psychologen oder Psychiater darstellen. Manchmal braucht es dann viele Monate oder Jahre, bis man in der Behandlung Erfolge erzielt. Mit etwas Hartnäckigkeit kann man aber auch die schwereren Fälle in den Griff bekommen.

Nachweis der Wirksamkeit: Posttraumatische Belastungsstörung		
Behandlung	Wirksamkeit	Leitlinien / Meta-analysen / Studien
Psychotherapie		
Verhaltenstherapie	+	70, 104, 105
Psychoanalyse	+/?	106
EMDR	+/−	107–113
Progressive Muskelentspannung	+/−	82
Medikamente		
Antidepressiva	+	70, 104, 105
Antipsychotika	+	70
Lamotrigin	+/?	70
Prazosin	+/?	70
Neue Therapien		
Magnetstimulation	+/?	105, 114

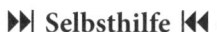 **Selbsthilfe** ◀◀

▶▶ Bei manchen seelischen Erkrankungen ist es durchaus sinn-voll, sich mit angstauslösenden Situationen zu konfrontieren. Dieses Prinzip kann man aber nicht ohne weiteres auf die posttraumatischen Belastungsstörungen übertragen. Nach allem, was man weiß, ist es wahrscheinlich besser, sich nicht allzu intensiv im Rückblick mit einem Trauma auseinanderzusetzen. Also kann man Ihnen den Rat geben: Vergessen Sie, was passiert ist, auch wenn es schwerfällt. Man kann die Zeit nicht zurückdrehen. Es ist besser, den Blick nach vorn zu rich-ten.

▸▸◖ Versuchen Sie nicht, sich in Ihrem Leben einzuschränken. Kehren Sie zur Normalität zurück. Ziehen Sie sich nicht von Ihren Mitmenschen zurück.

▸▸◖ Wenn Sie in einer Selbsthilfegruppe sind, sollten Sie darauf achten, dass sich die Teilnehmer in den Gesprächen nicht gegenseitig mit schrecklichen Ereignissen belasten oder Sie selbst durch die Wiedererinnerung an das Trauma beeinträchtigt werden.

Psychotherapie

Verhaltenstherapie

Die Standardpsychotherapie für die PTBS ist die Verhaltenstherapie. Personen, die schlimme Erlebnisse hatten, brauchen viel Verständnis und menschliche Wärme. Bei dieser Behandlungsform hilft man ihnen auch bei der Lösung aktueller Probleme, die häufig Folgen des Traumas sind, dazu können Verlust des Arbeitsplatzes, finanzielle Sorgen und die Einschränkung sozialer Aktivitäten zählen. Es wird versucht, die sich aufdrängenden Erinnerungen an das Ereignis mit der «Gedankenstopp»-Technik in den Griff zu bekommen. Das heißt, dass man sich zum Beispiel laut «Stopp!» sagt, wenn man durch Grübelzwänge gequält wird. Wenn jemand seinen Spielraum durch starkes Vermeidungsverhalten eingeschränkt hat, wird er in der Therapie behutsam in sein früheres Leben zurückgeführt. Und Ängste und Depressionen werden wiederum durch spezielle verhaltenstherapeutische Techniken angegangen. Manche Patienten machen sich ungerechtfertigte oder übertriebene Schuldvorwürfe. Eine Mutter, die ihr Kind bei einem Autounfall verloren hat, wirft sich vor: «Hätte ich doch nicht zugelassen, dass mein Sohn den Führerschein macht.» Eine Frau, die vergewaltigt wurde, gibt sich selbst die Schuld, dass sie nicht vorsichtig genug war, oder sie denkt gar, dass sie den Täter in irgendeiner Form gereizt hat. Diese unangemessenen Selbstvorwürfe werden in der Therapie korrigiert. Wenn sich Menschen mit einer PTBS zurückziehen oder sogar misstrauisch gegenüber anderen werden, versucht man sie in der Behandlung zu ermutigen, sich wieder in das normale Leben zu integrieren und ihre Selbstachtung und Würde zurückzugewinnen.

Die Therapie findet günstigerweise im Hier und Jetzt statt, ohne den Blick zurück

Die Verhaltenstherapie war in mehreren Studien wirksamer als eine Wartelistenbedingung – und in den meisten Untersuchungen besser als ein psychologisches Placebo.

Es wird heute davon ausgegangen, dass eine Konfrontationsbehandlung, wie zum Beispiel das Zeigen von Kriegsfilmen, um die PTBS bei Exsoldaten zu therapieren, nicht nur unwirksam ist, sondern die Störung dadurch sogar verschlimmern kann. Auf diese Weise können die Betroffenen für unangenehme Erinnerungen erst sensibilisiert werden. Daher muss man von einer solchen Konfrontation abraten. Die Natur hat uns mit der Gabe ausgestattet, schwere Belastungen zu verdrängen und zu vergessen. Wenn man durch Aufrollen des Traumas versucht, diesen natürlichen Schutzmechanismus außer Kraft zu setzen, kann es sein, dass die Qual der Betroffenen sogar noch verstärkt wird.

Nach großen Zugunglücken, Massenkarambolagen und ähnlichen Katastrophen wird oft medienwirksam gefordert, dass ausnahmslos alle Betroffenen unmittelbar eine Psychotherapie beginnen sollen, damit sich eine posttraumatische Belastungsstörung gar nicht erst entwickelt. Diese vorsorgliche Soforttherapie wird «Debriefing» genannt. Auch wenn nur bei einem kleinen Teil aller Betroffenen nach einer Katastrophe eine solche Störung auftritt, erschien dies zunächst sinnvoll. Man führte daher Untersuchungen durch, um herauszufinden, ob eine solche prophylaktische Psychotherapie eine PTBS verhindern kann. Aber die wissenschaftlichen Ergebnisse gingen überraschenderweise in die andere Richtung. Die meisten Studien zeigten, dass es am Ende denjenigen Menschen besserging, die eine vorsorgliche Behandlung nicht erhalten hatten. So wurde den 665 freiwilligen Helfern nach einem ICE-Zugunglück von Eschede im Juni 1998, bei dem 101 Menschen starben, eine psychologische Betreuung angetragen. Diejenigen, die das Angebot annahmen, hatten nachher eine höhere Wahrscheinlichkeit, eine PTBS zu bekommen.[115] Ähnliches fanden Wissenschaftler der Universität von Wales heraus, die 110 Brandopfer untersuchten. Die eine Hälfte wurde psychologisch behandelt, die andere nicht. Sechzehn der psychologisch behandelten Patienten entwickelten eine PTBS – aber nur vier in der Kontrollgruppe.[116] Da sich solche negativen Berichte häuften,[117] verzichtet man heute weitgehend auf ein Debriefing. Das soll natürlich nicht heißen, dass Menschen nach schrecklichen Unglücken nicht von ihren Ärzten und Psychologen jede erdenkliche Unterstützung und Anteilnahme erhalten müssen, aber man soll die Auseinandersetzung mit dem Trauma nicht erzwingen und stattdessen auf die Heilkräfte der Seele bauen. Eine natürliche Reaktion der Seele besteht darin, die Belastung zu vergessen, zu verdrängen und die Gedanken davon abzulenken.

Psychoanalyse

In der psychoanalytischen Therapie spricht man sehr viel über die Vergangenheit. Dabei werden fast alle psychischen Störungen generell als Folge einer Art Traumatisierung in den frühen Kindheitsjahren angesehen, wobei nicht nur schwere Erschütterungen wie der Tod der Mutter oder ein sexueller Missbrauch, sondern auch weniger einschneidende Ereignisse wie ein Umzug der Familie oder die Geburt eines Geschwisterkinds als bedeutsam angesehen werden. Man geht davon aus, dass bestimmte Widrigkeiten verdrängt und im Unterbewusstsein abgespeichert werden, wo sie durch die Analyse nach Jahren wieder aufgespürt werden müssen, um aufgetretene Krankheitssymptome zu bessern. Das heißt, dass der Analytiker auch nach emotionalen Belastungen sucht, die dem Patienten gar nicht gegenwärtig sind, wobei bestimmte Äußerungen oder Träume gedeutet werden. Allerdings beobachtete man bei Menschen, die ein tatsächliches Trauma erlebt hatten, praktisch nie so etwas wie eine Verdrängung ins Unbewusste – die Betroffenen konnten sich nur allzu lebhaft an das belastende Ereignis erinnern.[118] Von einer posttraumatischen Belastungsstörung sollte man daher nur reden, wenn ein belastendes Ereignis tatsächlich stattgefunden hat und der Betroffene es auch erinnert.

Traditionell hat sich die Psychoanalyse nicht speziell mit der PTBS im eigentlichen Sinne beschäftigt, da bei ihr mehr oder weniger alle Krankheiten als eine Art posttraumatische Belastungsstörung angesehen werden. Vielleicht gibt es deswegen nur eine kontrollierte Studie zur Behandlung der PTBS mit Psychoanalyse. Hier zeigte sich im Vergleich zu einer Warteliste eine bessere Wirkung.[106] Wünschenswert wären weitere Untersuchungen, die sie mit einem psychologischen Placebo oder mit der etablierten Verhaltenstherapie vergleichen.

EMDR

Die EMDR-Methode (siehe S. 353 f.) wurde ursprünglich für die Behandlung der posttraumatischen Belastungsstörung entwickelt. Die amerikanische Psychologin Francine Shapiro bemerkte eines Tages beim Spaziergang in einem Park, dass bedrückende Gedanken, die sie aufgrund einer Krebserkrankung hatte, plötzlich verschwunden waren, und führte dies auf ihre Augenbewegungen zurück, die durch das Wechselspiel von Licht und Schatten, bedingt durch Sonnenstrahlen, die durch die Bäume fielen, verursacht waren. Daraufhin entwickelte sie das Konzept des EMDR: Während der Therapeut seine Finger im seitlichen Blickwinkel des Patienten kreisen lässt, soll das Trauma durchgespielt und verinnerlicht werden. Durch das Verfolgen der Bewegung mit den Augen soll es besser gelingen, das belastende Ereignis zu verarbeiten. Wie das gehen soll, leuchtet nicht unmittelbar ein. Dennoch erfreut sich die Methode großer Beliebtheit.

Zwar zeigen einige Untersuchungen einen Unterschied zu einer Kontrollgruppe. Es ist aber aufgrund dieser Studien nicht klar, ob die EMDR-Methode nur einfach deswegen positive Ergebnisse aufzeigt, weil mit dem Patienten ein Gespräch stattfindet, während die Fingerübungen nur den esoterisch angehauchten Background liefern, um leichtgläubigen Menschen einen Unterschied zu einer normalen Gesprächstherapie vorzuspiegeln. In manchen Tests war die EMDR-Methode jedoch überhaupt nicht wirksam oder weniger effektiv als eine Verhaltenstherapie.

Progressive Muskelentspannung

Die Progressive Muskelentspannung war bei der PTBS zwar besser wirksam als eine Warteliste, aber weniger als eine Verhaltenstherapie.

Medikamente

Es gibt kein Medikament, das für die Behandlung einer PTBS zugelassen ist. Dennoch ist die Wirkung von Antidepressiva wie den *SSRI* und *SNRI* in zahlreichen kontrollierten Studien nachgewiesen. Oft tritt sie erst nach mehreren Wochen ein. Andere Antidepressiva wie das trizyklische Antidepressivum *Amitriptylin* oder *Mirtazapin* zeigten in einzelnen kontrollierten Untersuchungen einen Effekt, ebenso wie *Antipsychotika* und das stimmungsstabilisierende Medikament *Lamotrigin*. Das Blutdruckmittel *Prazosin* wirkte sich positiv auf Albträume aus, nicht aber unbedingt auf die anderen Symptome der PTBS.

Neue Therapien
Medikamente

Es kommt vor, dass Menschen mit einer schweren PTBS nach langen Psychotherapien und dem Ausprobieren zahlreicher Medikamente noch immer nicht von ihren quälenden Symptomen befreit sind. Für sie gibt es einige Mittel, die bisher nur in offenen Studien getestet wurden. Dazu gehören *Antidepressiva* wie Citalopram, Escitalopram, Fluvoxamin, Moclobemid und Venlafaxin. Erfolge sah man auch mit *Antipsychotika* wie Quetiapin und Olanzapin, *Epilepsiemitteln* wie Phenytoin, Carbamazepin, Gabapentin, Lamotrigin oder Topiramat und schließlich mit dem *Demenzmittel* Memantin. Alle diese Medikamente werden normalerweise bei anderen Erkrankungen eingesetzt; daher kennt man ihre Nebenwirkungen. Sie sollten allerdings bei der posttraumatischen Belastungsstörung nur von Fachärzten mit Erfahrung in diesem Gebiet eingesetzt werden; der Erfolg ist nicht garantiert.

Magnetstimulation

In einer kontrollierten Studie war die Magnetstimulation wirksam. Allerdings sollte man noch weitere Untersuchungen abwarten, bevor allzu große Hoffnungen in diese Therapie gesetzt werden.

Kapitel 13
BORDERLINE-STÖRUNG
Über die Grenzlinie

Woran erkennt man eine Borderline-Störung?

Fallbeispiel Borderline-Störung

Janine Z. (26) wird in die chirurgische Notfallaufnahme gebracht, nachdem sie sich mit einer Rasierklinge an beiden Unterarmen zahlreiche tiefe Schnittverletzungen zugefügt hat. Ihre Wunden werden genäht. Der herbeigerufenen Psychiaterin begegnet sie zunächst abweisend und mürrisch; sie macht keine Anzeichen, ihr Hilfsangebot anzunehmen. Dann erzählt sie, dass es einen handgreiflichen Streit mit ihrer lesbischen Freundin gegeben habe, die mit Trennung drohte. Danach habe sie einen unheimlichen, unabweisbaren Druck verspürt, sich zu verletzen. Und erst als das erste Blut floss, habe sie sich erleichtert gefühlt.

Sie sei in verschiedenen Heimen aufgewachsen, da ihre Mutter eine Alkoholikerin sei und nicht für ihre drei Kinder von drei verschiedenen Männern habe sorgen können. In einem Heim sei sie von einem Erzieher sexuell missbraucht worden. Sie habe ihn aber aus Angst nicht angezeigt. Ihre Mutter habe ihr damals nicht geglaubt. Mit vierzehn Jahren habe sie eine schwere Magersucht entwickelt. Später habe sie auch Kontakt zur Drogenszene bekommen. In den letzten Jahren sei sie ständig von einer Klinik zur anderen gezogen. Oft habe sie Suizidversuche begangen, da das Leben nicht zum Aushalten sei. Regelmäßig verletze sie sich selbst, wenn sie unter Stress leide.

Sie wird in eine Spezialstation für Patienten mit Borderline-Störungen aufgenommen. Dort wird eine Dialektisch Behaviorale Therapie durchgeführt. Zusätzlich erhält sie das Medikament Naltrexon, wodurch es ihr leichter fällt, auf die Selbstverletzungen zu verzichten. Nach zwei Monaten kann sie deutlich gebessert entlassen werden und beginnt eine Lehre als Goldschmiedin.

An normalen Tagen, ohne dass etwas Besonderes passiert ist, leiden Menschen mit einer Borderline-Störung unter unerträglichen Leeregefühlen, Unlust, Spannungszuständen oder der Empfindung, dass sie gar nicht da sind. «Wie ausgekotzt, wie durch den Wolf gedreht, wie bei einer schweren Grippe, kurz vor dem Platzen» – so beschrieb ein junges Mädchen mit einer Borderline-Störung ihr Inneres. Dieses unangenehme Gefühl ist manchmal so schwer zu ertragen, dass viele in ihrer Verzweiflung ihrem Leben ein Ende setzen wollen. Fünf bis zehn Prozent sterben durch Suizid.

Borderline-Patienten fügen sich selbst mit Messern oder Rasierklingen Schnittwunden am Unterarm zu. Sie geben meistens an, während des «Schnippelns» keinen Schmerz wahrzunehmen, sondern sich sogar erleichtert zu fühlen. Dabei haben sie keine Suizidabsichten. Sie müssen sich schneiden, um «sich zu spüren». Anlass ist manchmal eine belastende Situation, wie ein Streit mit den Eltern. Das «Ritzen», wie die Selbstverletzung oft etwas verharmlosend genannt wird, tritt vorwiegend bei Frauen auf.

Manche Borderline-Männer gehen einem Streit nicht unbedingt aus dem Weg, und man sagt, dass sie – als Pendant zu den Selbstverletzungen der Frauen – sich in Schlägereien verwickeln, bei denen sie billigend in Kauf nehmen, verwundet zu werden. Nicht selten kommen sie mit dem Gesetz in Konflikt – sei es wegen Drogenbeschaffungskriminalität oder wegen einer Körperverletzung, weil sie im Disput leicht aus der Haut fahren. Es ist nicht so, dass Borderline-Patienten ihre aggressiven Handlungen nicht bereuen. Aufgrund einer gestörten Hirnchemie ist allerdings bei ihnen die Hemmschwelle gesunken. Das heißt, dass sie nur in eingeschränktem Maß für Gesetzesverstöße ver-

Test: Borderline-Störung
Leiden Sie unter den folgenden Symptomen?

Ich habe meine Emotionen oft nicht unter Kontrolle oder mache manchmal gedankenlos Dinge, die mir eigentlich schaden, nur weil ich gerade Lust dazu habe, wie risikofreudiges Autofahren, unüberlegte Geldausgaben, hemmungsloses Essen oder leichtfertiges Flirten. ☐

(Hauptsächlich bei weiblichen Personen:) Ich habe mich schon mehrfach absichtlich selbst verletzt, indem ich mir Schnitte am Unterarm zugefügt, brennende Zigaretten auf dem Arm ausgedrückt, mich mit einem Feuerzeug verbrannt oder den Kopf gegen eine Wand geschlagen habe. ☐

Ich leide unter dem ständigen Gefühl, dass das Leben leer, hohl, langweilig oder unerträglich ist und ich mit allem unzufrieden bin. ☐

(Nur bei weiblichen Personen:) Ich leide unter einer Magersucht oder Bulimie (oder habe solche Symptome als junges Mädchen gehabt). ☐

Ich habe oft über Suizid nachgedacht oder schon einen Suizidversuch unternommen. ☐

Ich trinke zu viel Alkohol oder nehme Drogen, wobei ich mich dann manchmal nicht unter Kontrolle habe. ☐

In Beziehungen neige ich dazu, mit meinem Partner/meiner Partnerin aneinanderzugeraten – oder ich trenne mich häufig, um mich dann wieder zu versöhnen. Trotz allem habe ich übergroße Angst vor dem Alleinsein. ☐

Oft hasse ich mich. ☐

Ich leide häufig unter Niedergeschlagenheit oder Ängsten. ☐

Ich neige dazu, mich mit anderen Menschen zu streiten oder sie gar anzugreifen, reizbar oder wütend zu sein, was ich dann später bereue.	☐
Manchmal leide ich unter dem Gedanken, dass mich jemand verfolgt, oder ich habe das Gefühl, mehrere Personen zu sein.	☐
Leiden Sie unter mindestens 6 der Symptome?	☐ **JA** **Es besteht der Verdacht, dass bei Ihnen eine Border-line-Störung vorliegt.**

antwortlich sind, da es ihnen schwerer fällt als gesunden Menschen, die Normen einzuhalten. Deshalb sollte man vorschnelle Verurteilungen vermeiden.

Über die Hälfte der Patientinnen mit einer Borderline-Störung weist auch eine Essstörung auf, etwa eine Anorexie (Magersucht) oder Bulimie (Ess- und Brechsucht).

Einige Menschen mit einer Borderline-Persönlichkeit neigen dazu, sich mit verschiedensten Drogen zu betäuben, mit Beruhigungsmitteln, Heroin, Kokain, Amphetaminen, Haschisch oder Ecstasy. Eine schwere Alkoholsucht rundet das Bild oft ab. Sie versuchen, die unerträglichen Leeregefühle abzuwehren, und dann ist es ihnen manchmal egal, was und wie viel sie in sich hineinstopfen, um diesen zu entgehen. Unter Menschen, die harte Drogen nehmen, findet man fast keinen, der nicht unter einer Borderline-Störung leidet.

Manche Borderliner leben gefährlich; sie lieben das *sensation seeking*, haben das Bedürfnis nach aufregenden Stimulationen und nähern sich dabei oft gefährlich dem Todesstreifen. Sie überholen mit dem Auto in einer unübersichtlichen Kurve, spielen russisches Roulette mit einer echten Waffe, experimentieren mit Schießpulver, setzen sich auf Bahnschienen, um im letzten Moment wegzuspringen, machen draufgängerische Stunts mit Skateboards, überqueren sechsspurige Straßen, ohne auf den Verkehr zu achten, balancieren auf Brückengeländern, legen sich eine Schlinge um den Hals oder betäuben sich mit Drogen, bis ihr Leben nur noch an einem seidenen Faden hängt. Wenn sie «Freund Hein mal so eben von der Schippe gesprungen» sind, ist der Kick am größten. Dabei gefährden sie nicht nur sich, sondern auch andere: «Ich schmeiße eine Glasflasche aus dem dritten Stock – wetten, dass ich keinen treffe?»

Die Gefühle fahren Achterbahn. Menschen mit einer Borderline-Störung haben große Mühe, ihre Emotionen zu kontrollieren. Sie neigen dazu, mit ihren Mitmenschen zu streiten. Häufig ist der Partner der Leidtragende: Obwohl sie nichts mehr hassen, als allein zu sein, fliegen in der Beziehung immer wieder die Fetzen. Wenn der Partner zu lange anwesend ist, wollen sie ihn am liebsten dort haben, wo der Pfeffer wächst. Wenn er nicht da ist, wünschen sie sich nichts sehnlicher, als ihn bei sich zu haben. Sie trennen sich in einem brutalen Rosenkrieg, um sich dann wieder zu vertragen. Aber der Frieden hält nicht lange.

Manche wechseln ihre Sexualpartner ständig oder zeigen promiskuitives Sexualverhalten, andere wiederum haben große Angst vor sexuellen Kontakten. Wenn Menschen normabweichende sexuelle Vorlieben haben, findet man bei ihnen nicht selten gleichzeitig eine Borderline-Störung. Dazu gehören Fetischismus (sexuelle Erregung durch Damenschuhe oder Unterwäsche), Transvestitismus (das Tragen der Kleidung des anderen Geschlechts), Transsexualität (der Wunsch nach Geschlechtsumwandlung), Pädophilie (sich sexuell zu Kindern des gleichen oder des anderen Geschlechts hingezogen fühlen), Masochismus (bei Schmerzen Lust empfinden) oder Sadismus (durch das Quälen anderer Menschen sexuell erregt werden).

Im Beruf halten sie es oft nicht lange aus. Was die Menschen mit einer Borderline-Störung nicht gut können, ist, sich anzupassen, konstant an einer Sache zu arbeiten und auch mal Dinge zu machen, die mühevoll sind und keinen Spaß bereiten – mit der Folge, dass sie einen Job beginnen, nach wenigen Tagen gefeuert werden oder selbst kündigen. Daher sind viele Betroffene arbeitslos.

Borderline-Patienten schwanken zwischen abgrundtiefem Selbsthass und unangemessener Selbstüberschätzung. Aber diese Menschen haben auch eine interessante Seite. Wegen ihrer verzweifelten Suche nach Aufmerksamkeit versuchen sie alles, um sich zu profilieren. Sie sind phantasievolle Amateurmaler, begabte Sänger, eindrückliche Schauspieler oder provokante Performance-Akteure. Schon äußerlich fallen manche Menschen mit einer Borderline-Störung auf: blaugefärbte Haare, Piercings, ausgefallene Tätowierungen, Klamotten, die auf eine ungemein kreative Art zerschlitzt wurden, düstere Gewänder wie aus einem *Batman*-Film oder ein bleiches Make-up, mit dem man aussieht wie Dracula nach zwei Monaten Chemotherapie. Dabei geht es meist nicht darum, sich besonders vorteilhaft zu kleiden, sondern um Provokation. In dieser Kampfansage an bürgerliche Normen liegt dann oft die Ästhetik.

Manche Menschen mit Borderline-Störungen sind jedoch sehr ehrgeizig und können ungeachtet ihrer schweren Beeinträchtigungen sogar sehr erfolgreich in ihrem Beruf werden. Nicht selten ergreifen sie Helferberufe, wie etwa Krankenschwester, Altenpfleger oder Ärztin. Möglicherweise hängt das mit ihrer Suche nach Anerkennung zusammen. In solchen Berufen steht oft der finanzielle Gewinn in keinem angemessenen Verhältnis zur aufopferungsvollen Arbeit – dafür bekommt man immer wieder Dankbarkeit und Respekt, Dinge, die wie Balsam auf eine verwundete Seele wirken.

Trotz ihrer zahlreichen problematischen Eigenschaften üben Personen mit einer Borderline-Störung oft eine erstaunliche Faszination auf andere aus. Auf magische Weise können sie ihre Mitmenschen für sich einnehmen. So mancher junge Mann hat sich unsterblich in eine Borderline-Frau verliebt. Es ist eine rätselhafte Anziehungskraft, die nicht durch objektive Faktoren erklärt werden kann.

Wie man sieht, lässt sich eine Borderline-Persönlichkeitsstörung nicht mit einem Satz beschreiben. Es ist eine charakteristische Mischung von Symptomen, die diese Erkrankung ausmacht. Wer ein etwas überschießendes Temperament hat, sich manchmal gepflegt mit seinem Partner streitet, am Wochenende schon mal sechs Gläser Wein trinkt und sich hin und wieder selbst verflucht, hat deswegen noch lange keine Borderline-Störung. Wenn aber die typische Kombination aus Selbstverletzungen, Essstörungen und Drogensucht das Symptombild bestimmt, fällt die Diagnose nicht schwer.

Die starken Stimmungsschwankungen bei dieser Erkrankung werden oft fälschlicherweise als «manisch-depressiv» bezeichnet. Während bei der Borderline-Störung die Seelenlage innerhalb eines Tages stark schwankend sein kann und von den jeweiligen Umständen abhängig ist, ändert sich diese bei einer manisch-depressiven Erkrankung erst nach Wochen oder sogar Monaten.

Patienten mit einer Borderline-Störung werden häufig in psychiatrischen Kliniken behandelt, vor allem im Notdienst; 70 bis 80 Prozent der Betroffenen sind Frauen.

Der Begriff «Borderline» entstand übrigens aus einem Irrtum: Früher dachte man, dass diese Erkrankung von der psychiatrischen Einteilung her am Übergang zwischen den Neurosen und Psychosen liegt. Aus heutiger Sicht hat die Störung aber nichts mit Psychosen wie einer Schizophrenie zu tun – der Terminus «Borderline» hat sich nur gehalten, weil er so griffig ist.

Wie entsteht eine Borderline-Störung?

Auffallend häufig schildern Menschen mit einer Borderline-Störung furchtbare Zustände in ihrer Kindheit oder Jugend. Über 60 Prozent der Patienten berichten über sexuellen Missbrauch, zerrüttete Familienverhältnisse, körperliche Gewalt oder grobe Vernachlässigung.

Aber einer der wichtigsten Gründe, warum man eine Borderline-Störung bekommt, ist, dass bereits die Eltern ähnliche Symptome aufwiesen. Nach Zwillingsuntersuchungen wird die Erkrankung zu 69 Prozent vererbt.[119, 120] Wie aber ist es zu erklären, dass die Menschen, die ein erhöhtes Risiko für die Erkrankung geerbt haben, zudem so häufig Opfer körperlicher Gewalt oder sexueller Belästigung werden? Es scheint ein Zusammenhang zwischen diesen beiden Phänomenen zu bestehen. Wenn der Vater oder die Mutter schon Anzeichen einer Borderline-Störung hatten, waren sie möglicherweise nicht in der Lage, sich ausreichend um die Erziehung ihrer Kinder zu kümmern – vielleicht wegen ihrer mangelnden Fähigkeit, ihre Emotionen zu steuern, wegen eines Suchtproblems oder weil sie sich selbst häufig in Kliniken aufhielten. Das heißt, dass sich der Zusammenhang zwischen emotionalen Belastungen und der Erkrankung nur zum Teil durch den direkten Einfluss der negativen Kindheitseinflüsse herleiten lässt, während sich ein anderer Part indirekt durch genetische Bedingungen entwickelt.

Die psychoanalytische Theorie sucht die Ursachen dieser Erkrankung in der frühen Kindheitsentwicklung. Nach ihr spielt der Mechanismus der Spaltung eine Rolle. Ein normaler Säugling kennt seine Mutter in zwei verschiedenen Erscheinungsformen: die gute Mutter, die die Brust gibt, sowie die böse, versagende Mutter, die weggeht und das Kind hungern lässt (denn wenn die Mutter nur das Zimmer verlässt, weiß das Kind nicht, ob sie nur kurz weggeht oder für immer verschwindet, da sie es ihm ja nicht mitteilen kann). Das Baby «spaltet» die Mutter in zwei verschiedene Wesen und versteht nicht, dass es sich um ein und dieselbe Person handelt. Es ist nicht in der Lage, darauf zu vertrauen, dass es auch überlebt, wenn die Mutter nicht ständig Nahrung gibt. Menschen mit einer Borderline-Störung sind nach dieser analytischen Theorie auf diesem Kleinkindstadium stehengeblieben. Sie teilen die Menschen ohne Zwischenstufen in gute und böse Personen ein. Diese Spaltungstheorie scheint einige Verhaltensformen von persönlichkeitsgestörten Menschen zu erklären: ihre unkontrollierten Wutausbrüche, ihre unzuverlässigen Beziehungen und viele andere eher unverständliche Handlungsweisen im sozialen Umgang. Die Theorie bleibt jedoch metapherhaft. Sie liefert keine Begründung dafür, wie und warum es bei manchen Kindern zur Spaltung kommt und bei anderen nicht. Und es fehlen wissenschaftliche Versuche, die Hypothese vom Niveau eines phantasievoll formulierten Modells auf die Ebene einer empirisch begründeten Theorie zu heben.

Für gesunde Menschen sind viele Reaktionen von Borderline-Patienten völlig unverständlich. Wie kann man sich freiwillig die Arme aufschneiden? Warum betäubt man sich bis zur Besinnungslosigkeit mit Drogen? Warum legt man sich ständig mit Leuten an, auf die man angewiesen ist, also trotz der Nachteile, die daraus entstehen? Eine spannende Theorie könnte alle diese rätselhaften Symptome erklären.

Im Kapitel 5 (siehe S. 29) wird das Dopamin-Belohnungssystem und das EOS, das körpereigene Opiatsystem, erläutert. Die Glückshormone sorgen dafür, dass wir uns hin und wieder richtig sauwohl fühlen. Menschen mit einer Borderline-Störung scheinen aber eine Fehlfunktion in diesem System zu haben.[121] Mehrere Gründe sprechen für die Annahme, dass bei ihnen zu wenige Endorphine im Blut kreisen – oder ihre Rezeptoren, an denen die Endorphine andocken, weisen eine Fehlfunktion auf, sodass sie ihre Wirkung nicht voll ausüben können. Das würde erklären, warum bei Menschen mit einer Borderline-Störung der «Wohlfühlpegel» oft nicht erreicht wird und sie daher ständig unter Freudlosigkeit und Leeregefühlen leiden. Für einen derartigen Defekt spricht die Tendenz mancher Borderline-Patienten, harte Drogen wie Heroin zu nehmen – denn diese aktivieren ebenjene Endorphinrezeptoren und lösen ein kurzfristiges orgasmusähnliches Glücksgefühl aus.

Selbst das unverständliche Aufschneiden der Arme wird erklärbar, wenn man weiß, dass durch das Fließen von Blut Endorphine mobilisiert werden. Dazu sind sie auch von der Natur geschaffen worden: Wenn ein Tier während eines Todeskampfes verletzt wird, kommt es zu einer Aktivierung der Endorphine, die für Schmerzfreiheit und Euphorie sorgen und letztlich dazu beitragen, dass das Tier weiterkämpfen kann. Offensichtlich wollen sich Menschen mit einer Borderline-Störung künstlich in den «Überlebensmodus» versetzen, um die Notfallausschüttung der Endorphine auszunutzen und von dem damit verbundenen Wohlgefühl zu profitieren. Sie verletzen sich also nicht selbst, um sich zu bestrafen, sondern um zu genießen – so paradox das auch klingt. Es fragt sich nur, was genau an dem Endorphinsystem gestört ist, dass sie zu solchen verzweifelten Maßnahmen greifen müssen, um dessen letzte Reserven zu mobilisieren. Sie schrecken selbst davor nicht zurück, sich durch riskante Spielchen in lebensgefährliche Situationen zu bringen, da das Spiel mit der Angst ebenfalls zu einer Erhöhung des Endorphinspiegels führt.

Die Neigung zu häufigen Sexualkontakten und Partnerwechseln sowie die Versuche, die Aufmerksamkeit anderer Menschen um jeden Preis zu erringen, können auch als Versuche interpretiert werden, das EOS aufzuputschen, da menschliche Zuneigung das System maximal anstachelt.

Das Hungern bei Anorexie und die Essanfälle bei der Bulimie lassen sich genauso mit der Endorphintheorie erklären. Wie das möglich ist, wird in den Kapiteln über Essstörungen beschrieben (siehe S. 283 ff.).

Naltrexon ist ein Medikament, das die Endorphinrezeptoren «verstopft». Es wurde bei einigen Symptomen mit Erfolg eingesetzt, die auch bei der Borderline-Störung häufig vorkommen, wie etwa Sucht, Anorexie, Selbstverletzung oder sexuelle Überstimulierung. Auch dies spricht dafür, dass eine Störung des EOS vorliegt.

Wie kann eine Borderline-Störung behandelt werden?

Durch eine intensive Behandlung kann den Menschen, die durch diese schwere Krankheit gequält werden, geholfen werden. Insgesamt gilt die Therapie einer Borderline-Störung aber als nicht allzu einfach. Das hat verschiedene Gründe: Zum einen haben die Patienten wegen ihrer schweren emotionalen Störungen oft ein allgemeines Problem, sich an Regeln oder Verabredungen zu halten – denn das bringt die Krankheit nun einmal mit sich. Daher verläuft eine Psychotherapie selten nach Plan, und auch die Medikamente werden unregelmäßig oder gar nicht eingenommen. Zum anderen sind die Behandlungsmöglichkeiten, die man den Patienten anbieten kann, noch nicht so gut, dass man von einer durchgreifenden Besserung im Sinne einer

Nachweis der Wirksamkeit: Borderline-Störung

Behandlung	Wirksamkeit	Leitlinien / Meta-analysen / Studien
Psychotherapie		
Dialektisch-Behaviorale Therapie (DBT)	+	122, 123
Verhaltenstherapie	+	122, 123
Psychoanalyse	−/?	122, 123
Medikamente		
Antidepressiva	+	122
Antipsychotika	+	122
Lamotrigin	+/−	122
Valproinsäure	+/−	122
Topiramat	+/−	122
Lithium	−/?	122
Carbamazepin	−/?	122
Neue Therapien		
Naltrexon	+	121
Alternative Therapien		
Omega-3-Fettsäuren	−	32

«Heilung» sprechen kann. Und so ist es Realität, dass die emotional instabilen Patienten trotz aufopfernder therapeutischer Bemühungen immer wieder in eine Klinik aufgenommen werden müssen. Im geschützten Rahmen eines psychiatrischen Krankenhauses können sie durch ein umfassendes Programm mit Einzel- und Gruppengesprächen und anderen Aktivitäten vor Selbstverletzungen, Suizidgedanken und Drogenexzessen bewahrt werden. Viele Menschen mit einer Borderline-Störung haben eine ausgesprochen künstlerische Ader. Diese kann in Kunst- oder Musiktherapien gefördert werden. Wenn man alle Behandlungsmöglichkeiten ausschöpft, kann das Leben mit dieser Krankheit erträglich werden. Was Patienten mit einer Borderline-Störung vor allem dringend brauchen, sind Menschen, die sie trotz ihrer manchmal problematischen Eigenschaften bedingungslos akzeptieren und wertschätzen. Das können die Therapeuten sein, aber auch Verwandte und gute Freunde.

Das einzig Beruhigende an einer Borderline-Störung ist, dass die Symptome mit zunehmendem Alter, oft schon nach dem dreißigsten Lebensjahr, weniger werden. Irgendwann fühlt man sich mit der Welt im Einklang. Ältere Menschen, die früher eine Borderline-Störung hatten, sind oft frei von psychischen Auffälligkeiten, und meist sind sie sehr interessante Individuen.

───────────── ▶▶ **Selbsthilfe** ◀◀ ─────────────

▶▶ Vielleicht hören Sie täglich unendlich viele Ratschläge, was alles für Sie hilfreich sein könnte. Die Schwierigkeit dabei ist, dass Sie selbst wissen, was gut für Sie wäre. Das Problem im Gehirn ist aber oft stärker und wirft gute Vorsätze so schnell über den Haufen, wie ein Raucher braucht, um sich die nächste Zigarette anzuzünden. Das Zauberwort heißt: Disziplin. Man muss sich – viel mehr als die «Normalen» – zwingen, nicht allen Verführungen sofort nachzugeben. Das überflüssige Glas Schnaps, der unkontrollierte Wutausbruch, der Griff zur Rasierklinge, der Überfall auf das Käsefach, der Faustschlag ins Gesicht, das Erbrechen nach dem Essen, die Kokainlinie, der Flirt mit dem falschen Mann, die unpassende Bemerkung zur Chefin – diese vermeidbaren Versuchungen lauern einem auf wie die Sirenen. Wer ihnen nachgibt, wird im Strudel ertränkt.

▶▶ Wenn Sie in seelischer Not und auf der Suche nach Erleichterung sind, wenden Sie sich von den gefährlichen, ungesunden, teuren oder sozial unerwünschten Methoden zur Erleichterung Ihrer Seelenpein ab. Unter «Legales Doping» (siehe unten) finden Sie Hinweise für verträgliche Techniken, um Ihre Endorphine in die richtigen Bahnen zu lenken.

▶▶| Wenn Sie einen Drang haben, sich selbst zu verletzen, gibt es alternative Methoden zur Schmerzauslösung, die keine Narben hinterlassen. So können Sie sich Gummibänder eng um das Handgelenk schnüren, Eiswürfel auf die Haut pressen oder auch sagenhaft scharfe Chilischoten kauen.

▶▶| Das Leben ist schwer erträglich, wenn man eine Borderline-Störung hat. Manchmal denkt man, es wäre besser, über die Grenzlinie zu gehen. Aber der Mensch ist nicht zum Sterben geboren. Sinnvoller ist es, abzuwarten, bis die Borderline-Störung nachlässt. Die Zeit heilt. Das kann Jahre dauern, aber es lohnt sich, auf die Veränderungen zum Guten hin zu warten. Am schlimmsten ist die Erkrankung zwischen dem zwanzigsten und dreißigsten Lebensjahr. Nach wissenschaftlichen Untersuchungen hat ein Drittel der Borderline-Patienten zwei Jahre nach Auftreten der Krankheit eine Besserung erfahren, nach sechs Jahren zwei Drittel. Bis dahin heißt es: durchhalten – und eine geeignete Therapie kann Ihnen das Leben so lange erträglich gestalten.

―――――――――― ☺ Legales Doping ☺ ――――――――――

Endorphin-Ausschüttungsmethoden, die gesund, sozial verträglich oder sogar nützlich sind

Hier erfahren Sie Tipps für ein legales Doping. Einige psychische Erkrankungen sind wahrscheinlich durch eine Fehlfunktion im EOS, im körpereigenen Opiatsystem, und im Belohnungssystem mit bedingt. Die Betroffenen versuchen daher, ihre Endorphinausschüttung zu steigern, und verwenden dabei Praktiken, die gesundheitsschädlich, schmerzhaft, teuer, sozial unerwünscht oder wenig gesellschaftlich akzeptiert sind. Diese sollten durch Methoden ersetzt werden, die gesund, sicher, sozial angemessen, moralisch und manchmal sogar nützlich sind. Das Gute an ihnen ist, dass sie auch bei Menschen hilfreich sind, die seelisch gesund sind. Wie überall im Leben muss das Maß eingehalten werden, denn genussreiche Dinge verführen leicht zum Übertreiben.

Sport

☺ Sport kann auf vielfache Weise die Ausschüttung von Wohlfühl-hormonen steigern. Beim Joggen wird dem Gehirn vorgegaukelt, dass man auf der Flucht ist. Daher werden Endorphine in die Blut-bahn geleitet, um Schmerzfreiheit, Euphorie und eine Leistungs-steigerung hervorzurufen. Während man am Anfang den Dauer-lauf noch als anstrengend empfindet und alle Gelenke schmerzen, stellt sich nach einer gewissen Laufstrecke das Gefühl ein, dass der Körper wie von selbst läuft, die Stimmung steigt und sämtliche Mus-kel- und Gelenkschmerzen verflogen sind. Ungeübte haben dieses Empfinden, das «*Runner's High*» genannt wird, vielleicht schon bei Kilometer 2,5, während Geübte manchmal die halbe Marathondi-stanz rennen müssen, bis sich das Hochgefühl bemerkbar macht.

☺ Sportarten, bei denen man schnell von A nach B kommt, wie Laufen, Schwimmen, Radfahren oder Wandern, sind mit einem höheren Wohlfühlfaktor verbunden als solche, bei denen man auf der Stelle tritt.

☺ Manche Sportarten bringen noch mehr Spaß, weil sie mit einem gewissen Risiko verbunden sind, etwa Skifahren, Reiten, Kitesur-fen, Fallschirm- oder Synchronspringen vom Zehnmeterbrett. Wenn das Gehirn eine Gefahr wahrnimmt und diese Angstsituati-on unbeschadet überstanden wird, findet eine Belohnung in Form einer Endorphinausschüttung statt.

☺ Jede Art von Mannschaftssport ist befriedigender als einsames Vor-sich-her-Turnen. Das Gemeinschaftsgefühl setzt das Beloh-nungssystem unter Strom.

☺ Yoga-Übungen im Badezimmer, ein Training mit einem merkwür-digen, überteuerten Fitnessgerät aus einer Dauerwerbesendung oder andere sich ewig wiederholende Leibesübungen machen we-nig Laune, weil sie zu schnell langweilig werden.

☺ Die gute Nachricht für Sportmuffel und Couchpotatoes: Auch das Anschauen von Sportereignissen im Fernsehen oder live im Stadion fördert die Endorphinausschüttung. Dabei ist vor allem der Nationalstolz entscheidend, denn beim Menschen, der mehr oder weniger ein soziales Wesen ist, wird das Gruppengefühl biochemisch belohnt. Selbst wenn die heimische Basketballmannschaft zum überwiegenden Teil aus gutgebauten Jungs aus Harlem besteht und von einem türkischen Versicherungsunternehmen gesponsert wird, weckt sie den Heimatstolz, solange auf den Trikots der Name der norddeutschen Kleinstadt steht. Risiken und Nebenwirkungen: Leistungssport kann süchtig machen. Achten Sie darauf, dass Sie nicht so exzessiv joggen, bis Ihre Knie oder Gelenke kaputt sind. Über die Vorsichtsmaßnahmen bei gefährlichen Sportarten – Helmtragen beim Snowboarden! – braucht man hier wohl kein Wort zu verlieren.

Streicheleinheiten

☺ Ein Verliebtheitsgefühl, Geborgenheit, menschliche Wärme oder ganz einfach Sex führen zu intensivsten Endorphinausschüttungen. Risiken und Nebenwirkungen: Beim Sex lauern vielerlei Gefahren, dazu zählen Infektionen, die Verletzung der Gefühle anderer oder ungewollte Schwangerschaften.

☺ Wenn Ihnen der Partner fehlt, der in Ihnen eine vermehrte Endorphinproduktion bewirkt: Jede Art von Wellness stimuliert das EOS, dazu gehören Massagen, warme Bäder, Einreibungen mit Duftölen und Schwitzen im Hamam. Beim Aufguss in der 110 Grad heißen Sauna, kurz vor dem Kreislaufkollaps, denkt das Gehirn, dass man in Gefahr ist – und mobilisiert Endorphine.

☺ Anderen zu helfen ist eine der nützlichsten positiven Methoden, um das eigene Wohlbefinden zu steigern. Wenn man Geld für einen guten Zweck spendet, so fanden Wissenschaftler heraus, führt das zu einer ebenso großen Aktivierung des Belohnungssystems, als wenn man den gleichen Betrag geschenkt bekommen hätte. Menschen in Helferberufen erleben täglich die wohltuenden Auswirkungen des Altruismus. Suchen Sie sich eine Tätigkeit, bei der Sie Personen im Altersheim, kranke Kinder oder in Not geratene Migrantenfamilien unterstützen.

Aufmerksamkeit

☺ Wer schöpferische Leistungen erbringt, erhält Aufmerksamkeit durch andere. Unglaublich intensive Glücksgefühle durchströmen Sie, wenn Sie für einen gelungenen Auftritt frenetischen Applaus erhalten oder dreihundert Menschen über Ihre Witze lachen. Werden Sie also Musiker, Zauberer, Schauspieler, Komiker, Tänzer, Artist, Jongleur, Feuerspucker oder Conférencier. Es ist aber gar nicht notwendig, dass man dabei unbedingt ein Publikum hat. Wenn man etwas Künstlerisches erschaffen hat und damit zufrieden ist, tritt der Wohlfühleffekt bereits ein, auch wenn man selbst sein einziger Zuschauer ist.

☺ Jede erfüllende Tätigkeit kann übrigens diesen Effekt auslösen. Wenn Sie Ihr Wohlbehagen langfristig steigern wollen, sollten Sie sich einen Beruf aussuchen, bei dem ständig etwas Kreatives geschaffen wird. Architekten, Journalisten, Landschaftsgärtner, Tischler, Webdesigner, Friseure haben zumindest theoretisch die Gelegenheit, ideenreich zu sein, während die Möglichkeiten zur Selbstverwirklichung bei Finanzbuchhaltern, Steuerprüfern oder Bestattungsunternehmern eher eingeschränkt sind.

Musik

☺ Nachdem die Taliban, die alle weltlichen Genüsse mit einem Bann belegt hatten, 2001 in Afghanistan entmachtet worden waren, war das Erste und Wichtigste, das die Menschen wieder einführten, nicht das Fahrradfahren, das Bücherlesen, das Schauen von Kinofilmen oder die Verwendung von Kosmetik, sondern das Hören von Musik. Musik weckt Emotionen und ist eines der besten Glücksstimulanzien. Wer das noch steigern will, sollte selbst ein Instrument spielen.

Erkenntnisgewinn

☺ Der Heureka-Effekt ist eine sehr nützliche Endorphinausschüttungsmethode. Archimedes, der griechische Mathematiker und Physiker, sprang aus der Badewanne und rannte nackt durch Syrakus, dabei freudig erregt «Heureka» rufend, nachdem er entdeckt hatte, wie man das Volumen komplexer Körper mit Hilfe der Wasserverdrängung messen kann. Wenn man einen komplizierten Sachverhalt zunächst nicht verstanden und nach langem Suchen endlich eine Lösung gefunden hat, kann der wunderbare Einfall Gefühle der höchsten Befriedigung auslösen. Versuchen Sie daher, sich in Lehrgängen, im Studium von Büchern oder in der Volkshochschule neue Kenntnisse anzueignen. Wenn sich ein Puzzle plötzlich zu einem klaren Bild zusammenfügt und sich der Knoten des Nichtverstehens löst, werden Sie die höchsten Glücksmomente empfinden.

☺ Mit dem Begriff «Neugier» drückt der Volksmund aus, dass Menschen ein suchtartiges Verlangen danach haben, Neues kennenzulernen. Unternehmen Sie abenteuerliche Reisen in ferne Länder.

Glücksspiele

☺ Es muss nicht unbedingt der Geldautomat oder das Casino Royale sein, denn hier lauert die Suchtgefahr, aber bei vielen Gesellschaftsspielen werden Endorphine ausgeschüttet, ohne dass dabei die dicken Scheine den Besitzer wechseln müssen. Mensch ärgere dich nicht oder Monopoly tun es auch. Am besten sind solche Spiele, bei denen man durch eine Mischung aus Intelligenz und Glück gewinnt, also Skat oder Doppelkopf.

Psychotherapie

Die Psychotherapie bei Borderline-Patienten – das wird jeder erfahrene Therapeut unterschreiben – ist eine Herausforderung. Die Patienten machen es einem nämlich nicht immer einfach. Sie sind manchmal unfreundlich und abweisend oder bringen den Therapeuten in seelische

Nöte, wenn sie zum Beispiel mit Suizid oder Selbstverletzung drohen. Aber die Arbeit mit ihnen kann zugleich interessant und befriedigend sein, wenn sich Fortschritte zeigen. Die Patienten entwickeln oft ein sehr intensives Verhältnis zu ihren Betreuern. Das kann manchmal gut sein – oder auch problematisch. Mal wird der Therapeut zum phantastischsten Menschen auf Erden, dann wieder zum verabscheuten Hassobjekt. Er kann die Wut allein dadurch auf sich ziehen, dass er nach Rügen in den Urlaub fährt und die Sitzung zweimal ausfallen lässt. Psychologen und Psychiater müssen sich immer wieder klarmachen, dass die Menschen mit einer Borderline-Störung all dies nicht aus Bosheit tun, sondern weil sich ihre Schwierigkeiten im Umgang mit anderen Menschen auch auf die Behandlung übertragen. Weil eine gestörte Hirnchemie die Patienten im Griff hält, können sie ihre Emotionen deutlich schlechter kontrollieren als Gesunde.

Verhaltenstherapie

Am besten nachgewiesen ist die Wirkung der *Dialektisch-Behavioralen Therapie* (DBT). Dabei handelt es sich um eine spezielle Form der Verhaltenstherapie. Bei dieser Behandlung gibt es Einzelgespräche, in denen zwar auch die Folgen vergangener traumatischer Erfahrungen bearbeitet werden, wobei die Betonung aber mehr auf der Bewältigung der Gegenwart liegt. Ziel dieser Therapieform ist es, den chaotischen Umgang mit Gefühlen in einen geordneten umzuwandeln. Nicht die Emotionen sollen abtrainiert werden, sondern ihr unkontrolliertes Ausleben. Selbstverletzungen sollen verhindert werden – so lernen die Patienten beispielsweise, sich die Hände mit Eiswürfeln bis zum Schmerz zu kühlen, anstatt sich mit Rasierklingen zu schneiden. In Gruppensitzungen werden soziale Fertigkeiten geübt. Aber nicht zuletzt wird eine stabile zwischenmenschliche Beziehung zwischen dem Patienten und dem Therapeuten als der wichtigste Aspekt angesehen. Dabei muss der Behandler einen Spagat hinbekommen: Einerseits muss er dem Klienten immer wieder den Weg in die Realität weisen und dabei auch manchmal recht deutlich werden, andererseits soll er ihn auch mit all seinen Ecken und Kanten akzeptieren und ihm das Gefühl der Anerkennung und Wertschätzung vermitteln. Die DBT wurde in einigen kontrollierten Studien mit einer «Behandlung wie üblich» (siehe S. 361 ff.) verglichen und zeigte dort eine Wirkung; allerdings fehlen noch Vergleiche mit einem psychologischen Placebo. Die Dialektisch-Behaviorale Therapie bessert jedoch – wie alle Borderline-Behandlungen – nur Teilaspekte der Erkrankung, ohne die Krankheit vollständig zu heilen. Zum Effekt von *konventionellen Verhaltenstherapien* existieren nur wenige kontrollierte Untersuchungen, die aber für manche Symptome eine Besserung zeigten.

Psychoanalyse

In der psychoanalytischen Theorie geht man davon aus, dass der Prozess der «Spaltung» von großer Bedeutung ist: Wichtige Personen im Leben des Patienten, wie etwa die Eltern oder der Partner, werden grob in gut oder böse, schwarz oder weiß eingeteilt, ohne feine Zwischennuancen, mit der gesunde Personen ihre Mitmenschen wahrnehmen. Die Therapie soll den Patienten befähigen, diese Spaltung durch eine differenzierte, weniger emotionsgeladene Betrachtungsweise zu ersetzen. Außerdem soll er lernen, seine Impulse zu kontrollieren, Angst zu tolerieren und seine überstarken Triebwünsche zu kanalisieren.

Nach Studien zur Wirksamkeit der psychoanalytischen Therapie scheint diese Therapieform bei einer Borderline-Störung allerdings keine eindeutigen Effekte zu haben. In einer Untersuchung war eine psychoanalytische Therapie ebenso wirksam wie eine DBT, aber beide Behandlungsformen zeigten keine besseren Ergebnisse als eine Kontrollgruppe, die mit unterstützenden Gesprächen therapiert wurde, obwohl die Psychoanalysepatienten die doppelte Stundenzahl hatten und deutlich mehr Psychopharmaka verordnet bekamen als die Kontrollpersonen.[124] Bei einem Vergleich mit einer verhaltenstherapeutisch orientierten Psychotherapie war die Psychoanalyse weniger wirksam.[125] Ohne weitere Studien, die einen deutlichen Gewinn durch diese Behandlung zeigen, kann man sie nicht generell empfehlen. Da aber bei einer Borderline-Störung jede Art von Psychotherapie hilft, kann im individuellen Fall auch eine psychoanalytische Therapie die richtige Wahl sein.

Medikamente

Fast alle stationären Borderline-Patienten erhalten Psychopharmaka. Es gibt kein Arzneimittel, das für alle Patienten geeignet ist, und Wunder sind von der medikamentösen Therapie auch nicht zu erwarten. Jedes Mittel kann oft nur einige der zahlreichen Symptome behandeln. Es passiert selten, dass ein Patient nach der Behandlung mit Medikamenten sämtliche Anzeichen seiner Borderline-Störung los ist, wie es etwa bei der Therapie einer Depression erwartet werden kann. Kein Arzneimittel ist offiziell für die Behandlung von Borderline-Störungen zugelassen. Die Wahl der Medikamente wird auf die einzelnen Beschwerden abgestimmt. Man verordnet *Antidepressiva*, zum Beispiel aus der Gruppe der SSRI, bei Angst, Depression, Selbstverletzung, Wut oder raschen Stimmungswechseln. *Antipsychotika* werden bei Angst, Wut, Feindseligkeit, Misstrauen, zwischenmenschlichen Schwierigkeiten oder vorübergehendem Verfolgungswahn gegeben. Stimmungsstabilisierer setzt man bei Wut, Feindseligkeit oder Aggression ein. Häufig erhalten die Patienten mehrere Medikamente gleichzeitig. Auf *Benzodiazepine* sollte man tunlichst verzichten, auch wenn sie oft erleichternd wirken, da sie bei dieser Erkrankung rasch eine Sucht auslösen können.

Neue Therapien

Naltrexon

Das Medikament Naltrexon dockt an den Rezeptoren an, die für die Endorphine vorgesehen sind. Allerdings übt es nicht die angenehme Wirkung der Wellnesshormone aus. Im Gegenteil: Es verhindert sogar, dass die Endorphine in ihr vorgesehenes Schloss gesteckt werden können, um die Tür zum Wohlbefinden zu öffnen. Naltrexon müsste eigentlich Unwohlsein auslösen. Das tritt aber nicht ein. Stattdessen verhindert die Blockade der Opiatrezeptoren, dass man die schädlichen Endorphingewinnungsmethoden (Drogenmissbrauch, Essanfälle oder Selbstverletzung) vorzieht, weil solche Maßnahmen ins Leere laufen, wenn die Rezeptoren verstopft sind. Viele der problematischen Symptome der Borderline-Störung können mit Naltrexon behandelt werden. Nach kontrollierten Studien hilft es bei Alkohol- und Drogenabhängigkeit, Spielsucht, Essstörungen oder Selbstverletzungen. Allerdings fehlen noch Untersuchungen, in denen eine Gruppe von Borderline-Patienten mit diesem Medikament behandelt wurde.

Vielleicht ist es eines Tages möglich, Tabletten zu entwickeln, die vielen Betroffenen mit einer Borderline-Erkrankung dauerhafte Hilfe verschaffen können. Wenn ihr tatsächlich eine Fehlfunktion des Endorphinsystems zugrunde liegt, müsste man versuchen, künstliche Endorphine zu schaffen, die allerdings – im Gegensatz zum Heroin oder Morphin – nicht süchtig machen und nicht dazu verleiten, die Dosis zu steigern. Das klingt zunächst wie ein unmögliches Unterfangen. Denn wenn es tatsächlich eine Glückspille gäbe, dann wäre es auch sehr wahrscheinlich, dass ein unwiderstehliches Verlangen nach dieser Droge entstehen würde. Wäre es aber so, dass es im Gehirn Rezeptoren gäbe, die die positiven Gefühle auslösen, und wieder andere, die für die Sucht verantwortlich sind, so müsste man herausfinden, wie man ein Medikament entwickelt, das nur die ersteren Rezeptoren anspricht, um so eine Abhängigkeitsentwicklung zu vermeiden. Die körpereigenen Endorphine machen schließlich auch nicht süchtig. Es ist nicht unvorstellbar, dass eines Tages ein solches Medikament auf den Markt kommt.

Omega-3-Fettsäuren

Eine Studie mit Eicosapentaensäure mit nur wenigen Versuchspersonen zeigte nur minimale Wirkungsunterschiede zwischen dem Fettsäurepräparat und Placebo. Sie war allerdings zu klein, um verlässliche Resultate zu liefern.[32]

Tiefenhirnstimulation

Würde Dr. Frankenstein heute leben, so würde er mit Sicherheit einen Plan ausführen, um den Menschen das ewige Glücksgefühl zu verschaffen. In den fünfziger Jahren hatten die kanadischen Forscher James Olds und Peter Milner Ratten operiert und ihnen elektrische Drähte ins Gehirn eingebaut. Führte man die Kabel an eine bestimmte Stelle im Gehirn, so konnten sich die Tiere durch Drücken eines Hebels dort selbst stimulieren.[126] Die Nager lösten auf diese Weise unablässig einen künstlichen Superorgasmus aus und verzichteten dafür sogar auf andere Belohnungen, etwa Fressen oder echten Sex. Olds und Milner nannten das System, das sie mit der Sonde gereizt hatten, das «Belohnungssystem». Dieses scheint bei einer Borderline-Störung geschädigt zu sein.

Mit Hilfe der Tiefenhirnstimulation (siehe S. 74) könnte Dr. Frankenstein Menschen mit einer Borderline-Störung behandeln. Man würde die Sonde direkt in den *Nucleus accumbens* im Gehirn führen, einen Kern, der ein Bestandteil des Belohnungssystems ist. Die Patienten müssten dann nicht mehr gefährliche Verhaltensweisen ausüben, um ihren Endorphinpegel zu heben. Vielleicht könnte man derart eine Borderline-Störung heilen. Wenn man sich allerdings auf diese Weise das Wonnegefühl elektrisch zuführen könnte, würden nicht nur Kranke damit behandelt werden, sondern überall auf der Welt würden illegale Kliniken entstehen, in denen sich gesunde Menschen das Superglück in Form eines kleinen akkubetriebenen Gerätes einpflanzen ließen. Wer würde noch arbeiten wollen oder sich auf die mühsame Suche nach einem Lebenspartner machen, wenn der Kick durch eine kleine Gehirnoperation für immer da wäre?

Umgang mit Psychiatern
Psychiater haben für alles Verständnis

Psychiatern wirft man vor, dass sie für jedes noch so merkwürdige, verschrobene, eigensüchtige, schäbige oder kriminelle Verhalten grenzenloses Verständnis haben und es zu einer psychischen Störung erklären, für die der Betroffene nichts kann. Schaut man sich zum Beispiel die sieben Todsünden an, so haben die Psychiater für jede von ihnen einen Fachausdruck:

HOCHMUT – NARZISSMUS
GEIZ – ZWANGHAFTE PERSÖNLICHKEIT
WOLLUST – SEXSUCHT
ZORN – IMPULSKONTROLLSTÖRUNG
VÖLLEREI – ESSSTÖRUNG
NEID – MINDERWERTIGKEITSKOMPLEX
TRÄGHEIT – ANTRIEBSSTÖRUNG

Dies erweckt natürlich den Eindruck, dass für die Psychiater jedes hemmungslose Gebaren verzeihlich ist. Egal ob jemand fremdgeht, sich prügelt, maßlos frisst, sein Geld verzockt oder faul ist – er kann nichts dafür. Für alles findet man eine Krankheit, die daran schuld ist.

In der Realität haben Psychiater ein sehr abgestuftes Verständnis von Schuld – abhängig von der Gehirnschädigung, die sie auslöst. So ist ein Schizophrener, der auf Stimmen gehört hat, die ihm sagten, dass seine Mutter eine Ausgeburt des Satans ist und er sie ermorden solle, völlig frei von Schuld. Wenn es durch eine gestörte Hirnchemie zu Wahnvorstellungen kommt, ist selbst der moralischste Mensch machtlos gegen seine Phantasien. Auch der Lehrer, der kleine Kinder sexuell belästigt, weil ein tomatengroßer Tumor sein Gehirn innerlich zerquetscht, muss freigesprochen werden. Bei solchen psychisch schwer kranken Tätern nützt eine juristisch verordnete Sühne nichts, weshalb sie auch nicht bestraft werden; aber das heißt nicht, dass sie auch weiter in Freiheit leben dürfen. Um die Öffentlichkeit zu schützen, werden sie in der forensischen Psychiatrie unter geschlossenen Bedingungen untergebracht. Wenn der Schizophrene allerdings zuverlässig seine Medikamente einnimmt oder der Lehrer nach einer Gehirnoperation wieder völlig normal ist, können sie in die Gesellschaft entlassen werden.

Anders liegt der Fall, wenn ein Kfz-Mechaniker, der eine schlimme Kindheit mit einem gewalttätigen Vater und einer trinkenden Mutter hatte, ständig unter Alkoholeinfluss Körperverletzungen begeht. Er ist nicht frei von Schuld, denn seine Intelligenz reicht ja auch aus, um einen komplizierten Turbodieselmotor auseinanderzunehmen, und er ist zudem in der Lage, das Unrecht seiner Tat einzusehen. Er wird bestraft, aber wegen einer durch die Milieu- und Erbfaktoren entstandenen Persönlichkeitsstörung werden ihm mildernde Umstände zugesprochen.

Kein Verständnis haben die Bürger, wenn die Psychiater zu viel Toleranz gegenüber Kriminellen aufbringen, sodass diese, nachdem sie wieder frei sind, weitere Taten begehen können. Ein grauenhaftes Szenario: Ein Mädchenmörder bekommt von einem Psychiater eine verminderte Schuldfähigkeit attestiert, weil er angeblich eine schwere Jugend gehabt hat, und wird in eine geschlossene Psychiatrie eingewiesen, die mehr einem Sanatorium als einem Gefängnis ähnelt. Dort wird er mit therapeutischen Gesprächen behandelt, bei denen es um seine gestörte Mutterbeziehung geht. Nach wenigen Jahren befindet der Psychiater, er sei jetzt genug behandelt worden, man könne ihn entlassen. Und kurze Zeit später findet man wieder ein Mädchen tot im Wald.

Solche Klischees werden nicht selten in den Medien verbreitet; sie treten aber nicht von ungefähr auf. Man kann nicht abstreiten, dass es Fehleinschätzungen gegeben hat und die Gefährlichkeit von psychisch kranken Straftätern hin und wieder falsch eingestuft wurde. Das sind aber seltene Ausnahmen. Zahlreiche Menschen verbringen viele Jahre in speziellen psychiatrischen Kliniken, die wie ein Gefängnis gesichert sind, gerade weil psychiatrische Gutachter ihnen aufgrund ihrer früheren Straftaten ein hohes Gefährdungspotenzial attestiert haben. Unter Umständen verbringt man aus Sicherheitsgründen eine viel längere Zeit in einer solchen forensischen Psychiatrie, als wenn man für die gleiche Tat in einer Haftanstalt gesessen hätte. Auch die Verhältnismäßigkeit muss beachtet werden. Wenn ein psychisch kranker Mensch mehrfach wegen Körperverletzungen bestraft worden ist und schließlich einen Mord begeht, heißt es oft, man hätte ihn schon früher für immer einsperren sollen – obwohl er davor niemanden getötet hatte. Nach unserem Gesetz kann man aber keinen Menschen lebenslänglich einsperren, auf den bloßen Verdacht hin, dass er später einen Mord begehen könnte. Die Gerichte treffen die Entscheidung, wann, wo und wie lange ein forensischer Patient untergebracht wird, nach den Gesetzen. Die psychiatrischen Sachverständigen geben hier nur Gutachten ab, denen das Gericht nicht folgen muss.

Kapitel 14
ALKOHOLABHÄNGIGKEIT
Kalter Schweiß

Fallbeispiel Alkoholabhängigkeit

Karl-Heinz R., dreiundvierzig Jahre alt, lebt allein. Vor acht Jahren hat er seine Arbeit als Lkw-Fahrer verloren, nachdem er seinen Führerschein wegen einer Trunkenheitsfahrt abgeben musste. Er konsumiert einen Kasten Bier pro Tag. Harte Alkoholika trinkt er selten, wenn doch, dann meistens Kräuterschnäpse, um seinen Magen zu beruhigen. Bereits nach dem Aufwachen öffnet er sein erstes Bier, das er sich vorsorglich vor dem Schlafengehen gleich neben das Bett gestellt hat. Seine Wohnung ist verwahrlost, überall liegen leere Flaschen herum. Seine Frau ist vor sechs Jahren mit den beiden Kindern aus der Wohnung ausgezogen. Man sieht Karl-Heinz R. das jahrelange Trinken an: Sein Gesicht ist gerötet und aufgedunsen, seine Beine sind dünn und wacklig. Eines Tages beschließt er, abrupt damit aufzuhören, nachdem er völlig ohne Geld dasteht. Nach einem Tag bekommt er die ersten Symptome eines Alkoholentzugs. Seine Hände zittern in groben Schlägen, sein Herz rast, kalter Schweiß steht ihm auf der Stirn. Er macht sich auf den Weg zu einem Kiosk, in der Hoffnung, dass ihm dort einer seiner Saufkumpane einen ausgibt. An der «Trinkhalle Walter» beobachten seine Freunde, wie er einen epileptischen Krampfanfall hat.

Er wird in eine Klinik gebracht. Dort behandelt man ihn mit Medikamenten gegen die Folgen des Alkoholentzugs. Nach drei Tagen hat er diesen überstanden. Die Ärzte überreden Karl-Heinz R., mehrere Wo-

*chen in der Klinik zu bleiben, um an einem speziellen Suchtprogramm
teilzunehmen. Nach sechs Wochen wird er entlassen.
Zwei Monate später gibt es bei der Hochzeit seiner Halbschwester
Krimsekt, und Karl-Heinz R. wird erneut rückfällig.*

Woran erkennt man eine Alkoholabhängigkeit?

Der Übergang ist fließend. Ein Bier zum Abendbrot trinkt ja jeder. Am
Wochenende, mit guten Freunden, ein paar mehr. Nach einiger Zeit
werden es jeden Abend fünf bis sechs, und zum Mittagessen schmeckt
es auch nicht schlecht. Und schließlich will man ebenso morgens
kaum darauf verzichten, gleich nach dem Aufstehen. Und dann fehlt
der Alkohol plötzlich. Unruhe, Schwitzen, die Hände zittern, das Herz
schlägt schnell. Man braucht ein paar Schluck, um in die Gänge zu
kommen und überhaupt durchzublicken. Die Frau sagt nichts, weil sie
selbst gern mal einen trinkt. Aber hier und da gibt es Sprüche von Kollegen, wegen der Fahne schon am Morgen. Und da ist der sorgenvolle
Blick des Arztes wegen der Leberwerte. Aber man könnte jederzeit
aufhören. Oder? Am Anfang hätte man es vielleicht noch aufhalten
können. Doch jetzt ist es zu spät ...

Vier Millionen Menschen in Deutschland sind als schwere Alkoholiker einzustufen, und viele befinden sich an der Grenze zur
Gefährdung, weil sie täglich immer etwas mehr trinken, als sie vertragen. Unzählige Familien sind durch Alkohol zerbrochen, Jobs
wurden verloren, Verbrechen begangen, Unfälle sind passiert. Die
Aufzählung aller Krankheiten, die als Folge von Alkoholmissbrauch
auftreten können, würde die nächsten fünf Seiten füllen. Leberzirrho-
se, Bauchspeicheldrüsenentzündungen, Herzschäden, Krampfanfälle
oder Krebserkrankungen sind nur einige Beispiele dafür.

Die tägliche Alkoholmenge, die noch gesund ist, beträgt zwanzig
bis vierundzwanzig Gramm Alkohol für Männer und zehn bis zwölf
Gramm für Frauen. Dies entspricht einem halben Liter Bier oder einem viertel Liter Wein. Alles, was über dieses Quantum hinausgeht,

Test: Bin ich alkoholgefährdet? Leiden Sie unter folgenden Symptomen:	
Ich trinke praktisch täglich Alkohol, und meistens trinke ich mehr, als ich eigentlich wollte.	☐
Ich würde am liebsten schon vormittags Alkohol trinken.	☐
Ich habe schon mehrfach ohne Erfolg versucht, meinen Alkoholkonsum zu reduzieren.	☐
Wenn ich einmal eine Zeit lang keinen Alkohol bekomme, habe ich ein starkes Verlangen danach; manchmal zittern meine Hände, ich schwitze oder bin sehr unruhig, wenn mir der Alkohol fehlt.	☐
Ich trinke hin und wieder heimlich.	☐
Menschen aus meiner Umgebung haben schon mehrfach Bemerkungen gemacht, dass ich zu viel trinke.	☐
Ich habe oft Scham- oder Schuldgefühle wegen meines Alkoholkonsums.	☐
Ich verbringe relativ viel Zeit damit, Alkohol zu beschaffen, ihn zu trinken oder mich von den Folgen des Trinkens zu erholen. Dadurch habe ich weniger Zeit für Arbeit, Familie, Freunde oder Hobbys.	☐
Ich hatte bereits gesundheitliche Probleme wegen meines Alkoholkonsums.	☐
Ich bin schon oft betrunken Auto gefahren oder habe andere riskante Dinge gemacht.	☐
Ich habe mindestens 3 dieser Symptome bei mir beobachtet.	■ **JA** **Es besteht der Verdacht, dass bei Ihnen ein Alkoholmissbrauch vorliegt.**

ist bereits schädlich für die Gesundheit. Schwere Alkoholiker nehmen etwa das Zehnfache zu sich. Da Frauen über eine geringere Menge des Enzyms Alkoholdehydrogenase verfügen als Männer, treten bei ihnen bei identischem Alkoholkonsum früher die Zeichen der Betrunkenheit sowie eine höhere Promillezahl auf.

Wie entsteht eine Alkoholabhängigkeit?

Alkohol trinkt man nicht einfach nur, weil der Chablis oder der Caipirinha so gut schmecken. Er löst unsere Ängste und Hemmungen. Wenn wir zum Beispiel in gemütlicher Runde zusammensitzen, ist es fast selbstverständlich, dass ein Bier aufgemacht wird. Ein normales Dinner unter Geschäftsleuten wird in der Regel als planvolles Besäufnis mit fest vorgeschriebenen Etappen vom Aperitif über einen trockenen Sherry und den Weißwein aus dem südafrikanischen Stellenbosch bis zum Marc de Champagne als Digestif durchstrukturiert. Dahinter steckt das Phänomen, dass jeder Mensch soziale Ängste hat, die sich am besten durch Alkohol abbauen lassen. Kein Wunder, dass Menschen, die unter Angsterkrankungen wie der sozialen Phobie oder unter Panikattacken leiden, die entspannende Wirkung alkoholischer Getränke schätzen und daher besonders gefährdet sind. Aber auch Depressive neigen manchmal dazu, sich das Leben mit Likör erträglicher zu machen. Und Menschen mit einer Borderline-Störung streben danach, sich durch Alkohol von Leeregefühlen oder inneren Spannungen zu befreien. So steckt hinter einer massiven Alkoholabhängigkeit fast immer ein verursachendes seelisches Leiden. Wer eine psychische Erkrankung hat, der hat ein Problem – wer dazu noch eine Alkoholabhängigkeit bekommt, der hat ein echtes Problem, denn die Sucht ist oft schwerer zu behandeln als die zugrundeliegende Störung.

Zu den Ursachen einer Alkoholabhängigkeit gehören aber ebenso schwierige familiäre Verhältnisse und emotionale Belastungen in der Kindheit. Manche Menschen haben das Trinken nach großen Schicksalsschlägen angefangen. Eine gescheiterte Ehe, der Absturz von einer gutdotierten Leitungsposition zum arbeitslosen Hartz-IV-Empfänger oder das Bangen um eine an Multipler Sklerose erkrankten Ehefrau können für einen übermäßigen Alkoholkonsum verantwortlich sein. Aber manchmal ist es auch umgekehrt. «Ich habe angefangen zu trinken, nachdem meine achtzehnjährige Freundin bei einem Autounfall starb und ich dabei ein Auge verlor», klagt ein Alkoholiker. Bei näherem Nachfragen stellt sich heraus, dass er selbst an dem schweren Unfall schuld war, bei dem er zwei Promille aufwies, und vorher schon seinen Führerschein nach mehreren Trunkenheitsfahrten verloren hatte.

Alkoholabhängigkeit wird zudem vererbt. Wer einen Elternteil hatte, der zum Trinken neigte, hat ein vierfach erhöhtes Risiko, selbst süchtig zu werden. Was wird dabei mit den Genen übertragen? Die Wirkung von Alkohol wird durch das EOS, das körpereigene Opiatsystem, und das Belohnungssystem vermittelt. Es liegt also nahe, anzunehmen, dass Menschen, die eine Neigung zur Alkoholsucht haben, aufgrund einer Veranlagung eine Störung in diesen Systemen haben. So stehen sie, mehr als andere, bei denen diese Gehirnstrukturen normal ausgebildet sind, unter Druck, den Mangel auszugleichen. Zudem bremst Alkohol durch seine Wirkung auf das GABA-System das Angstsystem aus. So führt er einerseits über das EOS zum Wohlgefühl, andererseits über das Angstsystem zum Abbau von Sorgen und Hemmungen. Normalerweise muss die Sucht bei einem vorbelasteten Nervensystem nicht zum Ausbruch kommen; wenn aber widrige äußere Umstände hinzutreten, ist der Widerstand gegen die Sucht geringer als bei Menschen ohne diese Neigung. Wie bei fast allen psychiatrischen Störungen stehen also neurobiologische Ursachen mit Umwelteinflüssen in einem Zusammenhang.

In den Köpfen vieler Menschen hat sich die Ansicht festgesetzt, dass Alkoholiker die geborenen Verlierer sind, die sich ihr belangloses Leben durch Trinken aufhellen wollen. Dabei schützt ein erfolgreiches und ausgefülltes Leben nicht vor dem Dämon Alkohol. Viele begabte und außergewöhnliche Menschen haben ein Problem mit dieser Sucht. So waren fünf der sieben amerikanischen Literaturnobelpreisträger schwere Alkoholiker.

Wie kann eine Alkoholabhängigkeit behandelt werden?

Die Beherrschung der Alkoholkrankheit wäre ganz einfach, wenn sich die Betroffenen nicht selbst im Wege stehen würden. Wer das Problem bagatellisiert, hat von vornherein keine guten Karten. Die Ich-könnte-jederzeit-aufhören-Selbstlüge ist wohl einer der schlimmsten Irrtümer über Alkohol. Die «Habe alles im Griff»- oder «Trinken Sie nicht auch manchmal ein Bierchen, Herr Doktor?»-Typen sind die häufigsten Dauerkunden in der Psychiatrie. Die Behandlung einer schweren Alkoholabhängigkeit ist oft von Therapieabbrüchen und Rückfällen geprägt. Daher sollten alle verfügbaren Behandlungsmöglichkeiten ausgenutzt werden. Selbst wenn das folgende Sechs-Punkte-Programm zur Suchtbehandlung abgehakt ist, besteht immer noch ein hohes Rückfallrisiko:

1. Die Aufnahme in eine psychiatrische Klinik ist in fast jedem Fall notwendig, da Selbstentziehungsversuche meist erfolglos sind.

2. In der Klinik muss zunächst das Entzugsdelir bekämpft werden, das durch plötzlichen Alkoholmangel entsteht und das sich in Zittern, Herzrasen, Schwitzen oder Blutdruckproblemen äußert. Es werden Medikamente verabreicht, die die gefährlichen Symptome des Entzugs abfedern. Ohne Medikamente und eine medizinische Überwachung kann er zu einer lebensbedrohlichen Angelegenheit werden. Der Tod kann durch Anfälle, Gehirnblutungen, Lungenentzündungen oder Kreislaufversagen eintreten. Wenn jemand mit einem massiven Alkoholproblem abstinent werden will, sollte er aus diesen Gründen auf keinen Fall allein zu Hause abrupt mit dem Trinken aufhören.

3. Nach wenigen Tagen ist die Phase des Delirs vorbei – der Patient kann ohne Alkohol und ohne Entzugsmedikamente auskommen. Jetzt sollte sich eine mehrwöchige Klinikbehandlung anschließen, um aus dem kurzfristigen Erfolg eine dauerhafte Abstinenz zu machen. Hier gibt es Spezialprogramme mit Einzelpsychotherapie,

Nachweis der Wirksamkeit: Alkoholabhängigkeit		
Behandlung	Wirksamkeit	Leitlinien / Meta-analysen / Studien
Psychotherapie		
Alkoholentwöhnungsprogramme	+	127–129
Verhaltenstherapie	–	127, 130
Psychoanalyse	?	128
Medikamente		
Acamprosat	+	127, 131
Naltrexon	+	132
Disulfiram	+/–	127
Antidepressiva	+/–	127
Neue Therapien		
Carbamazepin	+/?	133, 134
Baclofen	+/?	135, 136
Ondansetron	+/?	137
Pregabalin	+/?	138
Valproinsäure	+/–	139, 140
Topiramat	+/–	141

Gruppengesprächen, Einbeziehung der Angehörigen und zahlreichen anderen Angeboten.

4. Ist der Patient aus der Klinik entlassen, sollte sich unbedingt eine weitere ambulante Therapie anschließen. Dazu gehören eine regelmäßige Psychotherapie und Selbsthilfegruppen (wie zum Beispiel die Anonymen Alkoholiker).

5. Bestimmte Medikamente können die Abstinenz unterstützen, auf diese allein sollte man sich aber nicht verlassen. Sie funktionieren nur, wenn gleichzeitig andere Maßnahmen zur Unterstützung der Abstinenz erfolgen.

6. Die Gefahr ist nie vorbei – einmal Alkoholiker, immer Alkoholiker. Das Gehirn vergisst den Spiritus nie. Jede Himbeergeistpraline und jedes Weinsößchen können das Verlangen nach Alkohol wieder aufleben lassen.

▶▶ Selbsthilfe ◀◀

▶▶ Wenn man unter einer Sucht leidet, tut man sich keinen Gefallen, wenn man das Problem bagatellisiert und die eigene Fähigkeit überschätzt, es in den Griff zu bekommen. Suchen Sie professionelle Hilfe!

▶▶ Oft steht bei Alkoholmissbrauch Angst im Hintergrund. So hat zum Beispiel ein schüchterner Mann das Gefühl, er müsse sich erst einmal Mut antrinken, um auf einer Party ein Gespräch mit einer Frau überstehen zu können. Dahinter verbirgt sich eine völlig unrealistische Furcht, man wirke sonst nicht locker genug, sondern langweilig, tollpatschig oder «uncool». Beginnen Sie damit, dass Sie sich nicht bei jeder sozialen Zusammenkunft Mut antrinken.

▶▶ Wenn Sie bei einem gesellschaftlichen Ereignis, bei dem Alkohol ausgeschenkt wird, Durst haben, trinken Sie vorher sehr viel alkoholfreie Getränke, damit Sie nicht den Wein wie Wasser konsumieren.

▶▶ Seien Sie mutig und lehnen Sie angebotenen Alkohol ab. Menschen, die Ihnen Hochprozentiges in Form eines Gruppenzwangs aufdrängen wollen, haben meist selbst ein Problem damit und suchen nur eine Entschuldigung für ihre eigene Maßlosigkeit.

▶▶ «Ich muss ja trinken, weil ich so viele Probleme habe, die ich vergessen will», das ist eine immer wieder gehörte Ausrede. Oft ist es genau umgekehrt – die wahren Schwierigkeiten sind erst durch das Trinken entstanden.

Psychotherapie

Verschiedenste Psychotherapieformen wurden bei einer Alkoholabhängigkeit mit Erfolg angewendet. Allerdings bleiben auch nach einer konsequent durchgeführten Psychotherapie langfristig nur 40 Prozent abstinent – das heißt, dass die aktive Mitarbeit des Betroffenen und sein eiserner Wille, trocken zu bleiben, darüber entscheiden, ob die Behandlung erfolgreich wird oder nicht.

Bei den diversen ausgefeilten Programmen zur Therapie der Alkoholsucht wird der Patient in der Regel in eine Klinik aufgenommen und zunächst innerhalb von mehreren Tagen «entgiftet». Erst danach beginnt die eigentliche Entwöhnungstherapie. Es finden zahlreiche Gespräche statt, in denen die persönlichen Gründe für die Sucht, das Familienumfeld und die Arbeitssituation erörtert werden. In Gruppensitzungen hat man Gelegenheit, mit anderen Abhängigen zu diskutieren und von ihren Erfahrungen zu lernen. Mit Hilfe eines Sozialarbeiters werden handfeste Probleme zu lösen versucht, die die Sucht hinterlassen hat – durch einen weiteren Arbeitsversuch nach einem Jobverlust, die Suche nach einer neuen Wohnung oder das Abtragen eines Schuldenbergs. Auch die medizinischen Folgen, die sich durch einen jahrelangen Alkoholkonsum ergeben haben, werden behandelt.

Wenn Angsterkrankungen, Depressionen oder andere seelische Ursachen für die Sucht vorliegen, werden diese mit speziellen Psychotherapien und Pharmaka therapiert. Medikamente zur Alkohol-Rückfallverhinderung ergänzen das Vorgehen. In jeder Klinik oder Einrichtung sind die jeweiligen Programme anders aufgebaut, sodass sich allgemeine Aussagen über ihre Effektivität nicht leicht treffen lassen. Zusammenfassend kann gesagt werden, dass Studien über solche Alkoholentwöhnungsprogramme deren positive Auswirkung gezeigt haben. Dennoch: Trotz aller Bemühungen gibt es auch bei den intensivsten Programmen Rückfälle. Jemand, der sich in eine solche Maßnahme begibt, tut also gut daran, sich nicht nur passiv an den Therapien zu beteiligen. Das meiste hängt vom eigenen Willen ab. Und selbst wenn man nach einem solchen Entwöhnungsprogramm lange abstinent war, ist das keine Garantie dafür, dass man nicht plötzlich unter widrigen Umständen zur Flasche greift.

Eine *Verhaltenstherapie* ohne gleichzeitige andere begleitende Maßnahmen zur Eindämmung der Sucht scheint kaum Einfluss auf die Rückfallraten zu haben, wie mehrere Analysen bestätigten. Dies gilt aber nur für solche Behandlungsformen, die als alleiniges Verfahren angewendet wurden.

Wird die Verhaltenstherapie jedoch im Rahmen eines umfassenden Entwöhnungsprogramms mit stationärer Aufnahme durchgeführt, trägt sie entscheidend zum Erfolg bei. Es gibt keine verwertbaren Studien zur *psychoanalytischen Behandlung* der Alkoholsucht.

Was ein alkoholabhängiger Mensch am meisten braucht, ist jemand, der ihn zur Abwechslung mal nicht demütigt und verachtet, sondern wertschätzt und an seine Möglichkeiten und Potenziale glaubt.

Medikamente

Es sind mehrere Medikamente auf dem Markt, mit denen man den Entzug unterstützen und Alkoholrückfälle verhindern kann. Wer aber denkt, er müsse nur diese Tabletten einnehmen und könne sich ansonsten zurücklehnen, wird mit einer solchen Behandlung Schiffbruch erleiden. Unbedingt sollte eine medikamentöse Heilmethode durch stützende Gespräche oder eine Psychotherapie begleitet werden.

Disulfiram ist ein Arzneimittel, das Alkoholabhängigen nach Abschluss der Entzugsbehandlung gegeben wird – es soll den Genuss von Alkohol zu einem unerfreulichen Erlebnis machen. Damit will man einen Lerneffekt ausnutzen: Alkohol wird im Zusammenhang mit den Tabletten im Gehirn mit unangenehmen Gefühlen verbunden – und so wird einem in Zukunft jede Lust auf den Rausch verdorben. Schon beim ersten Glas Bier hat man einen schlechten Geschmack im Mund, das Gesicht rötet sich, man schwitzt, das Herz rast, und Übelkeit, Erbrechen, Durchfall sowie massive Kopfschmerzen treten auf. In der Regel lässt man nach dem ersten Schluck das Glas stehen. Das Medikament wirkt, indem der Abbau des Alkohols im Körper an einer bestimmten Stelle unterbrochen wird, wobei ein Stoff namens Acetaldehyd entsteht, der für die unangenehmen Folgen bei gleichzeitiger Einnahme von Alkohol verantwortlich ist. Die Wirksamkeit von Disulfiram ist nicht sehr gut durch kontrollierte Studien nachgewiesen. Das Hauptproblem bei dieser Behandlung ist, dass die Betroffenen eines Tages einfach aufhören, es zu schlucken – weil sie denken, dass die Gefahr gebannt ist. Untersuchungen zeigten, dass die Disulfiram-Therapie besser half, wenn jemand die Einnahme strikt überwachte. Deshalb sollte der Patient die Tabletten zum Beispiel jedes Mal in der Hausarztpraxis unter Aufsicht schlucken und von der Arzthelferin erinnert werden, wenn er einen Termin verpasst hat.

Acamprosat ist ein Medikament, das das Verlangen nach Alkohol mindern soll. Etwa fünf Tage nach dem letzten Alkoholmissbrauch kann die Behandlung beginnen. Sie sollte über ein halbes bis ein ganzes Jahr fortgeführt werden. Nicht bei allen Abhängigen wies das Arzneimittel die gewünschte Wirkung auf. So blieben in einer Studie nur 41 Prozent der Patienten nach einem Jahr abstinent.[142] Zwar waren es unter Placebo nur halb so viele, nämlich 22 Prozent, dennoch ist das Gesamtergebnis nicht befriedigend. Daher sollte die Einnahme immer durch zusätzliche therapeutische Programme unterstützt werden.

Die Nebenwirkungen der Medikamente werden im Anhang (siehe S. 363 ff.) aufgeführt.

Neue Therapien

Die Alkoholkrankheit geht wahrscheinlich mit einer Störung im Belohnungssystem und des körpereigenen Opiatsystems (EOS) einher. Somit erklärt es sich, dass das Mittel *Naltrexon* auch bei Alkoholabhängigkeit verwendet werden kann. Es blockiert die Opiatrezeptoren. Das Medikament wird täglich oder dreimal pro Woche gegeben. Ein mögliches Problem besteht hauptsächlich darin, dass die Suchtkranken es einfach absetzen. Mit langwirksamen Darreichungsformen von Naltrexon, die derzeit untersucht werden, könnte dieses Problem umgangen werden (siehe S. 218). Es ist in Deutschland noch nicht für die Behandlung einer Alkoholabhängigkeit zugelassen.

Da einer Alkoholabhängigkeit sehr häufig Depressionen oder Angsterkrankungen zugrunde liegen, erschien es sinnvoll, in Studien alkoholabhängige Patienten mit *Antidepressiva* zu behandeln. Allerdings wirkten sich diese Medikamente nur auf die Depressions- und Angstsymptome aus, hatten aber keinen deutlichen Effekt auf die Rückfallquoten.

Als experimentell muss man die Verwendung mancher Medikamente bezeichnen, die aus anderen Gebieten der Medizin stammen und die in Hinblick auf ihre Wirkung bei einer Alkoholsucht untersucht wurden. *Topiramat*, ein Mittel gegen Epilepsie, wurde in drei kontrollierten Arbeiten überprüft. Insgesamt konnte eine Wirkung gezeigt werden, es fehlen jedoch noch große Studien. Bisher wird diese Behandlung allerdings kaum in der Praxis angewendet. In kleinen Studien zeigte sich keine klare Wirksamkeit des Medikaments *Valproinsäure*, das auch aus der Epilepsietherapie stammt. In einer Untersuchung konnten durch das Angstmedikament *Pregabalin* Rückfälle besser verhindert werden als durch Naltrexon. *Ondansetron*, ein Mittel gegen Erbrechen, sowie *Baclofen*, ein Mittel, das bei Multipler Sklerose angewendet wird, waren je in einer kontrollierten Studie wirksam.

Ratschläge für Angehörige

• Menschen, die sich jeden Abend zwei Viertel St.-Emilion-Rotwein genehmigen, ohne diese Dosis täglich steigern zu müssen, die immer wissen, wann sie aufhören sollen, und die jederzeit ein paar Tage ohne Bier und Prosecco auskommen können, verstehen oft nicht, warum sich ein Alkoholiker seine Existenz systematisch zerstört. Sie nehmen an, dass das gemäßigte Trinken nur eine Frage der Willensstärke sei; an ihrem eigenen Beispiel könne man es ja sehen. So einfach ist es jedoch nicht. Ein Alkoholabhängiger kann sich zwar auch innerhalb gewisser Grenzen kontrollieren, aber die notwendige Entschiedenheit, die er gegen den Suchtdruck aufbringen muss, ist aufgrund einer – wahrscheinlich zum Teil ererbten – Anfälligkeit um ein Vielfaches stärker als bei den Zwei-Glas-Trinkern. Das soll keine Entschuldigung sein, denn mit Rechtfertigungen sind Alkoholabhängige immer allzu schnell bei der Hand. Dennoch sollten Nichtsuchtgefährdete Verständnis für dieses Problem aufbringen.

- Wenn Sie das Gefühl haben, dass Ihr alkoholkranker Angehöriger keine Einsicht in seine Situation hat, drängen Sie darauf, dass er sich in Behandlung begibt.
- Es besteht die Gefahr, dass Sie die Alkoholsucht Ihres Angehörigen fördern, wenn Sie mit ihm trinken.
- Wenn es Ihnen möglich ist, entfernen Sie jeglichen Alkohol aus der Wohnung Ihres Angehörigen.

Die häufigsten Irrtümer über die Alkoholabhängigkeit

«Man fängt an zu trinken, weil man im Leben viel durchgemacht hat.»

• • •

«Alkoholiker sind haltlose, willensschwache Gesellen.»

Kapitel 15
ABHÄNGIGKEIT VON
BERUHIGUNGSMITTELN
Happy Pills

Am Anfang sieht es so bequem und einfach aus. Quälende Gedanken rücken in die Ferne. Man fühlt sich im Umgang mit anderen Menschen lockerer, weniger verkrampft und ganz entspannt. Die Seele ist wie in Watte gepackt, Ängste werden verdrängt, der Schlaf ist erholsam. Aber dann muss man jeden Tag eine Pille nehmen und manchmal sogar zwei, möglichst gleich eine nach dem Aufstehen – und schon hat man eine Abhängigkeit von Beruhigungsmitteln.

Beruhigungs- und Schlafmittel aus der Gruppe der Benzodiazepine oder Benzodiazepin-ähnliche Medikamente (siehe S. 26 ff.) gehören zu den am häufigsten verordneten Psychopharmaka. «*Mother's little helper*» nannten die Rolling Stones diese Wurstigkeitspillen, wohl deshalb, weil zweimal mehr Frauen als Männer diese heimliche, stille Sucht haben. Das mag daran liegen, dass Angsterkrankungen und Depressionen beim weiblichen Geschlecht ebenfalls doppelt so häufig auftreten. Und diese seelischen Leiden sind auch die wesentlichen Ursachen für die suchtartige Einnahme der *Happy Pills*.

Im Gegensatz zu Alkoholabhängigen verraten sich Tablettensüchtigen nicht durch eine Fahne und können ihr Geheimnis daher lange verbergen. Meist steigern sie nicht mehr ständig ihre Dosis, wenn eine gewisse tägliche Menge erreicht wurde, sondern nehmen mit geringen Schwankungen nach oben und unten über Jahre stets die gleiche Anzahl von Pillen ein. Dennoch sind sie abhängig. Dass diese Mittel so häufig verordnet werden, liegt nicht nur daran, dass Ärzte sie verantwortungslos verschreiben, sondern hat auch damit etwas zu tun, dass Ängste, Depressionen und Schlafstörungen so weit verbreitet sind. Die Betroffenen fordern die Ärzte direkt auf, ihnen solche Medikamente zu verschreiben, da sie durch diese Pillen eine starke Erleichterung verspüren. Wenn ein Mediziner sie nicht verordnet, gehen sie zum nächsten.

Wie kann eine Abhängigkeit von Beruhigungsmitteln behandelt werden?

Benzodiazepine und ähnliche Medikamente müssen bei länger bestehender Abhängigkeit und höherer Dosis über viele Wochen entzogen werden. Es wird dringend empfohlen, das langsame Absetzen in Rücksprache mit einem Arzt durchzuführen. In schweren Fällen muss der Entzug in einer Klinik erfolgen. Dabei wird die Dosis zunächst in großen, später in immer kleineren Schritten verringert. Wenn gleichzeitig andere psychische Erkrankungen bestehen, sollte unbedingt eine Mitbehandlung der zugrundeliegenden Leiden erfolgen. Hat man es eines Tages geschafft, die Pillen komplett loszuwerden, fühlt man sich wieder frei im Kopf – und man stellt fest, dass man sie gar nicht gebraucht hätte.

───────────────── ▶▶ Selbsthilfe ◀◀ ─────────────────

▶▶ Wenn Sie bei sich erkennen, dass Sie ein Schlaf- oder Beruhigungsmittel seit längerer Zeit einnehmen und vielleicht auch schon einmal erfolglos versucht haben, die Dosis zu reduzieren, sollten Sie auf keinen Fall das Medikament einfach schlagartig absetzen. Das kann gefährliche Entzugssymptome auslösen.

▶▶ Beim ambulanten Entzug sind Sie ganz auf sich selbst gestellt, denn Ihr Hausarzt kann nicht immer abends neben Ihnen stehen und kontrollieren, wie viele Pillen Sie einnehmen. Dazu ist es unerlässlich, möglichst ehrlich mit sich selbst zu sein und genauestens Buch darüber zu führen, wie viele Tabletten Sie täglich verbrauchen. Dann sollten Sie sich zunächst auf eine Dosis einpendeln, die täglich gleich ist. Nehmen wir einmal an, Sie haben bisher täglich acht bis zwölf Tabletten irgendeines Beruhigungsmittels eingenommen (da es sehr unterschiedliche Tabletten und Dosierungen gibt, kann hier nur ein Beispiel genannt werden; entsprechend muss man die Dosierungen anpassen). Nun sollten Sie eine Woche lang immer zehn Tabletten pro Tag nehmen, nicht mehr und nicht weniger. Danach machen Sie den nächsten Schritt und schlucken die nächsten sieben Tage jeweils acht Pillen. Jetzt werden die Schritte kleiner. Jede weitere Woche lassen Sie eine Tablette weg, bis Sie schließlich bei vier pro Tag angekommen sind. Ab jetzt lassen Sie jede Woche nur eine halbe Tablette weg. Sind Sie bei zwei Pillen angelangt, könnte man jede weitere Woche eine viertel Tablette weglassen (wenn es mechanisch möglich ist, die Pillen zu vierteln). Wenn Sie schließlich über sieben Tage nur eine genommen haben, können Sie diese ganz weglassen. Sie sehen, dass dieser Vorgang sich über viele Wochen hinzieht und eiserne Disziplin erfordert. Aber genauso würde der Entzug ablaufen, wenn Sie ihn in einer Klinik machen.

Kapitel 16
ABHÄNGIGKEIT VON SCHMERZMITTELN
Rock gegen Rheuma

Bei manchen Menschen beginnt es mit einem Bandscheibenvorfall, einer Gelenkentzündung oder einer verrenkten Schulter. Zunächst versucht der Arzt die Behandlung mit einfachen Schmerzmitteln. Wenn diese nicht helfen, werden stärkere Medikamente verordnet. Die wirksamsten Arzneien sind in solchen Fällen die Opiatmittel, wie beispielsweise Morphin. Im Gegensatz zu anderen Schmerzmedikamenten wirken sie im Gehirn. Sie docken an die Endorphinrezeptoren an und ahmen dort die Wirkung der körpereigenen Schmerzmittel nach, die der Endorphine (siehe S. 27). Hierzu gehören Medikamente wie Buprenorphin, Dihydrokodein, Fentanyl, Hydromorphon, Levomethadon, Oxycodon, Pentazocin oder Pethidin. Sie können mit einer Abhängigkeit einhergehen.

Manchmal sind es chronische Schmerzen, die zur Verordnung solch starker Mittel geführt haben. Oft hat sich aber eine Schmerztherapie verselbständigt, wenn die Patienten die wohltuende Wirkung der Pillen für sich entdeckt haben. Obwohl der eigentliche Grund für die Schmerztherapie weggefallen ist, wie zum Beispiel ein längst verheilter Knochenbruch, hat der Körper eine neue Methode des Wohlfühlens entdeckt. Wenn die Opiate an den Endorphinrezeptoren andocken, löst das nicht nur Schmerzfreiheit, sondern auch schöne Gefühle aus. Und so gehen einstige Schmerzpatienten immer wieder zu Ärzten, um sich ein Rezept abzuholen. Wenn der Mediziner ein sorgenvolles Gesicht aufsetzt, versuchen sie vielleicht irgendwann einmal, das Medikament auf einen Schlag abzusetzen – was man nicht machen sollte. Denn die Folge können Entzugserscheinungen sein: Schmerzen, die völlig ohne Ursache auftreten, Unruhe, Depressionen, Erbrechen, Magenkrämpfe, Durchfall, Schwäche oder ein Gefühl wie bei einer schweren Grippe. Einige Menschen haben eine stärkere Tendenz, eine Schmerzmittelsucht zu entwickeln, als andere. Besonders anfällig sind jene mit Depressionen, Ängsten, somatoformen Störungen (siehe S. 313 ff.) oder einer grundsätzlichen Neigung zu Suchterkrankungen. Sie nehmen die Opiatmittel als eine Art Psychopharmakon gegen ihre seelische Krankheit – und werden so abhängig. Menschen mit Leiden, die den dauerhaften Gebrauch von opiathaltigen Schmerzmitteln erfordern, wie etwa bei Tumorerkrankungen, entwickeln dagegen sehr selten eine Sucht.

Das suchtauslösende Schmerzmittel muss sehr langsam und über Wochen reduziert werden, ähnlich wie es im vorherigen Kapitel über die Beruhigungsmittel beschrieben ist. Wenn sich die Abhängigkeit auf dem Boden eines anderen, seelischen Leidens entwickelt hat, wäre es das Falscheste, das Augenmerk bei der Heilungsmethode nur auf die (vermeintlichen) Schmerzen zu richten und sie mit weiteren Schmerzmedikamenten zu «optimieren». Zunächst sollte man versuchen, die zugrundeliegende Krankheit zu erkennen und zu behandeln, zum Beispiel mit einer geeigneten Psychotherapie.

Bei vielen Gelenk- oder Muskelschmerzen hilft Bewegung, obwohl die Patienten eher die Tendenz haben, sich zu schonen. Also heißt hier die Devise: «Tango statt Fango.» Oder: «Rock gegen Rheuma.»

Kapitel 17
HARTE DROGEN
Orgasmus mal tausend

Fallbeispiel Polytoxikomanie

Patrick M., vierundzwanzig Jahre alt, wird nachts in einem schläfrigen und verwirrten Zustand in die internistische Notaufnahme eingeliefert. Er wirkt verwahrlost. Sein Herz rast, seine Augen sind gerötet. Plötzlich gerät er in einen schweren Erregungszustand mit einem intensiven Angstgefühl. Er verweigert jegliche Untersuchung und bedroht die Krankenpfleger mit Schlägen. Patrick M. muss überwältigt werden und erhält eine Beruhigungsspritze. Nach ein paar Stunden Schlaf ist er wieder klar im Kopf. Er erinnert sich an nichts mehr.

Patrick M. gibt an, am Nachmittag zuvor, nach einem Streit mit seiner Freundin, sehr wütend gewesen zu sein. Daraufhin habe er eineinhalb Flaschen Wodka getrunken und mehrere Joints geraucht. Außerdem habe er einige Designerdrogen eingeworfen, von denen er nicht wisse, was sie enthalten. Er konsumiere seit sieben Jahren Haschisch, in den letzten Jahren bis zu zwei Gramm am Tag, und außerdem ab und zu Amphetamine oder Ecstasy. Zusätzlich habe er in den letzten Monaten täglich drei bis vier Liter Bier getrunken. Bis zu einem Klinikaufenthalt vor sechs Monaten habe er sich regelmäßig Heroin gespritzt.

Bisher sei er sechsmal in psychiatrischer Behandlung gewesen, jedes Mal zur Entgiftung von Alkohol, Heroin und Kokain. Patrick M. räumt ein, dass er seine Süchte nicht unter Kontrolle bringen könne. Er stimmt einer erneuten Aufnahme zum Drogenentzug zu. Kurze Zeit später verlässt er aber in einem unbeobachteten Moment die Klinik.

Patrick M. leidet unter einer «Polytoxikomanie». Nicht wenige Menschen pflegen gleich mehrere Süchte auf einmal, wobei Heroin, Kokain und Alkohol die problematischste Komponente darstellen.

Heroinabhängigkeit

Wenn man Heroin spritzt, kommt es zum «Kick», einem euphorischen Zustand mit einem wohligen Wärme- oder Glücksgefühl, der ein bis zwei Stunden anhält. Das Selbstbewusstsein wird gestärkt, Hunger und Müdigkeit sind verschwunden, Schmerzen verfliegen. Ein Zustand, den man immer wieder erleben möchte. Danach verfällt man in ein Stadium der Gleichgültigkeit. Wenn nach etwa zehn Stunden die Wirkung ganz nachlässt, tritt der Entzug ein («*Cold Turkey*»). Die Knochen und Glieder tun weh wie bei einer schweren Grippe. Unruhe, eine laufende Nase, Kältegefühl, Übelkeit, Erbrechen, Durchfall, Hitzewallungen und Kälteschauer machen das Dasein unerträglich, sodass sofort der Wunsch nach einem neuen Schuss auftritt. Wenn man länger Heroin spritzt, entwickelt man ein unstillbares Verlangen nach der Droge; alle Gedanken und Aktivitäten kreisen einzig um das Opiat.

Eine längere Heroinabhängigkeit hat furchtbare Folgen. Die Persönlichkeit verändert sich, familiäre Bindungen werden abgebrochen, die eigenen Kinder vernachlässigt, man verkehrt im Drogenmilieu, und über kurz oder lang wird man arbeitslos. Das Tagewerk besteht hauptsächlich in der Beschaffung von Drogen. Frauen arbeiten gelegentlich im Bordell, Männer werden häufig kriminell, um an die unglaublichen Summen heranzukommen, die die Sucht jeden Tag kostet. Zudem drohen viele Gefahren: unreines Heroin, zu reines Heroin, Leberentzündungen, Aids, verbrecherische Dealer und miese Bekanntschaften. Die Nadel des Todes fordert viele Opfer.

Kokainabhängigkeit

Kokain ist ein Extrakt aus Blättern der Cocapflanze. Es wird geschnupft, geraucht oder gespritzt. Unter «Crack» versteht man Kokain, das mit Natriumbikarbonat versetzt wurde. Es macht noch schneller süchtig als die normale Version. Kokain beeinflusst direkt das Belohnungssystem im Gehirn, daher führt es zu positiven Gefühlen wie Euphorie, Glückseligkeit, der subjektiven Wahrnehmung einer erhöhten Kreativität und Leistungsfähigkeit, gesteigerter sexueller Lust, dem Abbau von Hemmungen, einem Rededrang und einem verminderten Hunger- und Durstgefühl. Nach dem Abklingen der Wirkung können Ängste, Depressionen und Suizidgedanken auftreten – weswegen man erneut Kokain nehmen will. Nach einiger Zeit kommt es zu einer starken psychischen Abhängigkeit, und Entzugssymptome können deshalb über Wochen und Monate anhalten. Bei längerer Anwendung treten wahrscheinlich Panikattacken, Halluzinationen, Verfolgungswahn, Verwirrtheit, Antriebsmangel, Reizbarkeit und Aggressivität auf. Man bildet sich ein, dass Ungeziefer auf der Haut herumkrabbelt («Kokain-Käfer») und kratzt sich in der Folge die Arme auf. Der «Kokain-Schnupfen» äußert sich in einer ständig verstopften oder laufenden Nase. Die einst gesteigerte sexuelle Lust lässt nach, und auch der Appetit nimmt ab, Leberschäden, Herzinfarkt und Schlaganfälle drohen.

PREISLISTE FÜR EINE TAGESDOSIS

HEROIN (1 GRAMM):	30–45 EURO
KOKAIN (1 GRAMM):	40–100 EURO
MORPHIN (100 MILLIGRAMM):	50 EURO
HASCHISCH (1 GRAMM):	5 EURO
AMPHETAMIN/SPEED (1 GRAMM):	10 EURO

Ein Polytoxikomaner braucht nicht selten 1000 bis 2000 Euro pro Monat für die Beschaffung von Drogen.

Wie entsteht eine Drogensucht?

Sie wollen wissen, wie man das allerhöchste Glück erreicht? Hier ist das Rezept dafür: Nehmen Sie etwas Geld mit, gehen Sie in die Gegend hinter dem Bahnhof, in der die Drogenhändler auf der Straße ihre Ware feilbieten, und kaufen Sie sich ein halbes Gramm Heroin. Spritzen Sie es sich in die Vene. Aber bedenken Sie, dass Sie einen Pakt mit dem Teufel abgeschlossen haben.

Glücksgefühle entstehen, wenn Endorphine Ihre Rezeptoren besetzen. Das mag banal klingen, mechanistisch und vielleicht auch enttäuschend für Philosophen, die ausführliche Bücher über das Glück des Menschen geschrieben haben. Heroin ahmt die Endorphinwirkung nach, und Süchtige beschreiben das entstehende Wohlgefühl wie «den besten Orgasmus, den man jemals hatte, mal tausend». Glück ist chemisch auslösbar.

Praktisch alle Suchtstoffe haben eines gemeinsam: Sie stimulieren auf die eine oder andere Art das endogene Opiatsystem (EOS) oder das Belohnungssystem des Gehirns (siehe S. 29 f.) und erzeugen so gute Gefühle und folglich den Wunsch, sie erneut zu genießen. Die Moleküle der sogenannten Opiate Heroin, Morphin oder Opium docken an den Rezeptoren des EOS an – so kommt es zu einer unmittelbaren Anregung des Belohnungssystems. Kokain wirkt ebenfalls auf das endogene Opiatsystem, aber auch auf das Belohnungssystem. Die Wirkung von Haschisch und Marihuana wird wiederum indirekt über das EOS vermittelt, und Amphetamine steuern ebenso das Belohnungssystem an, indem sie dort Dopamin freisetzen. Sogar Nikotin stimuliert auf Umwegen die Opioidrezeptoren. Das ist der Grund, warum so viele Menschen nicht vom Glimmstängel lassen können, obwohl man als Raucher heutzutage mehr oder weniger wie ein Aussätziger behandelt wird und jedem das Lungenkrebsrisiko bekannt ist.

Man kann allerdings auch ohne Drogen süchtig werden: Menschen, die an Automaten oder im Casino ihr Geld verspielen, die krankhaft im Supermarkt stehlen müssen oder die sechzehn Stunden am Tag im Internet unterwegs sind – sie leiden ebenso unter einer Abhängigkeit.

Für alle diese Suchterkrankungen konnte man nachweisen, dass das EOS dabei beteiligt ist. Da sämtliche Süchte eine gemeinsame neurobiologische Endstrecke im Gehirn haben, ist es erklärlich, warum manche Abhängige gleich mehrere Laster pflegen – zum Beispiel Alkohol, Rauchen und die Spielsucht.

Eine Abhängigkeit von harten Drogen entsteht selten allein durch Neugier, Spaß am Verbotenen oder falsche Freunde. Fast immer steht dahinter eine andere psychische Krankheit, deren Symptome durch die Suchtmittel bekämpft werden sollen. Drogen werden daher oft von Menschen genommen, die unter seelischen Erkrankungen leiden, die entweder mit einer Fehlfunktion des EOS und Belohnungssystems oder einem überempfindlichen Angstsystem einhergehen. Sie finden dann heraus, dass sie die unerträglichen Symptome mit Suchtmitteln wie Heroin zumindest kurzfristig lindern können.

Wie kommt es zu einer Sucht? Menschen mit einem Hang zur Abhängigkeit sind häufig in schwierigen sozialen Verhältnissen aufgewachsen. Emotionale Vernachlässigung, körperliche Gewalt, sexueller Missbrauch oder ein brutales Milieu haben Kindheit und Jugend bestimmt. Aber unter den Suchtpersonen sind manchmal auch junge Leute, die aus einem sogenannten guten Elternhaus stammen und keine außergewöhnlichen Belastungen erlitten haben. Erbfaktoren spielen also bei der Entwicklung von Süchten ebenfalls eine wichtige Rolle.

Heroin ist eine der härtesten Drogen. Dadurch, dass es direkt in die Vene gespritzt wird, wirkt es sehr schnell, und schon nach kurzer Zeit stellt sich eine massive Abhängigkeit ein. Folglich ist es nicht weiter verwunderlich, dass gerade Menschen mit besonders schweren Borderline-Störungen diesem Opiat verfallen. Das ständige Unwohlsein, das durch diese Erkrankung entsteht, ist verflogen, wenn Heroin in der Blutbahn kreist. Das Verlangen nach dem Rauschmittel ist so groß, dass man billigend in Kauf nimmt, durch die Abhängigkeit sein Geld, seine Freunde, seine Familie, seine Gesundheit und schließlich das Leben zu verlieren. Jeder Süchtige kennt die Gefahr, denn er hat mit Sicherheit einige seiner Freunde sterben sehen. Er findet das Leben ohne Droge aber so unerträglich, dass er trotz der schrecklichen Perspektiven weitermacht.

Nicht nur illegale Drogen, sondern auch verschreibungspflichtige Medikamente und Alkohol können zur Abhängigkeit führen. Manche Medikamente dämpfen das Angstsystem und erleichtern so ein krankhaftes Furchtempfinden – allerdings mit dem Haken, dass sie abhängig machen. Zu ihnen gehören Beruhigungs- und Schlafmittel aus der Gruppe der Benzodiazepine, wie zum Beispiel Valium. Diese Medikamente, aber auch Alkohol, wirken auf das GABA-System (siehe S. 26), das Angstgefühle bremst. Daher entwickeln Menschen mit Angsterkrankungen nicht selten eine Abhängigkeit von diesen Tabletten oder vom Alkohol.

«Alle Menschen wollen glücklich sein», sagte einst Aristoteles. Die Wege zum Glück sind verschieden, und die Menschen mit einer Suchterkrankung haben den denkbar schwierigsten Weg gewählt.

Wie kann eine Drogensucht behandelt werden?

Die Therapie einer Heroinabhängigkeit ist äußerst schwierig und wird in der Regel von zahlreichen Rückfällen begleitet. Der Grund hierfür ist der übermächtige Suchtdruck, aber auch die meist zugrundeliegende psychische Erkrankung – wenn die Droge wegfällt, kehren die alten Symptome wieder zurück. Deswegen haben es diese Menschen doppelt schwer, von der Sucht wegzukommen.

Die Eltern von Heroinabhängigen verstehen oft nicht, warum ihre Tochter sich ein paar Tage nach einer monatelangen Entwöhnungskur sofort wieder die Droge besorgt und das Drama von neuem beginnt. Heroinabhängige wissen sehr wohl, dass sie ihr Leben leichtfertig wegwerfen. Aber sie haben mit zwei machtvollen Dämonen zu kämpfen: zum einen mit einem unersättlichen Belohnungssystem, das bei ihnen mehr als bei anderen nach ständiger Befriedigung verlangt, zum anderen mit den Entzugssymptomen, die nach längerem Missbrauch der Droge entstehen. Wenn man einmal Blut geleckt hat, also

Nachweis der Wirksamkeit: Heroin- / Kokainabhängigkeit		
Behandlung	Wirksamkeit	Leitlinien / Meta-analysen / Studien
Psychotherapie		
Erfolgshonorarmethode	+	143
Paartherapie	+	143–145
Verhaltenstherapie	–	130, 143
Psychoanalytische Therapie	–	143, 146
Medikamente		
Methadon	+	147
Buprenorphin	+	147
Naltrexon	+	148
Heroin	?	

den Heroinkick gehabt hat, wird man ihn nie vergessen und will ihn immer wieder haben.

Daher sollte man in der Behandlung gleich alles richtig machen. Zunächst muss der Suchtstoff entzogen werden. Der Heroinabhängige sollte in eine Klinik aufgenommen werden, denn ein Selbstentzug klappt in den wenigsten Fällen. Es gibt mehrere Methoden: Unter einem «kalten Entzug» versteht man, dass der Süchtige von einem Tag auf den anderen aufhört, Heroin zu nehmen, und versucht, die Entzugssymptome allein zu überstehen. Das klappt fast nie. Deswegen sollte man eine Klinikaufnahme anstreben. Hier können die Entzugssymptome mit Medikamenten wie Doxepin oder Clonidin gelindert werden. Bei einem «warmen Entzug» wird in einem Krankenhaus das Heroin durch die Opiate Methadon oder Buprenorphin ersetzt, die dann nach und nach ausgeschlichen werden. Eine Zeit lang wurde ein «Turboentzug» propagiert. Dazu wurden die Patienten zwei Tage unter intensivmedizinischen Bedingungen in Narkose versetzt, sodass sie die Entzugserscheinungen sozusagen verschliefen. Nach klinischen Studien ist dieses Verfahren einem herkömmlichen Entzug nicht überlegen. Der Entzug ist nur der erste Teil der Therapie. Danach sollte sich unbedingt eine längere stationäre Entwöhnungsbehandlung anschließen – sonst ist der Rückfall vorprogrammiert. Die ganze Mühe wäre umsonst gewesen, denn der Abhängige wird wieder magisch von der Drogenszene angezogen. Auch nach der Entlassung aus der Therapie sollten die letztlich immer noch Abhängigen von Psychotherapeuten und Sozialarbeitern betreut werden.

──────────── ▶▶ **Selbsthilfe** ◀◀ ────────────

▶▶ Die Heroin- oder Kokainsucht ist ein übermächtiger Feind. Wenn Sie sich entschieden haben, dagegen anzugehen, sollten Sie keine halben Sachen machen. Vertrauen Sie nicht darauf, dass Sie dies Ziel allein erreichen. Nur drei Prozent der Abhängigen schaffen es ohne jede professionelle Hilfe, vom Heroin loszukommen.

▶▶ Nehmen Sie ausnahmslos alle angebotenen Bausteine eines Entwöhnungsprogramms mit.

▶▶ Trennen Sie sich von Ihren falschen Freunden, die Sie immer wieder dazu verführen wollen, in die Szene zurückzukehren. Versuchen Sie, aus dem Milieu auszusteigen, und wenn Sie deswegen in eine fremde Stadt ziehen müssen.

▶▶ Versuchen Sie, sich Ihre Kicks anderweitig zu beschaffen (siehe «Legales Doping», S. 210 ff.).

Psychotherapie
Wenn eine erfolgreiche Entgiftung, zum Beispiel in einer Klinik, stattgefunden hat, gilt es, die Abstinenz aufrechtzuerhalten. Eine Untersuchung des britischen National Institute for Health and Clinical Excellence (NICE), die sämtliche vorliegenden Studien zur Heroin- und

Kokainbehandlung analysierte, kam zu der ernüchternden Erkenntnis, dass die häufig propagierte konventionelle Verhaltenstherapie oder eine psychoanalytische Behandlung nicht geeignet seien, die Rückfallraten nach erfolgter Entzugstherapie zu senken. Zu übermächtig scheint der Suchtdruck, als dass er sich allein durch Gespräche beeinflussen lässt.

Verblüffenderweise, so ergab die NICE-Recherche, kann man Rückfälle mit einem simplen Trick besser verhindern. Bei der «Erfolgshonorarmethode» erhalten die Patienten eine Zahlung, wenn sie einen drogenfreien Test vorweisen können (meist in Form von Warengutscheinen, denn mit Bargeld könnten sie Missbrauch treiben). Auch für die Durchführung von Tests auf Hepatitis, HIV oder Tuberkulose werden Gutscheine ausgeteilt. Bei einer anderen Version können die Patienten, die alle Regeln eingehalten haben, ein Los ziehen, bei dem sie Gewinne im Gegenwert von bis zu 100 Pfund einstreichen können. Diese Methode hat den Vorteil, dass der gnadenlose Feind, das Belohnungssystem, mit eigenen Mitteln bekämpft wird. Ein Glücksspiel, bei dem man Geld gewinnen kann, stachelt ja auch dieses System an. Das scheint besser zu wirken, als in Gesprächen an die Vernunft zu appellieren. Man müsste nur unseren Krankenkassen klarmachen, dass sie die Kosten für diese Lotterie tragen müssen. Und es fragt sich, ob die Summen nicht ständig gesteigert werden müssen, um den Erfolg aufrechtzuerhalten.

Auch zeigte die britische Analyse, dass eine Paartherapie erfolgreicher ist als eine Einzeltherapie. Dabei werden Partner des Abhängigen, die den Ausstieg aus der Sucht aktiv unterstützen wollen, in die Behandlung mit eingebunden. Die Gespräche mit dem Therapeuten dienen insbesondere dazu, die Partnerbeziehung zu stärken; so sollte der Partner bei erfolgreicher Abstinenz den Abhängigen etwa mit positiven Rückmeldungen unterstützen. Gemeinsame Freizeitbeschäftigungen werden unternommen, der Rückzug aus der Drogenszene wird geplant.

Medikamente

Da die Therapie einer Heroinabhängigkeit oft trotz zahlreicher Versuche nicht gelingt, gibt es noch einen zweiten Weg, das sogenannte kleinere Übel: die Drogenersatztherapie. Der Patient kann sich die Medikamente *Methadon* oder *Buprenorphin* verschreiben lassen, anstatt sich Heroin zu besorgen. Bei diesen Drogenersatzstoffen handelt es sich um Opiate, die so ähnlich wirken wie Heroin. Daher fällt der Umstieg vom Heroin auf Methadon oder Buprenorphin leicht, weil nicht die gefürchteten Entzugserscheinungen auftreten. Aber beide Medikamente machen ebenfalls abhängig. Der Patient bleibt zwar dann ein Suchtkranker, aber die üblen Begleiterscheinungen des illegalen Drogenmarkts fallen weg – die Infektionen, die gestreckten Drogen, die Kriminalität, die Prostitution. Außerdem kann die Dosis kontrolliert werden, denn der Abhängige bekommt die Medikamente vom Arzt und nicht vom Dealer. Solche Drogenersatzprogramme unterliegen gesetzlichen Vorschriften. Bevor jemand in ein Programm aufgenommen wird, muss bei ihm mindestens zwei Jahre lang eine Opiatabhängigkeit bestanden haben, und bisherige Versuche, eine absolute Abstinenz zu erreichen, müssen fehlgeschlagen sein – denn man will nicht Menschen, bei denen nur ein geringfügiger Drogenabusus bestand, durch die Therapie süchtig machen.

Da die Medikamente nicht gespritzt werden, entfällt der Kick, der durch das Anfluten des Heroins im Gehirn entsteht. Diese schnelle Wirkung ist ja der Grund, warum Heroin stark abhängig macht und warum man die Dosis immer steigern möchte. Patienten, die als Heroinersatz Methadon oder Buprenorphin nehmen, vermissen diesen Kick. Leider führt das dazu, dass manche von ihnen einen «Beikonsum» betreiben; das heißt, dass sie sich illegal zusätzlich Heroin oder andere Drogen besorgen. Wenn ein Beikonsum durch eine Urinkontrolle entdeckt wird, riskieren sie, aus dem Drogenersatzprogramm hinausgeworfen zu werden. Methadon wird meist in Orangensaft aufgelöst und im Beisein medizinischen Personals verabreicht. Damit verhindert man, dass der Süchtige das Medikament auf dem Schwarzmarkt verkauft. Manche Junkies lösen mehrere Buprenorphin-Tabletten gern auf einmal auf und injizieren sie sich, um das schnelle Glücksgefühl auszulösen. Dies kann gestoppt werden, indem man den Tabletten ein Gegenmittel beifügt, das die Wirkung des Buprenorphins aufhebt, wenn es gespritzt wird.

Die Effektivität der Drogenersatztherapie mit Buprenorphin und Methadon ist in zahlreichen kontrollierten Studien nachgewiesen. Die Nebenwirkungen dieser Medikamente werden im Anhang (siehe S. 363 ff.) aufgeführt.

Manchmal gelingt es aber selbst mit diesen Ersatzmitteln nicht, die Sucht in den Griff zu bekommen. In solchen Fällen gibt es die Möglichkeit, den Abhängigen amtlich hergestelltes Heroin zu verabreichen. Der Vorteil ist dabei, dass die Süchtigen reine Ware erhalten, die nicht, wie die hinter dem Bahnhof vom Dealer gekaufte Schore, durch gefährliche Beimischungen vergiftet ist oder stark in der Dosis schwankt. Ein positiver Effekt einer solchen legalen Heroinvergabe ist weiterhin, dass die Dealer arbeitslos werden und die Beschaffungskriminalität eingedämmt werden kann. In einigen Ländern und auch in Deutschland wird diese Methode praktiziert. Die praktischen Erfahrungen sprechen für ihre Anwendbarkeit; es fehlen aber noch kontrollierte Studien.

Die Abstinenz kann mit *Naltrexon* unterstützt werden. Naltrexon ist ein Gegenmittel gegen Heroin. Nachdem man mindestens sieben Tage lang vom Heroin entgiftet worden ist, beginnt man, die Tabletten einzunehmen. Naltrexon «verstopft» die Rezeptoren für Opiate. Spritzt man dann Heroin, verpufft dessen Wirkung – also merkt man schnell, dass es keinen Sinn macht, die Droge weiter zu nehmen.

Neue Therapien

Das Hauptproblem bei der Naltrexon-Behandlung ist nur, dass viele Abhängige sich gern an die grandiosen Kicks unter Heroin erinnern und sie wiederhaben wollen. Also setzen sie über kurz oder lang die Tabletten ab, um sich erneut Heroin spritzen zu können. Um das zu verhindern, werden in manchen Ländern jetzt Naltrexon-Implantate verwendet (in Deutschland ist diese Behandlung noch nicht zugelassen).

Das kleine Implantat wird in örtlicher Betäubung unter der Bauchhaut eingepflanzt, von dort aus wird das Gegenmittel kontinuierlich freigesetzt. Nach mehreren Monaten löst es sich komplett auf, dann wird in der Regel ein neues eingepflanzt. Erste kontrollierte Studien zeigten positive Effekte.[149,150]

In der Zukunft kann man sich vielleicht gegen eine Drogensucht impfen lassen. Amerikanische Forscher entwickelten eine Impfung gegen Kokainsucht. Der Körper bildet dabei Antikörper gegen Kokain, sodass die Droge nicht mehr wirkt. Nach einer vorläufigen Studie reduzierten Teilnehmer an einem solchen Versuch ihren Kokaingebrauch.[151]

Würde man mit neuen Medikamenten das Problem der harten Drogen in den Griff bekommen, könnte man sogar Kriege verhindern. In Kolumbien und Mexiko scheinen selbst die Regierungen machtlos gegen die Drogenbarone zu sein. In Afghanistan führt die westliche Welt Krieg gegen die Taliban – nicht nur wegen der Angst, dass sich von dort aus der Terrorismus ungehindert verbreiten könnte, sondern auch aus Furcht, dass sich die «Gotteskrieger» ungebremst ihrem gottlosen Geschäft, dem Anbau von Schlafmohn, widmen könnten.

Ratschläge für Angehörige

Die Eltern oder Partner von Menschen, die harte Drogen nehmen, sind oft verzweifelt. Es ist relativ einfach, Süchtigen Vorwürfe zu machen. Es ist dagegen eine echte Herausforderung, ihnen zu helfen. Suchtkranke sind empfindsam und immer auf der Suche nach einem Menschen, der sie nicht demütigt oder verachtet. Es gibt keine Patentrezepte, wie man mit einem abhängigen Angehörigen umgeht, aber vielleicht hilft es, wenn Sie ihm die folgenden Regeln vermitteln:

• Unsere Tür steht immer offen für dich, auch wenn du nicht «clean» bist.

- Wir unterstützen dich in jeder Beziehung, aber wir geben dir kein Geld für Drogen.
- Bitte bringe keine Freunde aus der Drogenszene mit.
- Bitte erzähle uns keine Lügengeschichten. Sei offen und ehrlich.
- Wenn du eine Drogentherapie machen willst, werden wir alles tun, um dich dabei zu unterstützen.

Kapitel 18
HASCHISCH
Die Dröhnung aus der Wasserpfeife

In den siebziger Jahren gehörte es unter Jugendlichen fast zum guten Ton, Haschisch, das Harz des indischen Hanfs *Cannabis sativa*, oder Marihuana, die getrockneten Blätter und Blüten der Pflanze, zu rauchen. Präsident Clinton und Präsident Obama haben es gepafft und auch inhaliert. Cannabis galt als harmlos. In manchen Ländern war es (oder ist es immer noch) legal, kleine Mengen Haschisch zu besitzen. In Amsterdam konnte man in den Coffeeshops ganz amtlich kiffen. Allerdings hat in den letzten Jahrzehnten im Hanf der Gehalt an Tetrahydrocannabiol (THC), dem Wirkstoff des Haschisch, extrem zugenommen. Die Hanfbauern haben es geschafft, viel stärker wirkende Formen zu züchten, um ihren Absatzmarkt zu vergrößern.

Kiffer schätzen die Gefühle der Euphorie, des gestärkten Selbstvertrauens und der Entspannung, die nach dem Joint auftreten. Beim gemeinschaftlichen Rauchen wird viel über alberne Scherze gelacht. Als Nebeneffekt tritt ein verstärktes Verlangen nach Süßigkeiten auf. Bei einer starken «Dröhnung» fallen die geröteten Augen der Haschischraucher auf. Aber bei einer Überdosis, die oft dann entsteht, wenn man das Harz in einer Wasserpfeife raucht oder in Backwaren verarbeitet, den *Shit Cookies*, kann die Droge nach hinten losgehen. Unwohlsein, Herzrasen, Angst bis hin zu Panikattacken können auftreten. Besonders bei jahrelangem Cannabismissbrauch kann es zu Gewichtszunahme, Energieverlust, verworrenem Denken, Halluzinationen, Gedächtnisstörungen, eingeschränkter Urteilsfähigkeit, Misstrauen und Testosteronmangel bei Männern kommen. Vor einigen Jahren tauchte der Verdacht auf, dass man durch jahrelangen starken Cannabiskonsum eine Psychose – also ein der Schizophrenie ähnelndes Krankheitsbild mit Halluzinationen und Verfolgungswahn – entwickeln kann, da viele Kranke mit Psychosen angegeben hatten, sie hätten jahrelang Haschisch geraucht. Allerdings ist der Zusammenhang bis heute noch nicht zweifelsfrei geklärt; er könnte genauso gut dadurch entstehen, dass Schizophrene verstärkt Haschisch rauchen, in der falschen Hoffnung, ihre psychotischen Symptome damit bekämpfen zu können.

Nur etwa vier Prozent der Haschischraucher entwickeln eine echte Abhängigkeit von der Droge. Ein Entzug würde sich mit Appetitmangel, Schlafstörungen, innerer Unruhe, Gereiztheit, Schmerzempfindlichkeit und nächtlichem Schwitzen bemerkbar machen. Bei den meisten Jugendlichen und jungen Erwachsenen, die ab und zu mal einen Joint rauchen, steckt dahinter keine besondere psychische Problematik – sie machen es, weil es alle ihre Freunde tun, weil es etwas Verbotenes ist und weil man sich lustig dabei fühlt. Es gibt aber auch den Typ des Dauerkiffers, der morgens gleich nach dem Aufstehen eine Tüte dreht, den ganzen Tag im Tran herumläuft, wegen seines Antriebsmangels kaum noch einer geregelten Tätigkeit nachgehen kann und mit anderen Menschen nur noch kommuniziert, wenn es um den nächsten Joint geht. Dies kommt dann wie alle Süchte nicht von ungefähr, sondern hat als Hintergrund oft eine Persönlichkeitsstörung, wie zum Beispiel ein Borderline-Syndrom.

Wie kann ein Cannabismissbrauch behandelt werden?

Bei einem ausgeprägten Haschischkonsum, der allen Entzugsversuchen widerstanden hat, sollte man sich in eine psychiatrische Klinik einweisen lassen. Nach wenigen Tagen stellen die Absetzsymptome kein Problem mehr dar, denn sie sind bei weitem nicht so stark wie

Nachweis der Wirksamkeit: Cannabismissbrauch		
Behandlung	Wirksamkeit	Leitlinien / Meta-analysen / Studien
Psychotherapie		
Erfolgshonorarmethode	**+/–**	143
Verhaltenstherapie	–	130, 143
Familientherapie	–	143

bei harten Drogen. Die Behandlung der persönlichen Schwierigkeiten, die sich hinter dem Cannabiskonsum verbargen, steht dann im Vordergrund. Es gibt nur wenige Studien zur Behandlung des Haschischmissbrauchs. Am besten wirkt hier scheinbar ebenfalls die Erfolgshonorarmethode: Wer im Drogentest clean ist, erhält einen Gutschein. Allerdings zeigten auch hier nicht alle Therapiestudien einen Erfolg, weil viele Abhängige meist gar nicht vom Kiffen lassen wollen. Die Wirkung einer Verhaltens- oder Familientherapie geht nach den Leitlinien-Analysen bei einer Cannabisabhängigkeit nicht über die einer üblichen Standardbehandlung hinaus. Das heißt also: Nur wer wirklich vom Cannabis loskommen will, hat eine Chance.

Kapitel 19

KLEPTOMANIE

Das Abenteuer im Supermarkt

Was ist eine Kleptomanie?

«Ich hatte den Detektiv gesehen, und es war mir klar, dass er mich auch entdeckt hat. Es war genau derjenige, der mich schon mal in diesem Laden beim Klauen erwischt hatte. Und trotzdem, ich wusste, dass ich es tun musste. Ich stand wie unter Zwang. Es war irgendwie klar, dass er mich wieder schnappt. Ich hatte keine Chance», so berichtete mir eine Patientin mit Kleptomanie unter Tränen.

Waren im Wert von 13 Milliarden Dollar werden jedes Jahr in Supermärkten in den USA entwendet. Doch wenn jemand öfter etwas mitgehen lässt, ist das nicht unbedingt Anzeichen einer Krankheit. Manche Menschen tun es, weil sie wirklich wenig Geld haben. Manche, weil sie denken, dass Ladenketten das Volk ausbeuten und geschröpft gehören, oder weil sie selbst Angestellte in einer Filiale und mit ihrem Lohn oder den Arbeitsbedingungen unzufrieden sind. Wieder andere klauen, weil ihre Moralvorstellungen nicht ausreichen, um einen Supermarkt- oder Kaufhausdiebstahl als verwerflich anzusehen. So etwas ist kaum ehrenhaft, aber es ist auch nicht Ausdruck einer seelischen Störung. Die wenigsten Ladendiebe leiden unter Kleptomanie, dem krankhaften Stehlen.

Für Menschen mit Kleptomanie spielen Geldprobleme meist keine Rolle. Es können ausgesprochen wohlhabende Leute sein, für die der gestohlene Gegenstand nicht den geringsten Wert hat. Viele der entwendeten Sachen werden nie benutzt; sie werden im Keller gestapelt oder verschenkt. Die Betroffenen werden hierbei von einem inneren Zwang geleitet. Vor dem Diebstahl leiden sie unter einer unerträglichen Spannung, die sie förmlich dazu drängt, etwas zu stehlen. Nachdem sie das Klauobjekt sicher an der Kasse vorbei nach draußen gebracht haben, verspüren sie ein Erleichterungsgefühl. Dieses Wohlbefinden hält aber nicht lange an; danach haben sie ein schlechtes Gewissen und fühlen eine Scham, weil sie sich wieder nicht kontrollieren konnten und sie sich in die Gefahr der sozialen Bloßstellung begeben haben. Manche Kleptomanen wurden schon mehrfach erwischt; trotz der Peinlichkeit und der Erniedrigung durch ein Strafverfahren werden sie immer wieder rückfällig. Alle Versuche, sich selbst zurückzuhalten, scheitern. Das pathologische Stehlen weist alle Merkmale einer Sucht auf, wobei manche Menschen auch unter anderen Abhängigkeitserkrankungen leiden.

Wie entsteht eine Kleptomanie?

Wer stiehlt, spart vordergründig Geld. Geld ist für das Belohnungssystem dabei eine sekundäre Belohnung, aber mit ihm könnte man sich eine primäre Belohnung beschaffen, etwa Essen. Es geht aber beim krankhaften Stehlen aller Wahrscheinlichkeit nach nicht ums Sparen, sondern eher um den Abenteuerkick – so wie bei einem gefährlichen Spiel. Man befürchtet, vom Kaufhausdetektiv erwischt zu werden. Das Angstsystem baut eine starke Spannung auf. Wenn die Supermarktkasse sicher passiert wurde, gibt es eine Ausschüttung im Belohnungssystem – eine typische Reaktion nach überstandener Furcht. Ein Glücksgefühl durchströmt den Körper. Das ist der Grund, warum die Betroffenen es tun – für die kurzen Momente des Wohlgefühls und der Entspannung. Allerdings muss ihr Belohnungssystem in irgendeiner Form gestört sein, wenn es so stark nach Reizen giert, dass der Schutzmechanismus der sozialen Angst vor der Festnahme ausgeschaltet wird.

Nachweis der Wirksamkeit: Kleptomanie		
Behandlung	Wirksamkeit	Leitlinien / Meta-analysen / Studien
Medikamente		
Naltrexon	+/?	152
Topiramat	+/?	153
Antidepressiva	–	154

In einigen wenigen Fällen geht eine Kleptomanie auf eine schwere Depression zurück. Dabei kommt es manchmal zu einem Verarmungswahn, bei dem zum Beispiel eine Mutter denkt stehlen zu müssen, damit ihre Kinder etwas zu essen haben. Diese Fälle sind meist leichter zu therapieren; nach einer erfolgreichen Behandlung mit Antidepressiva und Psychotherapie verschwindet das krankhafte Stehlen.

Wie kann eine Kleptomanie behandelt werden?

Zur Behandlung einer Kleptomanie gibt es keine kontrollierten Studien mit psychotherapeutischer Behandlung. Eine kontrollierte Untersuchung zeigte die Wirksamkeit von *Naltrexon*; in Einzelfällen hat das Epilepsiemittel *Topiramat* geholfen. Ein Antidepressivum war nicht effektiv.

Angehörige eines Menschen mit pathologischer Stehlsucht sollten Verständnis dafür aufbringen, dass dieses Verhalten nicht aus niederen Beweggründen ausgeübt wird, sondern auf eine gestörte Hirnchemie zurückgeht.

Kapitel 20

SPIELSUCHT

Das Haus der drei Sonnen

Fallbeispiel Spielsucht

Manfred W. ist ein Spieler. Jeden Tag nach der Arbeit geht er in das «Haus der drei Sonnen», wie es die Eingeweihten nennen – eine Spielothek in einer kleinen schmuddeligen Seitenstraße. Dort wirft er seine Euromünzen gleichzeitig in drei Automaten. Fast teilnahmslos starrt er auf die rotierenden Scheiben. Es kommt ihm gar nicht darauf an zu gewinnen. Was ihn bei Laune hält, ist die freudige Erwartung, dass es einen Gewinn geben könnte. Sobald aber die Entscheidung getroffen ist, lässt das Hochgefühl nach. Wenn dann drei Sonnen auftauchen, also drei übereinstimmende Bilder, und die Münzen haufenweise aus dem Gerät klappern, verspürt er kaum noch ein Glücksgefühl. Mechanisch wirft er erneut Geld in die Maschine. Auch wenn er keinen Gewinn hat, zeigt er keine Regung. Seine Vernunft hat ihm längst klargemacht, dass die Automaten auf die Dauer 60 Prozent seines Geldes behalten, auch wenn ab und zu Münzen laut aus dem Schacht fallen. Aber das hält ihn nicht davon ab, es immer wieder zu versuchen. Er hat etwa 30 000 Euro Schulden; genau weiß er es nicht. Er hat sich häufig Geld bei Freunden geliehen, das er nie zurückzahlen kann. Mehrfach hat er an seiner Arbeitsstelle Geld unterschlagen.

In der Spielerstadt Las Vegas sieht man selten glückliche Menschen, sondern vorwiegend verkrachte Existenzen, denen die Verzweiflung ins Gesicht geschrieben steht. Die gleiche Trostlosigkeit in den Mienen beobachtet man aber auch in einer Spielhalle in einer deutschen Vorstadt. Kaum einer, der dort am Automaten steht, scheint Freude am Spiel zu haben. Diese Menschen spielen, um ihren Frust zu bekämpfen – und versinken immer tiefer im Sumpf.

Wie entsteht eine Spielsucht?

Jedes Spiel kann süchtig machen. Lotto, Canasta, Roulette, Schach – praktisch alle Spiele beruhen darauf, dass das Belohnungssystem im Gehirn angestachelt wird. Besonders wenn dabei Geld mit im Spiel ist, wird dem Belohnungssystem suggeriert, dass es nicht nur um die Ehre, sondern um das nackte Überleben geht – auch wenn nicht unbedingt um das Häuschen oder die Firma gewettet wird. Aus einem zunächst rätselhaften Phänomen hat man viel über die Ursache des pathologischen Spielens gelernt. Ältere Menschen, die an einer Parkinson-Erkrankung litten, begannen plötzlich an Automaten zu spielen. Manche entwickelten eine Kaufsucht, und andere wurden sexuell überaktiv.[155] Schließlich stellte sich heraus, dass es an den Parkinson-Medikamenten lag, die in den Dopaminstoffwechsel eingreifen, und Dopamin ist das Hormon, das im Belohnungssystem eine Rolle spielt. Welche Erkenntnisse kann man nun aus diesen Parallelen gewinnen? Man muss davon ausgehen, dass beim pathologischen Spielen eine Störung des EOS oder des Belohnungssystems vorliegt. Wenn dies der Fall ist, müsste man krankhaftes Spielen mit Naltrexon behandeln können. Genau das hat man versucht – und man hatte tatsächlich Erfolg damit.

Der Spieler riskiert sein Geld für den kurzen Moment der Endorphinausschüttung. Die findet statt, während sich die Scheiben des Automaten drehen, die Roulettekugel ausrollt oder während die Pokerkarten ausgeteilt werden. Danach gibt es nur noch eine verringerte Freisetzung nach einem Gewinn, die aber im Vergleich zu dem Endorphin-Rush kurz vor dem Ende des Spiels eher gering ist. Um den

Ich habe oft länger an Automaten, im Casino oder in Spielclubs gespielt, als ich wollte.	☐
Ich habe mehrfach ohne Erfolg versucht, mit dem Spielen aufzuhören.	☐
Ich habe oft so lange gespielt, bis mein letzter Cent weg war.	☐
Ich habe meine Ersparnisse angebrochen oder mir Geld geliehen, um weiter spielen zu können.	☐
Ich habe illegale Dinge getan, um an Geld für das Spielen heranzukommen.	☐
Ich habe Depressionen, Scham- oder Schuldgefühle nach dem Spielen.	☐
Auf mich treffen mindestens 3 dieser Aussagen zu.	■ **JA** **Es besteht der Verdacht, dass bei Ihnen eine Spielsucht vorliegt.**

Pegel der Glückshormone möglichst lange auf einem hohen Niveau zu halten, lassen manche Spieler gleich mehrere Automaten nebeneinander laufen.

Wie kann eine Spielsucht behandelt werden?

———————————— ▶▶ Selbsthilfe ◀◀ ————————————

▶▶ Man muss komplett mit dem Spielen aufhören – einen Mittelweg, ein «Nur-ein-bisschen-Spielen», gibt es nicht.

Nachweis der Wirksamkeit: Glücksspielsucht		
Behandlung	Wirksamkeit	Leitlinien / Meta-analysen / Studien
Psychotherapie		
Verhaltenstherapie	+	156–159
Medikamente		
Antidepressiva	+/–	160–164
Neue Therapien		
Naltrexon	+	165–168
Acetylcystein	+/?	153

▶▶| Besonders gefährdet sind Sie, wenn Sie sich nicht gut fühlen, eine Enttäuschung erlebten oder einen Streit mit Ihrem Partner hatten. An solchen Tagen sollten Sie auf keinen Fall an Glücksspielen teilnehmen, sonst besteht die Gefahr, dass Sie nicht wieder aufhören können.

▶▶| Wenn Sie das Gefühl haben, Sie müssten spielen, um aus einem Stimmungstief herauszukommen, versuchen Sie es mit alternativen Methoden, um Ihr Wohlgefühl wiederherzustellen (siehe «Legales Doping», S. 210 ff.).

▶▶| Wenn Sie ausgehen, nehmen Sie nur eine kleine Geldsumme mit.

▶▶| Wenn es möglich ist, lassen Sie eine Registrierung im Spielsalon löschen.

▶▶| Versuchen Sie nicht, eine Sucht durch eine andere zu ersetzen (zum Beispiel die Spielsucht durch eine Alkoholabhängigkeit).

▶▶| Es gibt Selbsthilfegruppen für Spielsüchtige.

▶▶| Eine Schuldenberatung könnte für Sie hilfreich sein.

Psychotherapie

Wie bei allen Suchterkrankungen kann die Behandlung in schweren Fällen mühevoll sein. Eine *Verhaltenstherapie* hat sich bei der Spielsucht als wirksam erwiesen. In den Sitzungen wird dem Glücksspieler bewusstgemacht, dass er nicht nur das hilflose Opfer seines übermächtigen Drangs ist, sondern auch aktiv über sich selbst bestimmen kann. Oft werden durch die Sucht Alltagsprobleme wie Frust in der Partnerschaft oder im Beruf «überspielt». In der Therapie wird versucht, diese Schwierigkeiten direkt anzugehen und eine Lösung zu finden.

Medikamente

Doppelblindstudien zeigten die Wirksamkeit von *Naltrexon*. Mit Antidepressiva aus der Gruppe der *SSRI* wurden mehrere Untersuchungen durchgeführt; dabei wurden manchmal nur in Teilbereichen Besserungen erzielt, manchmal wurde überhaupt kein Effekt erzielt.

Neue Therapien

Acetylcystein, ein schleimlösendes Medikament, das bei Husten verordnet wird, greift auch in den Gehirnstoffwechsel ein. Aus diesem Grund wurde es bei Spielsüchtigen getestet; allerdings war die Studie sehr klein. Bis nicht weitere Untersuchungen vorliegen, wird es sicher nicht routinemäßig angewendet werden.

Kapitel 21

INTERNET- UND COMPUTERSUCHT
Der Avatar

Können Internet und Computer süchtig machen? Selbstverständlich – alles, was Spaß bereitet, kann zur Sucht führen. Die häufigsten Tätigkeiten der Süchtigen am Rechner sind: online mit anonymen Mitspielern spielen, Sexbilder oder -videos herunterladen oder mit bekannten oder fremden Menschen chatten. Dabei scheint es eine untergeordnete Rolle zu spielen, dass die Spielpartner, die Sexmodels oder die Chat-Freundschaften mehr oder weniger virtuell sind.

Ab wann ist man internetsüchtig? Da heutzutage immer mehr Menschen im Beruf und privat über lange Zeit am Computer sitzen müssen, ist es schwierig zu definieren, ab wie viel Stunden, die jemand pro Tag am Rechner verbringt, von einer Internetsucht zu sprechen ist. Viele Eltern machen sich extreme Sorgen, wenn ihr fünfzehnjähriger Sohn ständig im Netz hängt. Allerdings muss das nicht heißen, dass er abhängig ist, denn heutzutage erledigen Kinder viele notwendige und durchaus vernünftige Dinge am PC. Sie schreiben Aufsätze, recherchieren für ihre Schularbeiten, kontaktieren Mitschüler, weil sie Fragen zu den Matheaufgaben haben, oder googeln, chatten, twittern, skypen mit ihren Freunden. Es ist daher wirklich schwer zu definieren, ab wann die normale Nutzung in eine Sucht übergeht (siehe Test, S. 267). Bis zu sieben Prozent der Internetnutzer, so wird geschätzt, sind abhängig, und es sind meist Jungen und Männer. Süchtige verbringen oft vierzig Stunden pro Woche im Netz, und zwar meist mit unnützen Dingen. Wenn jemand wegen seiner endlosen Sitzungen am Rechner seinen täglichen Pflichten nicht mehr nachkommt, die Schularbeiten vernachlässigt, zu spät am Arbeitsplatz erscheint, den eigenen Geburtstag vergisst und kaum an Essen, Trinken und Schlafen denkt, kann man eindeutig von einer Sucht reden. Manche Jugendliche beißen oder schlagen um sich, wenn sie vom Gerät weggezerrt werden. Die Krise tritt auch ein, wenn es plötzlich defekt ist, die Eltern ein Computerverbot ausgesprochen haben oder der Vater die Maschine in einem Wutanfall aus dem Fenster wirft. Es können dann Entzugserscheinungen auftreten, etwa eine niedergeschlagene Stimmung, Unruhe oder Reizbarkeit.

Die Internetsucht ist weltweit zu einem ernsten Problem geworden. Vor allem in Asien macht man sich große Sorgen über internetsüchtige junge Menschen, und es wird nicht lange dauern, bis die Welle auch zu uns in der vollen Schärfe herüberschwappt. In Japan existiert das Phänomen des «Hikikomori»; darunter versteht man, dass Jugendliche nicht mehr in die Schule gehen, sich in ihr Zimmer einschließen und nicht mehr mit ihren Eltern reden, um möglichst viel Zeit am Computer verbringen zu können. In Südkorea sind mindestens zehn Menschen an Kreislaufversagen in Internetcafés gestorben, und durch das ständige Starren auf den Schirm sind bei empfindlichen Personen sogar schon Krampfanfälle ausgelöst worden. In China, wo es rund zehn Millionen Internetsüchtige gibt, wurden Jugendliche in eine Art Bootcamp gesteckt, wo man ihnen gegen ihren Willen schmerzhafte Stromstöße verpasste, um ihnen die Sucht abzugewöhnen. Mittlerweile hat man die brutale Methode abgeschafft.

Wie entsteht eine Internet- und Computersucht?

Sexvideos, Online-Flirts, Internetpoker oder Massen-Mehrspieler-online-Rollenspiele wie «World of Warcraft», bei denen es darum geht, der Beste von dreihundert anonymen Mitspielern zu sein – alle diese Tätigkeiten stacheln das Belohnungssystem an. So sind natür-

Test: Bin ich Internetsucht-gefährdet? **Leiden Sie unter folgenden Symptomen:**	
Wenn ich nach Hause komme, schalte ich wie unter Zwang als Erstes den Computer an.	☐
Menschen aus meiner Umgebung haben schon mehrfach Bemerkungen gemacht, dass ich viel zu lange am Computer sitze.	☐
Ich verbringe die meiste Zeit am Rechner mit unnützen Dingen (mindestens vier Stunden am Tag).	☐
Ich habe schon mehrfach ohne Erfolg versucht, meinen Internetkonsum zu reduzieren.	☐
Wenn ich einmal eine Zeit lang keinen Zugang zu einem Computer hatte, empfinde ich ein starkes Verlangen danach und leide unter schlechter Laune, Reizbarkeit oder Nervosität.	☐
Ich schlafe manchmal zu wenig oder verschiebe das Essen, um am Computer zu sitzen.	☐
Ich habe oft Ausreden, warum ich so viel Zeit am Computer verbringe.	☐
Ich steigere ständig die Anzahl der Stunden, die ich vor dem Bildschirm sitze, und benutze immer die neueste Technik, um noch schneller surfen zu können.	☐
Ich empfinde oft Scham- oder Schuldgefühle, weil ich meine Arbeit, die Schule oder meine Familie vernachlässige.	☐
Mindestens 3 dieser Aussagen treffen auf mich zu.	■ **JA** **Es besteht der Verdacht, dass bei Ihnen eine Internetsucht vorliegt.**

lich Menschen mit einer Störung dieses Systems auch anfällig für eine Computersucht. In perfider Weise wird das Suchtpotenzial durch die Computerspielehersteller ausgenutzt. Die Spielfigur, der Avatar, wird während des Spielens immer stärker. Bleibt man aber eine Weile vom Bildschirm weg, verliert der graphische Stellvertreter ständig an Kraft. Wenn man ganz aus dem Spiel aussteigen wollte, würde man alles verlieren, was man sich virtuell geschaffen hat: Erfolg, Stolz, Anerkennung, Macht, Respekt und Selbstvertrauen – Dinge, von denen man glaubt, sie im wirklichen Leben nicht zu haben. Aber auch ein Gemeinschaftsdruck entsteht. Die Computerspiele nutzen die Sehnsucht der Menschen nach Solidarität aus: So schließt man sich mit anderen Spielern in den Weiten des Cyberspace zu Gilden zusammen, um gemeinsam Abenteuer und Schlachten gegen Hexen, Zaubermeister und Druiden zu bestehen. Dies erfordert, dass man zu bestimmten Zeiten verlässlich vor dem Rechner sitzen muss, um seine Mitstreiter nicht im Stich zu lassen – und wenn es drei Uhr nachts ist. Die Kinder und Jugendlichen verlassen das Zimmer noch nicht einmal, um zu essen. Sie urinieren sogar in Plastikeimer, um nicht vom Rechner wegzumüssen.

Unter den Cyberjunkies gibt es eine große Gruppe von Menschen, die unter einer sozialen Phobie (siehe S. 142 ff.) leiden, also unter extremer Schüchternheit. Da sie massive Hemmungen haben, mit den Menschen direkt zu reden, weil sie sich für unattraktiv halten, finden sie in den Tausenden von Chat-Foren eine Gelegenheit, doch mit anderen Leuten zu kommunizieren – ohne die Furcht, sich einer direkten Kritik auszusetzen. Im Netz können sie so viel von sich preisgeben, wie sie möchten – und allzu große Nähe vermeiden. Auf die Gefahr hin, emotional und sozial zu verkümmern.

Depressive Menschen finden sich ebenfalls gehäuft unter den Cyberjunkies, und Kinder mit einem hyperkinetischen Syndrom, das landläufig als «Zappelphilipp-Syndrom» bezeichnet wird, benutzen Computerspiele möglicherweise als eine Art Selbstbehandlung. Eltern, die ihre hyperkinetischen Kinder in der Regel als unruhig, fahrig und unkonzentriert kennen, wundern sich oft, dass diese so entspannt wirken, wenn sie mit ihren Games beschäftigt sind. Da der Spielablauf ständig ihre Aufmerksamkeit erfordert, wird ihre Überaktivität kompensiert. Aber gerade deswegen sind Kinder mit einem hyperkinetischen Syndrom ganz besonders suchtgefährdet.

Wie kann eine Internet- und Computersucht behandelt werden?

Es ist nicht einfach, Eltern, die internetsüchtige Kinder haben, ein Patentrezept an die Hand zu geben. Zunächst fällt es Müttern und Vätern gar nicht auf, dass sich da eine Sucht anschleicht. Oft sind sie sich auch nicht sicher, ob das Verhalten ihres Kindes normal ist oder bereits Züge einer Abhängigkeit angenommen hat. Man kann nur raten, die gesamte Bandbreite der elterlichen Einflussnahme auszunutzen: von der verständnisvollen Unterstützung bis zu unnachgiebiger, konsequenter Strenge mit spürbaren Strafen wie Taschengeldstopp, Wegnahme des Geräts, Sperren des Spieleraccounts beim Spielehersteller oder Abschaffung des Internetzugangs. Vorwürfe werden die Eltern ohnehin bekommen, von «Ihr seid brutal und gemein» bis hin zu «Ihr wart nicht streng genug». Wichtig ist, dass die Eltern bei allen Erziehungsmaßnahmen zeigen, dass sie ihre Kinder lieben und das Spielen nicht aus Bosheit verbieten. Sie sollten auch Alternativen anbieten – wie gemeinsames Fußballspielen oder einen Besuch im Freibad.

Eine Psychotherapie wäre auf jeden Fall anzustreben. Es gibt zwar noch keine kontrollierten Studien zur Behandlung der Internetabhängigkeit, aber eine offene Untersuchung zeigte die Wirksamkeit einer *Verhaltenstherapie*.[169] Dabei geht es um Maßnahmen zur Verminderung der Online-Zeit, eine Verbesserung der sozialen Beziehungen und die Pflege von positiven Aktivitäten, die nichts mit dem Internet zu tun haben.

Da es sich bei der Computerabhängigkeit um eine Suchterkrankung handelt, käme auch eine Behandlung mit *Naltrexon* in Frage – wobei hierzu noch keine kontrollierten Studien vorliegen.[170]

Wenn sich ein hyperkinetisches Syndrom hinter der Sucht verbirgt, sollte wegen dieser Grunderkrankung eine Therapie bei einem Kinder- und Jugendpsychiater stattfinden. Eine offene Untersuchung zeigte die Wirkung des Medikaments *Methylphenidat* bei internetsüchtigen Kindern mit diesem Syndrom.[171]

Kapitel 22
DEMENZ
Fassade erhalten

Fallbeispiel Alzheimer-Demenz

Frau Auguste D., vierundsiebzig Jahre alt, wirkt äußerlich sehr gepflegt und lächelt stets freundlich. Sie kann aber das Datum eines Tages nicht einmal ungefähr benennen, und sie weiß kaum, wo sie sich befindet. Manchmal erkennt sie ihre eigenen Enkelkinder nicht mehr. Bis vor kurzem konnte sie noch einkaufen und sich selbst Essen kochen. Da aber wegen ihrer Vergesslichkeit schon öfter gefährliche Dinge passiert waren – sie hatte ihre Herzmedikamente mehrfach kurz hintereinander eingenommen, den Herd immer wieder angelassen oder war verwirrt in der Stadt aufgefunden worden –, musste sie in die Klinik gebracht werden. Im Krankenhaus kommt es vor allem nachts zu Unruhezuständen, bei denen Frau D. die Klinik verlassen will und das Pflegepersonal bezichtigt, sie bestohlen zu haben.

Auguste D. erhält ein Demenzmittel sowie gelegentlich ein Antipsychotikum, um ihre Unruhezustände und Verfolgungsideen zu bekämpfen. Die Ärzte besprechen mit den Angehörigen Hilfsmaßnahmen, damit Auguste D. noch möglichst lange in ihrer eigenen Wohnung leben kann, bevor sie in ein Pflegeheim muss.

Woran erkennt man eine Demenz?

Unter Demenz versteht man den Abbau der geistigen Leistungsfähigkeit. Zunächst muss gesagt werden, dass die Symptome einer solchen Erkrankung in gewisser Weise auf einen natürlichen Alterungsprozess zurückzuführen sind. Es ist völlig normal, wenn Personen über siebzig oder achtzig Jahren eine Verminderung der geistigen Leistungen zeigen. Wenn der biologische Abbauprozess im Alter ein gewisses Maß nicht überschreitet, kann man eigentlich nicht von einer Krankheit sprechen. Wenn allerdings die Abnahme der Denkfähigkeit massiv ist oder schon mit sechzig oder gar fünfzig Jahren ausgeprägt ist, handelt es sich um eine Demenzerkrankung im eigentlichen Sinne.

Im Vordergrund steht meist eine starke Vergesslichkeit. Oft ist das Kurzzeitgedächtnis zuerst betroffen; man kann sich zum Beispiel neue Telefonnummern oder die Namen von Freunden nicht mehr gut merken. Manche Fakten werden nur wenige Minuten behalten. Erstaunlicherweise können sich die Patienten häufig noch an lang zurückliegende Dinge erstaunlich gut erinnern, etwa, wie ihre erste Lehrerin hieß. Auch Konzentration und Aufmerksamkeit sind reduziert. Dadurch haben die Betroffenen Schwierigkeiten, die täglichen Einkäufe zu tätigen, Rechnungen zu bezahlen oder sich in fremder Umgebung zurechtzufinden. Die Einschränkungen werden sichtbar, wenn man die Patienten nach dem Datum fragt und sie noch nicht einmal ungefähr den Monat benennen können. Sie können sich verlaufen oder ihre Wohnung nicht wiederfinden. Erst bei sehr fortgeschrittener Verwirrtheit vergessen sie ihren eigenen Namen. So mancher Demenzkranke macht die Nacht zum Tage. Er will plötzlich das Bett verlassen und irrt umher.

Nicht selten denkt ein Patient, dass andere Menschen Böses gegen ihn im Schilde führen oder ihm Leid antun wollen. Wenn er einen Wertgegenstand aus Vergesslichkeit verlegt hat, vermutet er, dass er bestohlen wurde. Die Demenzkranken suchen vielfach nach Worten oder können Gegenstände nicht benennen. Gelegentlich kommt es zu Niedergeschlagenheit und Traurigkeit. Oft sind sie aber auch «sonnig» gestimmt, da sie ihre Einschränkungen nicht so stark wahrnehmen wie ihre Angehörigen. Für die Verwandten ist manchmal besonders schwer zu ertragen, dass die Betroffenen ihre Körperpflege vernachlässigen oder die Kleidung nicht mehr säubern. Meistens bleibt aber die «Fassade» erhalten. Viele Demenzpatienten sind genauso gepflegt, freundlich und höflich wie zu ihren gesunden Zeiten und können oft sehr gut überspielen, dass sie fast nicht mehr in der Lage sind, sich etwas zu merken, und viele Dinge nicht mehr mitbekommen. Wenn sie sich an bestimmte Sachen nicht erinnern können, lächeln sie und sagen (häufig mit Recht), dass es gar nicht so wichtig sei. Dieses Merkmal der Demenz erleichtert es den Betroffenen, ihr Schicksal zu ertragen.

In einigen schwereren Fällen treten allerdings auch Veränderungen der Persönlichkeit auf. Kranke mit spezifischen Demenzformen benehmen sich dann «daneben», erzählen an der falschen Stelle Witze oder sind anderweitig ohne Grund gemein zu ihren Mitmenschen, auf die sie ja angewiesen sind. Das Festhalten an alten Gewohnheiten und Intoleranz gegenüber der Meinung anderer sind ebenfalls nicht selten. Weiterhin gehört der sogenannte Altersstarrsinn zu den Symptomen einer Demenz.

Erscheinungsformen der Demenz

Es gibt verschiedene Varianten der Demenz, deren Unterscheidung für die Wahl der Behandlung wichtig sein kann. Die häufigste ist die sogenannte *Alzheimer-Erkrankung*. Hier stehen starke Gedächtnisstörungen im Vordergrund. Bei der *Lewy-Körper-Demenz* ist der Patient mehrere Stunden oder Tage verwirrt, aber manchmal auch völlig klar. Halluzinationen können auftreten; zum Beispiel sieht man detailreiche Szenen oder Figuren an den Wänden. Die Erkrankung hat wahrscheinlich eine ähnliche Ursache wie die Parkinson-Erkrankung, daher können auch Symptome dieses Leidens wie Zittern, Muskelsteifigkeit oder häufige Stürze auftreten. Bei der selteneren *frontotemporalen Demenz*, die in einigen Fällen schon im Alter von fünfzig oder

... kann das Datum auch nicht einmal ungefähr benennen. ☐

... kann häufig nicht sagen, wo er sich gerade befindet. ☐

... verirrt sich manchmal. ☐

... kann sich vielfach an Namen, Telefonnummern und andere wichtige Dinge nicht erinnern oder erkennt selbst Verwandte nicht. ☐

... ist oft stark verwirrt. ☐

... vergisst nicht selten wichtige Dinge, wie Medikamente einzunehmen oder elektrische Geräte abzuschalten. ☐

... ist manchmal ohne Grund erregt, vor allem nachts. ☐

... äußert hin und wieder merkwürdige, unbegründete Befürchtungen, etwa, dass man ihm Geld gestohlen habe. ☐

Treffen mindestens 2 dieser Beschreibungen zu?

■ **JA**
Es besteht der Verdacht, dass Ihr Angehöriger eine Demenz hat.

sechzig Jahren auftreten kann, stehen Gedächtnisstörungen zu Beginn nicht im Vordergrund. Die Erkrankung beginnt mit charakterlichen Veränderungen wie Enthemmung, Vergröberung des sozialen Verhaltens oder gefühlsmäßiger Verflachung. Manche Patienten neigen zu ungehemmtem Essen oder gar zu sexuellen Anzüglichkeiten. Eine häufige Form ist die sogenannte *vaskuläre Demenz*, die durch Durchblutungsstörungen entsteht und bei der sich ein wechselndes Bild mit klaren Episoden und starker Verwirrtheit zeigen kann. Die verschiedenen Demenzformen können auch gemischt auftreten.

Wie entsteht eine Demenz?

Im Gehirn von Patienten mit einer Alzheimer-Demenz findet man sogenannte Plaques, die ein bestimmtes Eiweiß enthalten, das Beta-Amyloidpeptid genannt wird. Außerdem findet man bei einer mikroskopischen Untersuchung Tau-Fibrillenbündel als Zeichen eines Zelluntergangs. Es kommt zu einem Verlust von Synapsen und Nervenzellen im *Nucleus basalis* (Meynert), einem Kern, der Ausgangspunkt von Neuronen ist, die mit dem Neurotransmitter Acetylcholin arbeiten. Diese Zellen sind Ansatzpunkt heutiger Demenzmedikamente, der Cholinesterase-Hemmer. Es ist noch nicht bekannt, wodurch diese Zellschädigungen bei dementen Menschen entstehen; nur bei manchen Demenzen sind die Ursachen erforscht. In wenigen Fällen liegt ein Erbfaktor vor. Bestimmte Demenzformen werden durch Durchblutungsstörungen verursacht. Diese Formen sind die einzigen, bei denen man einer Verschlechterung vorbeugen kann, wenn man bestimmte Risikofaktoren vermeidet: zu hoher Blutdruck, erhöhte Blutfette, Übergewicht, Rauchen, Zuckerkrankheit, Herzerkrankungen und Bewegungsmangel. Manchmal sind auch Schädigungen, die etwa durch einen jahrelangen Alkoholmissbrauch entstanden sind, für eine Demenz verantwortlich.

Wie kann eine Demenz behandelt werden?

In einer Großfamilie bedeutete es früher kaum ein Problem, wenn der Opa etwas «tüttelig» war. Für Kinder und Enkelkinder war es eine Selbstverständlichkeit, ihn bei alltäglichen Verrichtungen zu unterstützen, ihm das Essen zu machen und ihm beim Anziehen zu helfen. Wenn ältere Menschen in einer gewohnten Umgebung im Kreise ihrer Familie leben können, fällt der Abbau ihrer geistigen Leistungsfähigkeit viel weniger ins Gewicht. In unserer heutigen Welt aber müssen alle Systeme perfekt funktionieren: Die alten Leute müssen allein klarkommen, und wenn es nicht mehr geht, hat die Diakonie

Nachweis der Wirksamkeit: Demenz		
Behandlung	Wirksamkeit	Leitlinien / Meta-analysen / Studien
Trainingsmaßnahmen		
Angehörigentraining	+	172
Training der geistigen Leistungsfähigkeit	+/?	172
Medikamente		
Antidemenzmittel	+	173–175
Antipsychotika	+	173, 176
Neue Therapien		
Hormonersatz	–	177
Statine	–	178
Cannabinoide	–	179
Alternative Therapien		
Ginkgo	+/–	173, 180
Vitamin E	–	173, 181
Folsäure, Vitamin B_{12}	–	182

oder das Pflegeheim einzuspringen. Und von der Medizin wird verlangt, dass sie die einstigen geistigen Fähigkeiten des Menschen wiederherstellt.

Medikamente

Leider ist die Medizin noch nicht so weit fortgeschritten, dass es befriedigende Behandlungsmöglichkeiten für die Demenz gibt. *Antidementiva* nennt man Mittel, die die geistigen Leistungen günstig beeinflussen sollen. In den letzten Jahren wurden einige Medikamente entwickelt, die bei einer Demenz angewendet werden können. Diese Arzneimittel können jedoch den Verlust von geistigen Fähigkeiten nicht rückgängig machen; eine Heilung ist also nicht möglich. Nicht allein eine Verbesserung der geistigen Fähigkeiten, sondern auch ein Aufhalten oder gar nur eine Verlangsamung des Abbaus werden bereits als Therapieerfolg angesehen. Bei manchen Patienten zeigt sich aber nur eine unbefriedigende oder gar keine Wirkung. Die Mittel, für die ein positiver Effekt nachgewiesen ist, sind die *Cholinesterase-Hemmer* Donepezil, Rivastigmin und Galantamin, daneben gibt es noch *Memantin*, ein Glutamat-Antagonist.

Da die Veränderungen im Gehirn bereits eintreten, lange bevor sich das volle Symptombild einer Demenz bemerkbar macht, hat man überlegt, schon vorsorglich mit der Behandlung zu beginnen, wenn sich die ersten leichten Anzeichen eines Gedächtnisabbaus zeigen. Nach den bisherigen Studien macht es allerdings keinen Sinn, frühzeitig mit Antidemenzmitteln anzufangen, denn bei Menschen mit minimalen geistigen Leistungseinbußen waren die Medikamente meist nicht wirksam.

Unruhe- und Verwirrtheitszustände können mit *Antipsychotika* behandelt werden. Diese Medikamente sollten allerdings nur in schweren Fällen dauerhaft angewendet werden. Die üblichen Beruhigungsmittel aus der Gruppe der *Benzodiazepine* sind bei schweren Unruhezuständen weniger gut geeignet als Antipsychotika. Sie können bei Demenzkranken unter Umständen sogar eine gegenteilige Wirkung erzielen: Anstatt die Unruhe zu bessern, können sie Erregungszustände auslösen und Vergesslichkeit oder Verwirrtheit verstärken.

Die Nebenwirkungen der Medikamente werden im Anhang aufgeführt (siehe S. 363 ff.).

Alternative Therapien

Die Blätter des asiatischen *Ginkgobaums* werden schon seit Jahrtausenden als Heilmittel für viele Krankheiten eingesetzt – für Lungenerkrankungen wie Asthma, Geschlechts- und Hautkrankheiten, Tuberkulose oder Wunden. Heute werden Ginkgoextrakte vornehmlich für Demenzerkrankungen propagiert. Für *Ginkgo-biloba*-Präparate werden jährlich allein in den USA 249 Millionen Dollar ausgegeben. Weltweit hochgerechnet könnte man mit dem Geld eine kleine Wirtschaftskrise bereinigen. Dabei wird die Wirksamkeit kontrovers diskutiert. Studien aus der Ukraine fanden ganz erstaunliche Effekte, während andere keinen Unterschied zu Placebos feststellen konnten. Nach einer Metaanalyse gibt es keinen überzeugenden Beweis, dass sich eine Demenz durch Ginkgo bessert.[180] In einer großangelegten Studie mit Tausenden von älteren Menschen ohne Demenz wurde untersucht, ob man mit Ginkgo verhindern kann, dass die Teilnehmer später eine solche bekommen. Nach sechs Jahren entwickelten in der Gruppe der Ginkgo-Patienten sogar mehr Menschen als in der Placebogruppe eine Demenz – das spricht nicht gerade für eine vorbeugende Wirkung.[183]

Die Gabe von *Vitamin E* wurde zeitweilig als neue Möglichkeit zur Behandlung von Demenzen diskutiert. Eine Metaanalyse konnte jedoch keinen Effekt bestätigen. Unter der Therapie traten sogar vermehrt Stürze auf, und die Sterblichkeit war erhöht, sodass von der Dauerbehandlung mit Vitamin E abgeraten werden muss. Auch *Folsäure* und *Vitamin B$_{12}$* zeigten in einer Metaanalyse keine Wirkung.

Neue Therapien

«Kiffen gegen Alzheimer», so würden die Schlagzeilen in den Medien lauten, wenn sich herausgestellt hätte, dass die *Cannabinoide* (aus Haschisch gewonnene Wirkstoffe) bei Demenz die geistigen Leistungen verbessern können. Leider ergab eine Metaanalyse, dass die bisherigen Studien mit Cannabinoiden nicht für einen Nachweis ausreichen. Auch *Statine*, bestimmte Mittel zur Senkung der Blutfette, und eine Hormonersatztherapie mit *Östrogenen* waren nach Metaanalysen nicht wirksam.

Andere Maßnahmen

Menschen, die sich bis ins hohe Alter intellektuell beanspruchen, also viel lesen, Sprachen lernen oder an einer Universität ein Gaststudium anfangen, bekommen seltener eine Demenz. Es wird daher vielfach gefordert, bei Demenzkranken Gedächtnistrainings durchzuführen, um ihre Krankheit zu bessern. Diese «Schulaufgaben» waren aber nach verschiedenen Analysen nicht unbedingt geeignet, die geistige Leistungsfähigkeit zu erhöhen. Derartige Trainings können sogar den Effekt haben, dass die Patienten lediglich mit ihren Defiziten konfrontiert werden. Wenn das Gehirn dagegen mit Gymnastik, Musik, Tanz oder Aromatherapie stimuliert wird, können sich Verhalten und Befinden bessern. Was den Menschen mit einer Demenz aber vor allem helfen kann, ist, sie so zu akzeptieren, wie sie sind, und ihnen jegliche Hilfe und Zuwendung anzubieten.

Praktische Tipps für Betroffene und Angehörige

Auf die Verwandten, die die Pflege eines demenzkranken Angehörigen übernehmen, kommt eine schwere Bürde zu. Manchmal sind sie mit dieser überfordert, dann, wenn sie berufstätig sind, selbst nicht mehr die Jüngsten sind oder ebenfalls unter verschiedenen Krankheiten leiden. In solchen Fällen wird die Aufnahme in ein Alters- oder Pflegeheim diskutiert. Das ist häufig mit erheblichen Kosten verbunden, und nicht in allen Heimen ist die Betreuung optimal. Die Kranken fühlen sich abgeschoben, und die Verwandten kämpfen mit ihrem schlechten Gewissen. Deshalb ist es oft sinnvoller, die Pflege zu Hause zu organisieren, denn Demenzkranke finden sich in ihren eigenen vier Wänden immer noch besser zurecht als in einem Heim. Man kann eine Pflegehilfe beantragen oder auf eigene Kosten freundliche Menschen einstellen, die zu Hause nach dem Rechten sehen. Mit den folgenden Tipps kann man das Leben eines Demenzpatienten erleichtern:

- *Gedächtnishilfen:* Es ist förderlich, den Betroffenen kleine Erinnerungsnotizen zu schreiben, wie etwa Einkaufszettel oder Aufgabenlisten.

- *Namensschild:* Da Demenzkranke bei Verwirrtheitszuständen manchmal das Haus verlassen und sich nicht zurechtfinden, könnte ein Namensschild an der Kleidung helfen, wenn Helfer die betroffene Person nach Hause zurückbringen wollen.
- *Trinken:* Verwirrtheitszustände können leicht dadurch entstehen, dass der Patient nicht genug Flüssigkeit zu sich genommen hat. Ältere Menschen trinken oft weniger als notwendig. Mit einigen Gläsern Wasser oder Saft können sich die Symptome rasch bessern.
- *Medikamente:* Ältere Menschen mit einer Demenz müssen oft wegen verschiedener Erkrankungen zahlreiche Medikamente nehmen. Es kann fatale Folgen haben, wenn der Patient wegen seiner Vergesslichkeit zu wenig oder zu viele Tabletten einnimmt. In Apotheken kann man praktische Behältnisse kaufen, in die die Medikamente für die ganze Woche nach der Einnahmezeit von Angehörigen oder Betreuern eingeordnet werden können. Es gibt sogar intelligente Pillendosen, die die Einnahme elektronisch überwachen. Die Patienten sollten immer einen Zettel bei sich tragen, auf dem die verschriebenen Medikamente und wichtige Erkrankungen wie zum Beispiel Diabetes stehen.
- *Stürze:* Mit bestimmten Maßnahmen und Vorrichtungen kann verhindert werden, dass ein Demenzkranker sich bei einem Sturz den Oberschenkel bricht. Sorgen Sie für eine gute Beleuchtung. Achten Sie auf Stolperfallen wie rutschige Teppiche, glatte Fliesen, ungesicherte Treppen, im Raum verlegte Stromkabel oder herumstehende Gegenstände. Hüftprotektoren sind in spezielle Unterhosen eingenähte Schutzelemente, die die typischen Brüche verhindern helfen.
- *Elektronische Hilfen:* Mit elektronischen Hilfen können Angehörige gewarnt werden, wenn ein schwer Demenzkranker das Haus verlässt, obwohl er sich nicht orientieren kann.
- *Pflegeversicherung:* Unter Umständen können die Leistungen der Pflegeversicherung bei einem solchen Krankheitsfall in Anspruch genommen werden. Der Betroffene (oder dessen Angehörige) muss hierzu einen Antrag stellen. In der Folge wird eine Einteilung in eine Pflegeklasse vorgenommen, die sich nach dem Grad der Ein-

schränkung richtet. Nach dieser entscheidet sich, ob und wieweit die Krankenkasse zum Beispiel eine Pflegekraft bezahlt.

- *Betreuung:* Personen mit einer Demenz können oft bestimmte Formalitäten nicht mehr erledigen, wie ihre Rechnungen bezahlen oder Verträge unterschreiben. Dann wird es meist notwendig, eine «Betreuung» einzurichten, das heißt, dass ein vertrauensvoller Verwandter oder eine andere Person diese Tätigkeiten übernimmt. Dies geschieht über das Vormundschaftsgericht.

- *Regelmäßige medizinische Kontrollen:* Menschen mit Demenzen vernachlässigen oft ihre Gesundheit, dabei sollte man alle zusätzlichen Risikofaktoren vermeiden, die die Gehirndurchblutung noch mehr vermindern. Hoher Blutdruck, erhöhte Blutfette, Zuckerkrankheit und Übergewicht sind Schädigungsfaktoren, die man durch regelmäßige Besuche beim Hausarzt, durch konsequente Beachtung von Diätratschlägen und durch Überprüfung der Einnahme notwendiger Medikamente vermeiden sollte.

- *Alkohol:* Der Volksmund sagt, dass durch ein kleines Schnäpschen oder ein Glas Rotwein pro Abend die geistige Wachheit länger erhalten bleibt. Leider gibt es keine wissenschaftlichen Beweise hierfür. Ganz im Gegenteil: Übermäßiger Alkoholkonsum kann Demenzen begünstigen.

- *Angehörigentraining:* In speziellen Gruppen werden Angehörige für den Umgang mit Demenzkranken eingeübt. Wenn auch ein solches Training nicht die einstige Gedächtnisleistung der Kranken wiederbringt, so kann dadurch die Lebensqualität aller Beteiligten verbessert werden. In Studien zeigte sich, dass die Betroffenen länger im häuslichen Umfeld verbleiben konnten, bevor sie in ein Heim eingewiesen wurden.

Achten Sie als pflegender Angehöriger auch darauf, dass Sie selbst nicht zu kurz kommen. Trauer über den fortschreitenden geistigen Abbau eines geliebten Menschen, aber auch Gefühle der Peinlichkeit oder der Wut über ungerechtfertigte Anschuldigungen sind oft mehr, als man ertragen kann. Während die meisten Menschen mit einer Demenz nachsichtig und milde gestimmt sind, gibt es auch die grantigen, starrsinnigen, fordernden oder herrschsüchtigen Kranken. In einem solchen Fall wird die Geduld der pflegenden Töchter und Söhne auf eine harte Probe gestellt. Wenn Sie als Betreuungsperson mit einer derartigen Situation konfrontiert werden, bedenken Sie bitte, dass es der Hirnabbau ist, der aus ehemals freundlichen und zuvorkommenden Menschen plötzlich Tyrannen macht. Versuchen Sie nicht, den Vater oder die Mutter auf ihre alten Tage zu erziehen – es wird nichts fruchten. Manchmal gehören auch paranoide Symptome wie Verfolgungswahn zum Krankheitsbild. Reagieren Sie mit Verständnis und Geduld. Oft kann der Arzt solche Gedanken mit Medikamenten bessern.

Wenn man den Vater oder die Mutter nach und nach an die Krankheit verliert, ist man hin und wieder geneigt, sich selbst aufzugeben. Achten Sie darauf, dass auch Sie entlastet werden, und nehmen Sie jede Form von professioneller Hilfe in Anspruch.

Wo kann man Hilfe bekommen? Bei Ihrem Hausarzt, einem Facharzt für Psychiatrie und Neurologie, bei spezialisierten Zentren zur Behandlung von Demenzen an den Universitätskliniken können Sie sich beraten lassen. Informationen erhalten Sie ebenfalls bei der Deutschen Alzheimer-Gesellschaft.

Kapitel 23

MAGERSUCHT

Eine Scheibe Gurke

Woran erkennt man eine Magersucht?

Fallbeispiel Magersucht

Die dreiundzwanzigjährige Jennifer Z. leidet seit mehreren Jahren unter einer Magersucht. Ihr Frühstück besteht zum Beispiel aus einem halben Apfel, einer Scheibe Gurke, einem halben Becher Magerquark und einem Stück Knäckebrot mit zwanzig Gramm Käse. Alle Nahrungsmittel werden genau abgemessen und der Kaloriengehalt notiert. Jennifer Z. meint, sie esse normal, vielleicht nur etwas zu wenig. Sie räumt ein, dass die meisten Verwandten und Bekannten sie für zu dünn halten, teilt jedoch diese Meinung nicht.

Bei einer Größe von 1,71 Metern wiegt sie nur fünfunddreißig Kilogramm. Sie fühlt sich schwach, und sie ermüdet sehr schnell bei geringster körperlicher Alltagsbelastung. Seit mehreren Jahren ist ihre Menstruation ausgeblieben. Ihr Studium hat sie trotz sehr guter Noten abbrechen müssen, da sie der physischen Belastung nicht mehr gewachsen war. Früher hatte sie versucht, durch Joggen das Gewicht weiter zu reduzieren. Wegen des Schwächegefühls wagt sie jetzt kaum mehr, die Wohnung zu verlassen. Jetzt kommt sie in die Klinik, weil sie eine ambulante psychotherapeutische Behandlung beginnen möchte. Der Therapeut verlangt aber von ihr, dass sie erst ein gewisses Mindestgewicht erreicht, bevor er die Behandlung beginnen will. Jennifer Z. muss an den gemeinsamen Mahlzeiten mit den Mitpatienten teilnehmen. Wenn sie an Gewicht zugenommen hat, erhält sie Belohnungen wie zum Beispiel längeren Ausgang oder die Erlaubnis zu bestimmten Aktivitäten wie der Teilnahme an einem Videoabend. Zusätzlich finden Einzelgespräche statt. Außerdem erhält sie ein Antidepressivum. Die Behandlung kann nach zehn Wochen erfolgreich abgeschlossen werden. Jennifer Z. wird mit vierundvierzig Kilogramm in die ambulante psychotherapeutische Weiterbehandlung entlassen.

Die Anorexia nervosa (Magersucht) ist eine schwere und rätselhafte psychische Krankheit, die praktisch nur bei weiblichen Personen vorkommt. Die Mädchen oder Frauen sind davon überzeugt, zu dick zu sein. Sie sind häufig extrem dünn und wiegen zwischen dreißig und vierzig Kilogramm. Dennoch tun sie alles, um weiter abzunehmen: Sie essen nur winzige Mengen und achten dabei penibel auf Kalorien. Mit sportlichen Aktivitäten wie Joggen und Fahrradfahren verfolgen sie ebenfalls die Absicht, das Gewicht noch mehr zu reduzieren – und übertreiben oft dabei. Sie nehmen Abführmittel und wasserausschwemmende Medikamente und kaschieren ihre weiblichen Formen durch weite Kleidung. Die verzweifelten Eltern und sorgenvollen Ärzte versuchen, mit dem betroffenen Mädchen zu diskutieren. Sie rechnen ihm vor, dass sein Gewicht 45 Prozent unter dem normaler Menschen liegt – aber selbst mit knallharten Fakten können sie nicht überzeugen.

Auf «Pro Ana»-Webseiten, die von verschiedenen Bewegungen von Magersüchtigen im Internet betrieben werden, wird die Anorexia nervosa sogar noch verherrlicht. Die Forenmitglieder geben sich gegenseitig Tipps zum Abnehmen und versuchen, sich mit «Thinlines» (Sinnsprüchen) zu motivieren: «Ich möchte so dünn sein, dass ich zwischen den Regentropfen tanzen kann, ohne nass zu werden.» Oder: «Wer abnehmen will, sollte die Vorspeise weglassen und statt des Hauptgerichts kein Dessert nehmen.» Wettbewerbe werden organisiert, bei denen das Mitglied mit dem niedrigsten BMI gewinnt.

Das Hungern hat fatale Konsequenzen für die Betroffenen: Die Re-

Test: Magersucht

Ich habe einen Body Mass Index von unter 17,5 (der BMI wird errechnet durch: Gewicht in Kilogramm, geteilt durch das Quadrat der Größe in Metern), und ...

... Menschen aus meiner Umgebung sagen ständig, dass ich zu dünn bin, obwohl ich eher glaube, dass ich noch zu viel wiege. Manchmal hasse ich meinen Körper. ☐

... ich versuche mein Gewicht noch mehr zu verringern, indem ich sehr wenig esse. ☐

... ich mache mir sehr viele Gedanken über mein Gewicht und meine Essgewohnheiten. ☐

... ich brauche sehr lange für kleine Nahrungsmengen. ☐

... ich treibe sehr viel Sport, in der Hoffnung, dadurch Gewicht zu verlieren. ☐

... ich führe manchmal absichtlich ein Erbrechen herbei oder nehme Abführmittel oder ausschwemmende Medikamente. ☐

... ich habe bereits gesundheitliche Schäden durch mein ständiges Hungern. ☐

Treffen mindestens 3 dieser Punkte auf Sie zu?

■ **JA**
Es besteht der Verdacht, dass Sie eine Magersucht haben.

gelblutung bleibt aus, zahlreiche Laborwerte geraten aus dem Lot, das Herz kann geschädigt werden, der Blutdruck ist zu niedrig, Wassereinlagerungen und Osteoporose können entstehen. Durch Hormonstörungen tritt vielfach die typische Lanugo-Behaarung auf, ein Flaum im Gesicht, an den Armen oder am Rücken. Die Kopfhaare fallen aus, außerdem sind Verstopfung, gesteigerte Kälteempfindlichkeit und trockene Haut keine Seltenheit. Selbst das Gehirn wird auf Dauer durch das Hungern geschädigt. Und bei einem Körpergewicht unter fünfunddreißig Kilogramm drohen lebensbedrohliche Folgen. Die Erkrankung führt in etwa fünf Prozent der Fälle zum Tod – entweder durch die extreme Unterernährung oder durch Suizid.

Wie entsteht eine Magersucht?

Die Ursachen dieser Erkrankung bleiben rätselhaft. Die Verwandten und Bekannten, aber auch die Therapeuten zermartern sich das Gehirn, warum die betroffenen Frauen sich selbst zerstören. Ist es Opposition gegen die Eltern, ein unbewusster Todeswunsch, oder sind es die falschen Schönheitsideale, die in Topmodel-Shows verbreitet werden? Hat die Mutter etwas in der frühkindlichen Ernährung falsch gemacht, oder sind bestimmte Familienstrukturen für die Erkrankung verantwortlich zu machen? Ist eine Vergewaltigung im Kindesalter der Grund?

Dünne Fotomodelle, das wird oft gesagt, sollen schuld daran sein, dass bei jungen Mädchen ein bestimmtes Körperbild verinnerlicht und ein Druck aufgebaut wird, ebenfalls mager zu werden. Angeblich steigert sich die Auflage von Modezeitschriften, wenn insektendünne Mädchen auf dem Cover abgebildet werden. Eine Analyse ergab aber, dass solche Idealvorstellungen bei Mädchen nicht zur Magersucht führen.[184] Eher ist es so, dass junge Frauen, die eine Tendenz zur Anorexie haben, es leichter haben, Models oder Balletttänzerinnen zu werden, weil sie dabei niedriges Gewicht, Geltungsdrang und sportliche Ambitionen miteinander vereinbaren können.

«Nach dem Krieg hatten wir das bei uns nicht, und in Afrika gibt's auch keine Essstörungen» – auch dieser Satz ist immer wieder zu hören. Damit soll zum Ausdruck gebracht werden, dass Anorexie und Bulimie (Ess- und Brechsucht) Wohlstandserkrankungen sind, die durch ein Überangebot an Nahrung entstehen. Nach heutigen Erkenntnissen kommen aber auch in Entwicklungsländern magersüchtige Mädchen und Frauen vor, dort werden sie aber häufig nicht erkannt und behandelt, sodass sie in den Statistiken kaum auftauchen. Schon das Mittelalter kannte Magersüchtige, wie etwa Katharina von Siena, die als Heilige verehrt wurde und bei der man das Fasten als Askese deutete. Es wurde viel darüber gemutmaßt, ob die Eltern irgendetwas in der Erziehung falsch gemacht haben, wenn ihre Töchter magersüchtig wurden. Häufig handelt es sich bei ihnen um sehr ehrgeizige Mädchen oder Frauen mit guten Leistungen in der Schule, im Beruf oder im Sport. Daher wurde ein hoher Erfolgsanspruch der Eltern als Ursache angenommen. Es kann aber genauso gut sein, dass der Ehrgeiz der betroffenen Mädchen einfach ein Charakteristikum der Krankheit ist und nichts mit den Ambitionen der Eltern zu tun hat. Ein überbehütender Erziehungsstil wurde als ein weiterer möglicher Grund angesehen – aber wir wissen nicht, ob die erhöhte Fürsorglichkeit nicht eher Folge denn Ursache der Erkrankung ist. Welche Mutter würde nicht alle erzieherischen Möglichkeiten ausschöpfen, um auf ihre Tochter Einfluss zu nehmen, wenn sie deren Leben zerrinnen sieht? Mit anderen Worten: Es gibt keine belastbaren Forschungserkenntnisse, nach denen bestimmte Familienstrukturen für eine Anorexie verantwortlich sind.

Man vermutete weiterhin, dass in manchen Fällen ein sexueller Missbrauch in der Kindheit oder Jugend an der Magersucht schuld sein könnte. Da die Mädchen und Frauen mit einer Anorexie es schaffen, sich jegliche Attribute weiblicher Anziehungskraft, etwa einen Busen oder ein rundes Gesäß, wegzuhungern, scheint es plausibel, dass vielleicht ein schreckliches Erlebnis mit einem Mann die Seele dazu gebracht hat, weibliche Formen und die dadurch erzeugte Anziehung des männlichen Geschlechts mit einem negativen Beigeschmack zu belegen. Es gibt allerdings keine überzeugenden Studien, die eine Verursachung von Essstörungen durch sexuellen Missbrauch belegen.[185]

Umweltfaktoren kann man auf jeden Fall nicht allein bei einer Magersucht anschuldigen, denn auch die Vererbung spielt bei dieser Erkrankung eine Rolle. Aufgrund einer Zwillingsstudie wurde die

Erblichkeit der Anorexie auf 58 Prozent geschätzt.[186] Daher versucht man heute, die neurobiologischen Hintergründe dieser bedrohlichen Erkrankung zu erforschen. So wurde angenommen, dass bei Frauen mit einer Magersucht eine Störung im Serotoninhaushalt vorliegt, da der Botenstoff Serotonin unter anderem auch für Appetit und Nahrungsaufnahme wichtig ist.

Es existiert aber noch eine andere mögliche Erklärung, die etwas komplizierter ist. Wenn wir etwas essen, aktivieren wir unser Belohnungssystem (siehe S. 29 f.). Was aber passiert, wenn wir hungern? Auch darauf ist der Körper vorbereitet, denn bei der Erschaffung der Menschen wurde eingeplant, dass sie nicht immer und überall Nahrung im Überfluss haben, sondern oft lange nach etwas Essbarem suchen müssen. Zudem mussten sie dafür manchmal sogar einen Kampf mit einem wilden Tier überstehen. Die Evolution berücksichtigte, dass es nur wenigen Menschen vergönnt ist, jeden Tag um zwölf Uhr in der Kantine ein Anrecht auf eine vollständige Mahlzeit bestehend aus Tagessuppe, Jägerschnitzel mit Grundsoße braun, Mischgemüse und einer Sättigungsbeilage zu haben. Für viele Menschen auf der Erde ist die Suche nach Nahrung noch heute ein täglicher Kampf, und dafür ist der menschliche Körper gewappnet. Im Hungerzustand werden nämlich Endorphine ausgeschüttet. Sie haben zwei Funktionen: Zum einen sollen sie Lust auf Essen machen, nur so bemüht sich das Individuum, auf die Jagd zu gehen, um auch Nahrung zu beschaffen. Zum Zweiten sollen sie den Körper darauf vorbereiten, dass er vielleicht eine längere Hungerstrecke vor sich hat. Die Endorphine sorgen dafür, dass man selbst im Hungerzustand – zumindest zeitweise – nicht verzweifelt, sondern sogar eine gewisse Euphorie empfindet. Auf diese Weise wird das Individuum bei Laune und am Leben gehalten, bis wieder Nahrung verfügbar ist. Das ist es vielleicht, was Mädchen und Frauen mit einer Anorexie unbewusst anstreben: Durch das Hungern sollen die Wohlfühlhormone ansteigen. Sie versuchen, ihre Körper auf den «Survival-Modus» einzustellen, offensichtlich, um ihre letzten Reserven an Endorphinen zu mobilisieren. Aber warum hungert dann nicht jeder? Weil bei gesunden Menschen die belohnenden Wirkungen des

Essens wirksamer sind, während die negativen, quälenden Gefühle beim Hungern letztlich doch stärker sind als die euphorisierenden Wirkungen der Endorphine.

Aller Wahrscheinlichkeit nach liegt bei einer Anorexie eine komplizierte Störung des EOS, des körpereigenen Opiatsystems, vor (siehe S. 29 f.), die dazu führt, dass der Lustgewinn durch Hungern stärker ist als der Genuss durch Essen – möglicherweise wegen eines Mangels an Wohlfühlhormonen, der auf paradoxe Weise ausgeglichen wird. Das erklärt zumindest, warum das Fasten wie eine Sucht ausgeübt wird. Das magersüchtige britische Fotomodell Kate Moss brachte es einmal auf den Punkt: «Nichts schmeckt so gut, wie sich Dünnsein anfühlt.» Die EOS-Theorie wird dadurch gestützt, dass Menschen mit Essstörungen auch vielfach andere Süchte haben und eine große Nähe der Magersucht zur Borderline-Störung besteht. Auch suchtartig ausgeübte Selbstverletzungen sind bei Patientinnen mit Essstörungen häufig. Naltrexon, ein Medikament, das das EOS blockiert, war bei Anorexie wirksam. Zusätzlich spricht für diese Theorie, dass ein Anstieg von Endorphinen bei anorektischen Patienten gezeigt werden konnte.[187] Hier ergibt sich ein interessanter Zusammenhang: Menschen, die aus religiösen Gründen fasten, berichten manchmal über Glücksgefühle. In einer japanischen Untersuchung waren bei gesunden Personen die Endorphinspiegel in der ersten Phase des Fastens erhöht.[188] Und Mädchen mit Anorexie betreiben häufig Leistungssport, beispielsweise exzessives Laufen. Das wird, wie schon gesagt, häufig damit begründet, dass man dadurch das Abnehmen fördert. Es könnte aber auch sein, dass der übertriebene Dauerlauf die Endorphine erhöhen soll – ein bekannter Effekt des Joggens.

Wenn diese Theorie stimmt, kann sie begreiflich machen, warum der Krankheit nicht einfach nur mit Ermahnungen oder freundlichem Beistand beizukommen ist. Alle gutgemeinten Ratschläge erreichen zwar das Vernunftgehirn, haben aber absolut keinen Einfluss auf das gestörte EOS und das Belohnungssystem. Und auch eine weitere Erkenntnis ist wichtig: Die Anorexie unterliegt nicht der Kontrolle eines freien Willens. So versteht man, warum ein Mädchen mit einer Anorexie nicht auf seine weinende Mutter hört, die ihr Kind verzweifelt darum bittet, sein Leben nicht wegzuwerfen, oder auf den Vater, der versucht, die Tochter mit logischen Argumenten zu überzeugen, nicht auf den Arzt, der ihr den Body Mass Index vorrechnet und angesichts der katastrophalen Laborwerte die Stirn runzelt, und nicht auf die Psychologin, die kaum versteht, warum die junge Frau den mit ihr geschlossenen Therapievertrag bricht.

Was könnten wir daraus für die zukünftige Behandlung der Essstörungen lernen? Zum einen, dass man versuchen sollte, das gestörte Belohnungssystem auf eine gesündere Weise zu stimulieren (wie es im Folgenden unter «Selbsthilfe» steht). Zum anderen müsste die Wissenschaft sich daranmachen, Medikamente zu entwickeln, die das Belohnungssystem ansprechen und dort einen Mangel ausgleichen. Allerdings dürfen solche Mittel nicht süchtig machen.

Die häufigsten Irrtümer über Magersucht

«Magersucht ist eine Folge des Schlankheitswahns, der in Modenschauen, Castingshows und Frauenzeitschriften kultiviert wird.»

• • •

«Die Erziehung durch die Eltern ist an einer Magersucht schuld.»

Wie kann eine Magersucht behandelt werden?

Nicht in allen Fällen nimmt eine Magersucht einen schweren Verlauf. Viele junge Mädchen haben eine bestimmte Phase, in der sie hungern, doch im späteren Leben bessert sich die Krankheit komplett.

Bei denjenigen aber, die eine voll ausgebildete Anorexie haben, kann die Therapie äußerst schwierig werden. Das Problem beginnt bereits damit, dass die betroffenen Mädchen oder Frauen meist nicht aus freien Stücken einen Arzt aufsuchen, sondern von Eltern und Freunden gebracht werden. Für die Verwandten, Freunde, Mediziner

Nachweis der Wirksamkeit: Anorexie		
Behandlung	Wirksamkeit	Leitlinien / Meta-analysen / Studien
Psychotherapie		
Verhaltenstherapie	**+/?**	189, 190
Psychoanalyse	**+/?**	189, 190
Familientherapie	**+/?**	189, 190
Medikamente		
Antidepressiva	**+/−**	189, 190
Antipsychotika	**+/?**	191
Naltrexon	**+/?**	192
Cyproheptadin	**+/−**	193–195

und das Pflegepersonal gibt es nur ein vorrangiges Ziel, und das lautet: «Gewichtszunahme!» Und das ist genau das, was die Patientin nicht will. Diese Forderung ist ihr völlig fremd, sie fühlt sich wie ein Pilz, den man fragt, ob er nicht lieber eine Gurke wäre. Zwar sieht sie irgendwie ein, dass etwas mit ihr nicht stimmt, sie ist sogar manchmal todunglücklich oder zumindest unzufrieden, aber erhofft, dass es ihr bessergeht, wenn sie eben ab- und nicht zunimmt.

───────────── ▶▶ **Selbsthilfe** ◀◀ ─────────────

▶▶ Machen Sie sich klar, dass sich in Ihrem Gehirn ein erbitterter Kampf zwischen der Vernunft und einer übermächtigen bösen Macht abspielt. Nennen wir die jeweiligen Kontrahenten «Engelchen» und «Teufelchen». Das Engelchen sieht völlig ein, dass man essen muss, um zu überleben. Der Teufel dagegen lässt sich durch logische Argumente nicht überzeugen. Alles Gerede der anderen über BMI, Schönheitsideal, Herzschäden oder Tod durch Verhungern lässt ihn völlig kalt. Er redet Ihnen ein, dass Sie viel zu dick sind und Sie mit sich selbst unzufrieden sein müssen. Das Engelchen wiederum stimmt einem Therapiebündnis mit der Psychologin zu. Der Teufel unterläuft es durch Manipulationen, Unehrlichkeit oder Heimlichkeit. Er mogelt bei der Gewichtskontrolle und verleitet Sie, sich heimlich zu erbrechen. Der Teufel gewinnt oft. Für ihn ist die Welt in Ordnung. Aber so werden Sie nicht glücklich. Wenn Sie sich einen Gefallen tun wollen, bekämpfen Sie den Teufel, wo er geht und steht.

▶▶ Oft ist eine Magersucht nur eine vorübergehende Phase im Leben. Dann stellt sich wieder ein seelisches Gleichgewicht ein, und Sie werden mit Ihrem Körper zufrieden sein. Bis dahin heißt es durchhalten und das eigene Leben und die Gesundheit bewahren. Suchen Sie sich professionelle Hilfe und hören Sie auf die Menschen, die Ihnen helfen wollen.

▶▶ Hüten Sie sich vor bestimmten «Selbsthilfe»-Gruppen, deren Mitglieder nichts anderes zum Ziel haben, als sich gegenseitig zum Abnehmen anzuspornen und die Magersucht zu verherrlichen. Meiden Sie entsprechende Internetseiten.

Psychotherapie

Ein guter Therapeut, der in einer Klinik Anorexiepatientinnen behandelt, taktiert mit dem Engelchen und dem Teufelchen gleichzeitig. Dem Engelchen gegenüber ist er freundlich, einfühlsam und verständnisvoll. Mit dem Teufel verhandelt er knallhart: Zu Beginn wird ein Therapievertrag geschlossen. Wenn er nicht eingehalten wird, drohen Sanktionen wie Ausgangssperre bis hin zum Abbruch der Behandlung. In Gesprächen wird versucht herauszufinden, welche äußeren Bedingungen und Probleme gestörtes Essverhalten auslösen, um dann alternative Bewältigungsstrategien zu entwickeln. In einer Psychotherapie lernen die magersüchtigen Frauen außerdem, ihren Körper realistischer und positiver wahrzunehmen und mit ihrer Gesundheit achtsamer umzugehen.

Obwohl die Anorexie keine seltene Erkrankung ist, gibt es nur wenige kontrollierte Studien zu ihrer Behandlung. Mehrere Psychotherapien wurden erprobt, wie Psychoanalyse, Verhaltens- oder Familientherapie. Unterschiede zwischen diesen Behandlungsformen ließen sich nicht herausarbeiten, da die meisten Untersuchungen zu wenige Patienten eingeschlossen hatten. Die vorhandenen Studien zeigten nur mäßige Erfolge, was die Gewichtszunahme angeht, dies ergaben jedenfalls mehrere Metaanalysen.[189, 190, 196, 197] Das ist kein Wunder, denn die Anorexiepatientinnen haben oft große Schwierigkeiten, sich an die Therapieabsprachen zu halten, und brechen die Behandlung häufig ab. Dennoch sollte eine Psychotherapie auf jeden Fall angestrebt werden, denn denjenigen, die sich auf ein solches Programm einlassen, kann geholfen werden.

Aufnahme in Klinik

Vielfach ist eine Aufnahme in eine Klinik notwendig. Durch das fatale Programm, das im Gehirn einer anorektische Patientin abläuft, kann nicht garantiert werden, dass sie selbst Herrin der Lage ist, wenn sie auf sich gestellt ist. In einem Krankenhaus kann man mit sanftem Druck nachhelfen, wenn alles aus dem Ruder läuft. Gewicht und Nahrungsaufnahme werden streng kontrolliert, die Mahlzeiten reglementiert. Es gibt kleine Mengen, hinzu kommen Zwischenmahlzeiten. Außerhalb der vorgeschriebenen Essenszeiten darf nichts gegessen werden. Durch das kontrollierte Essen sollen Heißhungerattacken vermieden werden, die auch bei einer Magersucht auftreten. Man verwendet spezielle hochkalorische Spezialnahrungen. Auch gibt es keine «verbotenen» Nahrungsmittel, das heißt: Die Patientinnen müssen essen, «was auf den Tisch kommt». In stützenden Gesprächen wird versucht, die Überzeugungen der Patientinnen zu verändern. Eine gewisse Strenge und Disziplin im Therapieprogramm ist also notwendig, dies haben die Erfahrungen mit dieser schweren Erkrankung gezeigt. Nur in seltenen Fällen müssen Patientinnen mit Anorexie künstlich ernährt werden. Die Gewichtszunahme muss dabei langsam erfolgen, ein zu schneller Nahrungsaufbau kann gefährlich werden. Nach der Entlassung aus einer Klinik besteht die Gefahr, dass die Patientinnen erneut ihr Gewicht verlieren, wenn sie wieder auf sich gestellt sind. Daher sollte unbedingt eine ambulante Weiterbetreuung angeschlossen werden.

Medikamente

Natürlich versucht man auch, eine schwere Erkrankung wie die Anorexie mit Medikamenten zu behandeln. Hier kann die gleiche Schwierigkeit wie bei der Psychotherapie auftreten. Wenn eine Anorexiepatientin ihre Tabletten nicht einnimmt, weil eine Instanz in ihrem Gehirn ihr dies verbietet, ist alle Mühe vergebens. So krankte eine großangelegte Medikamentenstudie daran, dass sich nur wenige Betroffene bereit erklärten, daran teilzunehmen. Hinzu kam, dass auch noch mehr als die Hälfte der Probanden den Test abbrachen, sodass die Ergebnisse kaum zu verwerten waren. Viele Patientinnen zogen nämlich in dem Moment ihre Teilnahme zurück, als sich bei ihnen eine Gewichtszunahme abzeichnete.[198]

Kein Medikament ist für die Behandlung der Magersucht zugelassen. Bisher konnte noch nicht überzeugend der Nachweis erbracht werden, dass *Antidepressiva* wie Fluoxetin oder Amitriptylin zu einer Gewichtserhöhung bei Magersucht führen; nur in wenigen Studien sah man eine Wirkung. In manchen Untersuchungen fand sich dagegen kein Unterschied zu Placebos; von diesen waren aber einige zu klein, um endgültige Schlüsse zu ziehen. Bei Patienten, die in einer Klinik an Gewicht zugenommen hatten, zeigte sich allerdings, dass Antidepressiva diese Erfolge dauerhafter halten konnten als Placebos.[190] Auch wenn die Datenlage unbefriedigend ist, sollte man dennoch im Einzelfall versuchen, die Begleitsymptome einer Magersucht wie Ängstlichkeit oder Depressionen mit Antidepressiva zu bessern. Bei körperlich geschwächten Patienten mit Anorexie sind bei einer Behandlung mit diesen Mitteln erhöhte Vorsichtsmaßnahmen notwendig. Die Kombination einer Verhaltenstherapie mit Medikamenten zeigte noch die beste Wirkung.

Das Antipsychotikum *Olanzapin*, das als Nebenwirkung Gewichtszunahme hat, wurde in kleinen kontrollierten und offenen Studien erfolgreich eingesetzt; diese Ergebnisse sollten aber noch durch weitere Untersuchungen bestätigt werden.

Oft müssen wegen der Mangelernährung zusätzlich Eiweiß- und Vitaminpräparate, Mineralstoffe oder Hormone gegeben werden. Die Gabe von Zink kann zu einer Gewichtszunahme führen.

Neue Therapien

Da die verfügbaren Behandlungen für die Anorexie nicht immer den gewünschten Effekt haben, wurden alle Anstrengungen unternommen, neue Therapiemöglichkeiten zu finden. In einer kleineren kontrollierten Studie half *Naltrexon* bei Anorexie und Bulimie.[192] Das Allergiemittel *Cyproheptadin* regt den Appetit dadurch an, dass es Serotonin hemmt und so ein Sättigungsgefühl verhindert. Manche Studien ergaben eine Wirkung, die jedoch gering war. Das Medikament wird aber nicht häufig eingesetzt.

Insgesamt zeichnen die kontrollierten Untersuchungen ein ernüchterndes Bild. Was kann man dann einer Frau raten, deren Magersucht bedrohliche Formen angenommen hat? Ein in der Therapie der Anorexie erfahrener Arzt würde ihr empfehlen, sich in eine spezialisierte Klinik mit einem aufopferungsvollen Team aufnehmen zu lassen, in der ein rigoroses Gewichtsaufbauprogramm stattfindet, das von einer Psychotherapie begleitet wird und durch Medikamente wie Antidepressiva, Antipsychotika und Naltrexon unterstützt wird. Jenseits der Erkenntnisse aus wissenschaftlichen Studien zeigt die Erfahrung, dass durch solche umfassenden Behandlungspläne schon oft das Leben der betroffenen Patienten entscheidend gebessert wurde.

Kapitel 24

BULIMIE

Wurstsalat und Pralinen

Woran erkennt man eine Bulimie?

Im Gegensatz zur Magersucht haben die Patientinnen mit einer Bulimie (Ess- und Brechsucht) ein normales Gewicht oder sogar Übergewicht. Sie leiden unter plötzlich auftretendem Heißhunger und heftigen Essattacken. Dabei wird das Käsefach des Kühlschranks geplündert oder eine Einkaufstüte voller Süßigkeiten leer gemacht. Selbst wenn gar nichts mehr hineingeht, müssen die betroffenen Frauen immer weiteressen. Danach kommt ein Moment der tiefen Reue. Sie gehen auf die Toilette und stecken sich den Finger in den Hals.

Als Folge der Essanfälle leiden die Patientinnen an Verstopfung, Blähungen und Bauchschmerzen, Trägheit oder unregelmäßiger Menstruation. Das Erbrechen führt zu unangenehmen Folgen: Die Magensäure schädigt die Zähne, sodass sie in schlimmen Fällen im Mund verfaulen. Die Speiseröhre entzündet sich. Durch Verluste an Mineralstoffen kann es zu Muskelschwäche, epileptischen Anfällen und sogar zum Tode kommen. Manche Frauen haben Schwielen am Handrücken, die dadurch entstehen, dass sie sich häufig beim Erbrechen den Finger in den Hals stecken.

Bulimie und Anorexie haben vieles gemeinsam. Auch die Frauen mit Bulimie beschäftigen sich in übertriebener Weise mit Figurproblemen und haben zeitweilige Hungerperioden. Wie bei der Anorexie

… ich habe mindestens zweimal in einer Woche unkontrollierbare Heißhungerattacken und Essanfälle, bei denen ich innerhalb von etwa zwei Stunden große Mengen esse.	☐
… ich habe nach den Essanfällen Schuld- und Schamgefühle.	☐
… um nicht zuzunehmen, führe ich künstlich ein Erbrechen herbei, faste ab und zu, treibe Sport, nehme Abführmittel, ausschwemmende Medikamente oder Appetitzügler, oder ich verwende Klistiere.	☐
… durch das Erbrechen habe ich gesundheitliche Schäden wie Karies oder Entzündungen der Speiseröhre.	☐
Treffen mindestens 3 dieser Beschreibungen zu?	■ **JA** **Es besteht der Verdacht, dass Sie eine Bulimie haben.**

findet man gleichzeitig andere psychische Erkrankungen vor, etwa eine Borderline-Störung mit Selbstverletzungen oder eine Suchterkrankung.

Wie entsteht eine Bulimie?

Für die Ursachen der Bulimie kann man ähnliche Gründe annehmen wie bei der Magersucht. Bei manchen Mädchen oder Frauen geht die Anorexie in die Bulimie über, daher ist es nicht wahrscheinlich, dass gänzlich andere Gründe für diese beiden Erkrankungen vorliegen. Sicher ist nach Zwillingsstudien ein Erbfaktor von 55 bis 83 Prozent.[199, 200]

Bei einer Ess- und Brechsucht ist ebenfalls eine Störung des Systems der Bedürfnisbefriedigung anzunehmen. Essen wird durch die Psyche kontrolliert. Das Belohnungssystem sorgt dafür, dass wir beim Verspeisen eines Kartoffelauflaufs oder eines Schweinebratens ein Wohlgefühl empfinden. Würde man dem Belohnungssystem freien Lauf lassen, würde sich jeder hemmungslos mit mittelaltem Gouda, Wurstsalat oder Pralinen vollstopfen. Aber es gibt Sättigungsmelder in unserem Körper, die dafür sorgen, dass wir irgendwann das Besteck beiseitelegen. Der Füllungszustand des Magens wird gemeldet, und chemische Sensoren zeigen an, dass die Energievorräte jetzt ausreichend aufgefüllt sind. Auch unser denkendes Gehirn kann uns vor dem Überfressen warnen, indem es auf schädliche Folgen wie eine drohende Gewichtszunahme oder mögliche Blähungen und Bauchschmerzen hinweist. Aber man kann sich auch willkürlich bremsen – durch rationale Überlegungen, dass man nicht zunehmen sollte oder dass man nicht den ganzen Apfelstrudel essen darf, um noch am nächsten Tag etwas übrig zu haben.

Bei Frauen mit einer Bulimie läuft das Belohnungssystem aber Amok, und dann kapitulieren alle Schutzmaßnahmen. Sind die Endorphine im Keller, versuchen die betroffenen Frauen verzweifelt, den Pegel durch Essen nach oben zu treiben, wobei der natürliche Bremsvorgang aber viel zu spät eintritt. Hinweise für eine Störung des Belohnungssystems ergaben sich in bildgebenden Untersuchungen. Dieses System scheint bei Patientinnen mit Heißhungerattacken besonders empfindlich auf Nahrung zu reagieren. Wenn man Bulimiepatientinnen Aufnahmen von leckerem Essen zeigte, leuchteten bestimmte Bezirke des Belohnungssystems im Gehirn auf.[201]

Wie kann eine Bulimie behandelt werden?

Psychotherapie

Bei der Bulimie ist das Ziel einer Therapie, die Essattacken und das nachfolgende Erbrechen zu vermindern. In Studien mit einem Warte-

Nachweis der Wirksamkeit: Bulimie		
Behandlung	Wirksamkeit	Leitlinien / Meta-analysen / Studien
Psychotherapie		
Verhaltenstherapie	+	189
Psychoanalyse	?	
Medikamente		
Antidepressiva	+	189
Appetitzügler	–	189
Neue Therapien		
Naltrexon	+	192, 202
Topiramat	+	203, 204
Ondansetron	+/?	205–207
Flutamid	+/?	208
Alternative Therapien		
Lichttherapie	+	209, 210
Inositol	+/?	211

listenvergleich war eine *Verhaltenstherapie* wirksam. Die stationäre Behandlung hat ebenfalls die Normalisierung des Essverhaltens als Ziel. Es gibt Esstrainings, wobei die Patientinnen gemeinsame und strikt festgelegte Essenszeiten haben und ein besseres Gefühl für normale Portionen entwickeln sollen. Sogar Kochkurse werden durchgeführt, um ein gesundes, ausgewogenes Essverhalten zu erreichen. Um Heißhungerattacken vorzubeugen, werden mehrere kleine Mahlzeiten über den Tag verteilt.

Es gibt keine ausreichenden Untersuchungen zur Wirksamkeit einer *psychoanalytischen Therapie*.

Medikamente

Einige kontrollierte Studien untersuchten die Wirkung von *Antidepressiva* bei Bulimie, die meisten zeigten eine Gewichtsreduktion und Abnahme der Essattacken. Das Antidepressivum Fluoxetin ist für die Behandlung von Heißhungeranfällen und selbstinduziertem Erbrechen in Verbindung mit einer Psychotherapie zugelassen. Zwischen der Wirksamkeit einer medikamentösen und einer Verhaltenstherapie zeigten sich keine bedeutsamen Unterschiede, aber die Kombination aus beidem scheint erfolgreich zu sein.[212]

Die Wirksamkeit von *Appetitzüglern* konnte nicht nachgewiesen werden.

Neue Therapien

Da angenommen wird, dass eine Störung des Belohnungssystems für die Essanfälle bei Bulimie verantwortlich ist, wurde *Naltrexon* bei Patienten mit Bulimie in kontrollierten Studien mit Erfolg verwendet. *Ondansetron* ist ein Medikament, das gegen Erbrechen bei einer Chemotherapie gegen Krebs angewendet wird. Daher war es naheliegend, Ondansetron in der Behandlung der Bulimie zu verwenden. In kleinen Studien zeigten sich positive Effekte. Auch das Epilepsiemittel *Topiramat* war wirksam. Da bei Frauen mit Bulimie höhere Werte des männlichen Hormons Testosteron gefunden worden waren, setzte man in einer Untersuchung das Antitestosteronmittel *Flutamid* erfolgreich ein.

Alternative Therapien

Inositol (siehe S. 78 f.) war in einer kleinen Untersuchung wirksamer als Placebos. Da die Bulimie eine große Nähe zur Depression hat, versuchte man, die Erkrankung mit einer *Lichttherapie* zu behandeln. Zwei kontrollierte Studien konnten eine Wirkung zeigen.

Kapitel 25

PSYCHISCH BEDINGTES ÜBERGEWICHT
Schwarzwälder Kirschtorte

Marietta kämpft nicht lange mit sich selbst. Sie geht in die Küche und isst ein kaltes paniertes Schnitzel, ein Stück frisches Brot mit Butter und zwei Scheiben Schweizer Käse, vom Vortag übriggebliebene Spaghetti ohne Soße, hundert Gramm Fleischsalat direkt aus der Plastikschale und hinterher eine Schachtel Butterkekse. Nachdem sie eine Stunde lang alles wahllos in sich hineingestopft hat, befällt sie plötzlich ein Schamgefühl und große Verzweiflung über ihre Unfähigkeit, ihr massives Gewichtsproblem in den Griff zu bekommen. Weinend geht sie mit einem unangenehmen Völlegefühl ins Bett, nicht ohne sich vorher mit einem Riegel Nussschokolade zu beruhigen.

Übergewicht ist keine psychische Erkrankung an sich. Es gibt aber eine Form, die zu den Essstörungen gezählt und bei der vermutet wird, dass zumindest teilweise psychische Faktoren für ihr Auftreten verantwortlich sind. «Binge Eating Disorder» (BED) nennen Mediziner das Leiden, das bei Marietta vorliegt. Dabei handelt es sich um starkes Übergewicht durch übermäßiges Essen. Der Unterschied zur Bulimie besteht darin, dass Menschen mit BED nicht versuchen, eine Gewichtszunahme durch absichtliches Erbrechen, Fasten oder Medikamente zu verhindern. Binge Eating Disorder ist die häufigste Essstörung, und sie ist eine der wichtigsten Ursachen für Übergewicht. Die betroffenen Menschen essen schneller und größere Mengen als Normalbürger. Obwohl sie über ihr Übergewicht todunglücklich sind, haben sie große

Schwierigkeiten, ihr Essverhalten zu kontrollieren. Sie können selbst dann nicht aufhören, wenn sie von einem unangenehmen Völlegefühl geplagt werden. Wegen ihres suchtartigen Essens leiden sie unter Ekel- und Schuldgefühlen. Manche essen allein, um nicht dabei beobachtet zu werden. Die Folgen einer schweren BED sind oft Herzerkrankungen, Bluthochdruck und Schlaganfälle.

Wie entsteht psychisch bedingtes Übergewicht?

Leider ist Übergewicht auch vererbbar. «Wenn ich eine Schwarzwälder Kirschtorte nur ansehe, hängt sie schon an meinen Hüften», klagen die schlechten Futterverwerter. Die Gesellschaft sieht das meistens anders: Sie macht die Übergewichtigen selbst für ihr Problem verantwortlich und wirft ihnen mangelnde Kontrollfähigkeit vor. Wissenschaftler wiederum sagen, dass stark Übergewichtige meistens zwei Probleme auf einmal haben: Zum einen nehmen sie bei gleicher Nahrungsmenge stärker zu, zum anderen laden sie sich auch mehr auf den Teller.

Neben der Vererbbarkeit haben die Essgewohnheiten offensichtlich einen erheblichen Einfluss auf ein Übergewicht. So sieht man in den USA, aber auch in den westlichen Industrieländern sehr häufig und in zunehmendem Maße extrem übergewichtige Menschen. In diesen Ländern spielen die Preise von Nahrungsmitteln kaum noch eine Rolle, sie machen nur etwa ein Zehntel der Lebenshaltungskosten aus. Die Tendenz zu Fertigprodukten und Fastfood in der heutigen Ernährung ist auch nicht förderlich, um ein Normalgewicht zu halten – durch einen hohen Anteil an Fruchtzucker bei diesen Speisen wird die Einlagerung von Fetten gefördert. Und Geschmacksverstärker sorgen dafür, dass man mehr isst, als man eigentlich will. Der starke Zuckergehalt der braunen Brause und anderer Getränke hat zusätzliche Auswirkungen auf das Gewicht.

Bewegungsmangel spielt aber bei Übergewicht wahrscheinlich eine noch größere Rolle als die mehrheitlich angeschuldigte Fastfood-Kultur. Körperliche Anstrengungen werden heute durch viele elektrische

Geräte auf ein Mindestmaß reduziert, und für die kleinste Erledigung steigt man ins Auto. Während Schulkinder früher zu Fuß zur Schule gingen oder das Fahrrad nahmen, werden sie heute meist von ihren Eltern kutschiert – und statt auf dem Fußballplatz zu bolzen, hocken sie vor dem Computer.

Wenn ein Körpergewicht von über 150 Kilogramm erreicht wird, machen die Knochen und Gelenke nicht mehr mit. Das Gehen, Treppensteigen oder Arbeiten wird zur Qual. An Sport als Möglichkeit zum Abtrainieren der Pfunde ist dann nicht mehr zu denken. Aus der Gewichtszunahme wird dann ein «Gewichts-Tsunami».

Eltern, die sich falsch ernähren und zu wenig bewegen, sind negative Vorbilder. Stoffwechselstörungen wie die Zuckerkrankheit oder Lebensmittelunverträglichkeiten tragen ebenso zu einem Übergewicht bei, außerdem Medikamente wie bestimmte Antipsychotika, Antidepressiva oder Hormonpräparate.

In den meisten Fällen entsteht dieses aber durch psychische Faktoren. Der Begriff «Frustfraß» drückt aus, dass Menschen seelische Probleme wie beruflichen Stress oder Ehestreitigkeiten durch die belohnenden Eigenschaften des Essens ausgleichen wollen. Depressionen gehen zwar meist mit einem Gewichtsverlust einher, bei zehn Prozent der depressiven Menschen kommt es aber zu einer Zunahme. Manche Krankheiten, beispielsweise Psychosen, führen dazu, dass die Menschen ihre Gesundheit vernachlässigen. Wegen ihres Antriebsmangels treiben sie keinen Sport, oder sie haben nicht die Kraft, Ernährungsratschläge zu befolgen.

Oft hat das übermäßige Essen den Charakter einer Sucht. Bei Übergewichtigen scheint ein erhöhtes Bedürfnis zu bestehen, das Belohnungssystem durch Essen zu befriedigen, sodass die natürlichen Hemmschwellen, die uns die Natur gegeben hat, überrannt werden. Schlanke Menschen haben gut reden, wenn sie den Übergewichtigen Willensschwäche und Haltlosigkeit vorwerfen. Menschen mit seelisch bedingtem Übergewicht müssen mehr Willensanstrengung aufwenden als Normalgewichtige, um ihr unersättliches Belohnungssystem zu kontrollieren.

Wie kann psychisch bedingtes Übergewicht behandelt werden?

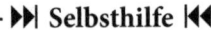 **Selbsthilfe**

Ernährungswissenschaftler haben herausgefunden, dass Informationsbroschüren über gesunde Ernährung keinerlei Auswirkung auf das Essverhalten haben – überall liegen sie herum, aber niemand beherzigt sie. Das heißt, dass es auch nicht viel nutzt, wenn Sie die weiteren Zeilen lesen, ohne den Worten Taten folgen zu lassen.

1. Positiv denken
Übergewicht kommt aus dem Kopf, nicht aus dem Bauch. Unser primitives Belohnungssystem im Gehirn reagiert hedonistisch und emotional, es ist platt auf Vergnügen programmiert und schwer durch Mahnungen und Warnungen unseres Vernunftgehirns beeinflussbar. Durch Gefühle dominiertes Essverhalten reagiert nicht auf schlaue Ratschläge, sondern kann nur durch ebenso emotionale Erlebnisse geändert werden. Eine Konsequenz, die man daraus ziehen sollte, wäre, nicht an einem Kurs über bewusstes Essen teilzunehmen, sondern lieber an einem Basketballtraining für Übergewichtige. Die Maßnahmen, die man gegen Übergewicht ergreift, müssen lustbetont sein. Hier einige Tipps, wie man das Abnehmen erträglich gestalten kann:

▶▶ Werden Sie nicht für andere schlank, sondern für sich selbst.
▶▶ Das Erste, was man bei einer Diät verliert, ist die gute Laune. Daher

Nachweis der Wirksamkeit: Übergewicht		
Behandlung	Wirksamkeit	Leitlinien / Meta-analysen / Studien
Psychotherapie		
Verhaltenstherapie	**+/−**	189, 213
Medikamente		
Orlistat	**+**	214
Sibutramin*	**+**	215
Antidepressiva	**+**	216–225
Amfepramon (Diethylpropion)**	**+**	226–233
Andere Therapien		
Magenbypass/ Magenband	**+**	234–236
Neue Therapien		
Topiramat	**+**	237–239
Atomoxetin	**+**	240
Zonisamid	**+/?**	241

* **Vom Markt genommen.**
** **Dieses Medikament kann abhängig machen und ist daher nur für kurze Behandlungen geeignet.**

sollte man mit dem Abnehmen nicht gerade dann anfangen, wenn es einem besonders mies geht.

▶▶▎ Nicht gleichzeitig auch noch mit dem Rauchen oder anderen Lastern aufhören.

▶▶▎ Mit einem Freund oder einer Freundin gleichzeitig abzunehmen macht mehr Spaß.

▶▶▎ Wiegen Sie sich nicht täglich. Da man in so kurzen Zeitabständen nur minimale Unterschiede sieht, verliert man schnell die Motivation. Wenn man sich nur einmal in der Woche auf die Waage stellt, sieht man – wenn's geklappt hat – einen deutlichen Erfolg. Das baut auf.

▶▶ Versuchen Sie sich selbst zu belohnen, wenn Sie ein Ziel erreicht haben – zum Beispiel mit einem neuen Haarschnitt, einem Kinobesuch, einem Tag in der Wellnessoase oder dem Kauf einer neuen Handtasche.

2. Volle Kontrolle

Wer keinen Überblick darüber hat, was und wie viel er isst, kann nicht effizient sein Gewicht kontrollieren. Deshalb sollten Sie folgende Tipps beachten:

▶▶ Führen Sie eine Woche lang Buch über alles, was Sie zu sich nehmen – zunächst ohne sich dabei einzuschränken. Vergleichen Sie anschließend die Menge mit dem, was andere, schlanke Menschen essen. Bedenken Sie, dass Sie, wenn Sie zu Übergewicht neigen, nicht genauso viel wie die Schlanken, sondern deutlich weniger essen müssen.

▶▶ Die Kontrolle über das Essen klappt besser, wenn man nicht gleichzeitig etwas anderes macht, zum Beispiel fernsehen oder lesen.

▶▶ Es reicht nicht aus, wenn Sie die Nährwertkennzeichnungen auf den Packungen lesen – davon allein wird man nicht schlank.

3. Stimuluskontrolle

Unter «Stimuluskontrolle» versteht man, dass Sie stets dafür sorgen sollten, mögliche Verführer aus Ihrem Blickfeld zu verbannen, damit die Versuchung nicht allzu einfach gemacht wird. Und so könnte das gelingen:

▶▶ Es sollten nicht überall im Haus Kartoffelchips, Schokoladenriegel und Kekse herumliegen. Ein gefüllter Kühlschrank ist leider immer eine Herausforderung an den inneren Schweinehund.

▶▶ Nicht mit leerem Magen einkaufen.

▶▶ Ein schönes Essen mit Freunden, bei dem auch Alkohol getrunken wird, verführt zum unkontrollierten Essen. Scheuen Sie sich nicht, die Hälfte auf dem Teller übrig zu lassen und die Käseauswahl nach dem Essen abzulehnen, auch wenn sie Ihnen aufgedrängt wird.

4. Diät mit Köpfchen
Es vergeht keine Woche, in der nicht irgendeine neue Abnehmmethode propagiert wird. Fast nie sind solche Strategien durch wissenschaftliche Untersuchungen abgesichert. Unabhängig davon weiß jeder: Nicht jede Diät führt zum Erfolg. Manche sind nicht nur unnütz, sondern sogar schädlich. Folgende Ratschläge stammen von Ernährungswissenschaftlern:

▶▶| Einige Diätspezialisten behaupten, man müsse nur beim Fett sparen, andere wiederum sagen, man müsse nur die Kohlenhydrate einschränken. Alles falsch: Sie müssen bei sämtlichen Nahrungsbestandteilen maßhalten! Es ist egal, so fand eine Metaanalyse heraus, ob man eine Diät mit wenig Fett, mit wenig Kohlenhydraten oder wenig Kalorien zu sich nimmt. Am besten hat sich die FdH-Diät («Friss die Hälfte») bewährt.

▶▶| Diät heißt nicht, dass Sie hungern müssen. Wenn Sie versuchen, eine Mahlzeit auszulassen, nehmen Sie bei der nächsten umso mehr zu sich. Essen Sie lieber dreimal am Tag, aber dafür nicht so viel.

▶▶| Tricksen Sie Ihr Hungergefühl aus. Wenn Sie merken, dass Sie schon zu viel gegessen haben, hören Sie sofort auf, Ihr Butterbrot zu verzehren. Zunächst hat man das Gefühl, es fehle einem noch etwas. Nach etwa zwanzig Minuten verflüchtigt sich das Verlangen nach Essen von selbst.

▶▶| Stecken Sie die Ziele nicht zu hoch. Wenn eine strikte Diät zwar am Anfang zu verblüffenden Erfolgen führt, so lässt sie sich oft nicht lange durchhalten.

▶▶| Wählen Sie Nahrungsmittel mit geringer Energiedichte, das heißt solche, die viel Wasser und Ballaststoffe, aber wenig Zucker und Fette enthalten.

▶▶| Unter dem «Jo-Jo-Effekt» versteht man, dass Leute, die sich über längere Zeit zwingen, weniger zu essen, nach Abbruch dieser Diät sogar über ihr früheres Gewicht hinaus zunehmen. Hungerkuren können also einen gegenteiligen Effekt haben. Wenn man lange Zeit fastet, wähnt sich der Körper in einer Hungersnot und stellt seine Energiegewinnungsmethode entsprechend um. Bei einer «Nulldiät», bei der man wochenlang gar nichts isst und nur Mineralwasser und Vitamine zu sich nimmt, fängt der Körper nach mehreren Tagen an, die Fettreserven abzubauen. So kann man in wenigen Wochen erstaunlich viel an Gewicht verlieren. Wenn man danach aber wieder anfängt, ganz normal zu essen, wähnt sich der Körper jedoch immer noch im Notzustand und drängt dazu, möglichst viel zu verzehren, sodass es passieren kann, dass man nach der Nulldiät plötzlich mehr Gewicht hat als vorher. Daher sollte man lieber die Essensmenge reduzieren, anstatt zu hungern.

5. Jeder Gang macht schlank, jeder Schritt macht fit!
Fast wichtiger als eine Diät ist körperliche Ertüchtigung. Der gefürchtete Jo-Jo-Effekt bei Diäten entsteht nicht, wenn man versucht, mit Hilfe von mehr Bewegung abzunehmen – Sport hat also eine dauerhaftere Wirkung als Nahrungseinschränkung. Hier einige Tipps zu Ihrem Fitnessprogramm:

▶▶ Um sicht- und messbar Ihr Gewicht zu reduzieren, müssen Sie mindestens fünf Stunden pro Woche ernsthaft Sport treiben.
▶▶ Schreiben Sie ehrlich auf, wie lange Sie gelaufen, auf dem Rad gefahren oder geschwommen sind, damit Sie sich nicht selbst in die Tasche lügen.
▶▶ Allerdings sollten Sie die sportlichen Ambitionen nicht übertreiben. Nehmen Sie sich nicht zu viel auf einmal vor; Fitnessstudios haben bei Neueinsteigern im ersten halben Jahr eine Abbruchquote von 80 Prozent.
▶▶ Bevorzugen Sie Sportarten, die mit einer Endorphinausschüttung verbunden sind, da man sie länger durchhält (siehe «Legales Doping», S. 210 ff.).

Psychotherapie
Verhaltenstherapie
In der Verhaltenstherapie ist der Therapeut der Gegenspieler Ihres inneren Schweinehundes. Er leitet Sie zunächst an, Ihr Essverhalten selbst zu beobachten, und kontrolliert Ihr Ernährungstagebuch. Er fragt Sie nach Ihren sportlichen Betätigungen der letzten Woche (und Sie sollten ihm eine ehrliche Antwort geben). Er hilft Ihnen bei der Stimuluskontrolle, also bei der Methode, bei der äußere Essreize aus dem Blickfeld (oder aus dem Kühlschrank) entfernt werden. Er lobt Sie, wenn Sie erfolgreich abgenommen haben, und gibt Ihnen Ratschläge, wie Sie nach dem Abnehmen Ihr Gewicht halten. In der Therapie kümmert man sich auch um Alltagsprobleme, damit sich der Frust nicht in Essattacken entlädt. Wenn das Übergewicht durch Depressionen oder andere psychische Erkrankungen entstanden ist, kann Ihr Therapeut die Behandlung entsprechend ausrichten. Allerdings darf man sich nicht der Illusion hingeben, dass das Gewicht allein dadurch weniger wird, dass man einmal in der Woche zum Gespräch erscheint.

Kontrollierte Studien zeigten eine positive Wirkung einer Verhaltenstherapie – und zwar insofern, als die Zahl der Essattacken reduziert wurde. Die Gewichtsabnahme war aber oft geringer als die, die sich die Teilnehmer anfangs erhofft hatten; und nach Beendigung der Behandlung kam es manchmal auch wieder zu einer Zunahme. Das heißt, dass man nur dann Erfolg hat, wenn man sein Essen einschränkt und sich gleichzeitig mehr bewegt. Nach Abschluss der Verhaltenstherapie darf man im ständigen Kampf gegen das Gewicht niemals nachlassen.

Medikamente
Medikamente sollte man nur nehmen, wenn andere Maßnahmen nicht den gewünschten Erfolg gebracht haben. Keines der Arzneimittel gegen Übergewicht ist eine Wunderpille. Bei manchen Betroffenen wirken die Medikamente nur unbefriedigend. Die Einnahme wird vor allem dann nicht zu einem positiven Ergebnis führen, wenn man nicht gleichzeitig seine Ernährungs- und Bewegungsgewohnheiten ändert.

Das rezeptfrei erhältliche Medikament *Orlistat* ist ein sogenannter Lipasehemmer und sorgt dafür, dass von dem Fett, das mit den Speisen im Magen und Darm angekommen ist, ein Viertel gar nicht aufgenommen, sondern direkt über den Stuhlgang ausgeschieden wird. Wenn man eine kalorien- und fettarme Diät durchführt, verstärkt Orlistat den Abnehmeffekt. Die Wirkung wurde in zahlreichen kontrollierten Studien nachgewiesen; allerdings hielt sich die durchschnittliche Gewichtsabnahme in Grenzen.

Sibutramin hemmt die Wiederaufnahme von Botenstoffen wie Serotonin und Noradrenalin und reagiert daher ähnlich wie ein Antidepressivum. Eine Metaanalyse konnte die Wirkung von Sibutramin belegen. Allerdings ist die Anwendung des Mittels durch starke Nebenwirkungen eingeschränkt. So wurde es mit schweren Herzerkrankungen in Verbindung gebracht. Ausdrücklich gewarnt werden muss vor bestimmten freiverkäuflichen «Lifestyle-Produkten», die als natürliche chinesische Schlankheitsmittel angepriesen werden: Sie enthalten manchmal Sibutramin in zu hoher Dosis. Sibutramin wurde im Januar 2010 vom Markt genommen.

Amfepramon (Diethylpropion) ist ein Appetitzügler, der über das sympathische Nervensystem wirkt. Für dieses Medikament wurde nur eine kurz anhaltende Effektivität nachgewiesen. Es darf nur bei sehr starkem Übergewicht angewendet werden, wenn andere Maßnahmen wie Diät oder mehr Bewegung keine Reaktionen zeigten. Aus diesem Grund sollte es in der Regel nur vier bis sechs Wochen, allerhöchstens zwölf Wochen angewendet werden. Bei einer Langzeitbehandlung und in hohen Dosen kann sich der Körper an den Arzneistoff gewöhnen und von dem Medikament abhängig werden!

Einige Studien zeigten, dass die Gabe von *Antidepressiva* sich bei Übergewicht positiv auswirken kann. Es versteht sich von selbst, dass dabei nur solche Medikamente genommen werden sollten, die nicht zu einer Gewichtszunahme führen (was auch der Fall sein kann). Daher sollten moderne Antidepressiva, wie zum Beispiel SSRI, bevorzugt werden.

Die Nebenwirkungen der Medikamente werden im Anhang aufgeführt (siehe S. 363 ff.).

Andere Therapien

Operationen

Wenn alle anderen Therapien gescheitert sind, ist die letzte Hoffnung eine Operation. Bei einem *Magenbypass* wird ein Teil des Magens direkt an den Dünndarm angeschlossen (der Rest des Magens wird nicht entfernt, sondern nur umgangen). In diesen Magenrest passt gerade eine mittlere Kartoffel. Bereits nach einer geringen Essensmenge melden die Dehnungsrezeptoren einen vollen Magen, sodass man früher aufhört zu essen als vor der OP. Ein *Magenband* ist wiederum ein Plastikring, der den Magen so einengt, dass – ähnlich wie bei der ersten Methode – ein sehr kleiner «Vormagen» entsteht. Dieses Band kann sogar problemlos von außen durch eine Injektion verstellt werden. Der Magenbypass soll jedoch besser helfen als das Magenband.[234] Letztere Methode hilft leider auch nur beim «Bratwursttyp», also bei Menschen, die große Mengen deftiger Nahrung lieben, und nicht beim «Schokotyp», der hochkalorische Süßigkeiten zu sich nimmt – die rutschen nämlich durch das Band hindurch. Ebenso soll die Maßnahme bei Menschen, die nicht nur einfach übergewichtig sind, sondern auch zu Essanfällen neigen, weniger gut wirken. Diese Operationen kommen natürlich nur für extrem übergewichtige Patienten in Frage. Wenn jemand 210 Kilogramm wiegt, hat er kaum noch eine andere Möglichkeit, sein Gewicht zu reduzieren, da Sport nicht mehr in Betracht kommt.

Neue Therapien

Das Epilepsiemittel *Topiramat* war in mehreren Untersuchungen wirksam. *Atomoxetin* ist ein Medikament, das bei Kindern mit einem hyperkinetischen Syndrom eingesetzt wird – in einer kleinen Studie zeigte sich ein positiver Effekt bei einer Binge-Eating-Störung.

Alternative Therapien

Wenn mehrere Argentinier zusammensitzen, trinken sie *Matetee* aus einem speziellen Trinkgefäß mit blechernem Strohhalm – mit der gleichen Ekstase, mit der Deutsche am Ballermann Sangría aus Eimern nuckeln. Das angeblich aufmunternde Mategetränk empfinden Nicht-Argentinier etwa so prickelnd wie einen Sud aus einer vertrockneten Gewürzsammlung und verwelkten Gartenabfällen. Gemäß der Devise, dass alles, was nicht schmeckt, gesund sein muss, hat man in Europa Matekräuter zum Schlankheitsmittel erklärt. Eine Wirkung ist aber nicht bewiesen.

Auch zahlreiche andere Stoffe, die keine Medikamente sind, sondern Lebensmittel oder Nahrungsergänzungsmittel, werden nicht selten als Schlankmacher angepriesen, wie grüner Tee, mittelkettige Fettsäuren, Kalzium oder Nüsse. Bei *Guar*, dem aus der Guarbohne gewonnenen Mehl, handelt es sich um einen natürlichen Ballaststoff, der im Magen-Darm-Trakt aufquillt, wenn man viel Flüssigkeit dazu trinkt. Es kommt zu einem Sättigungsgefühl, und zudem wird Glukose (Zucker) langsamer aufgenommen – daher wird auch diese Zubereitung als Schlankheitsmittel angeboten. Bei den meisten dieser Stoffe konnte allerdings nach einer Analyse aller vorhandenen Untersuchungen entweder keine Wirkung oder nur ein kaum merkbarer, vorübergehender Effekt auf das Körpergewicht beobachtet werden.[242]

Eine Ausnahme bildet ein Extrakt, der aus dem Gewächs *Ephedra sinica* gewonnen wird (auch Mormonentee genannt). Dieser asiatische Busch enthält Ephedrin, ein Alkaloid. Kontrollierte Studien zeigten eine moderate Gewichtsabnahme.[242] Allerdings ist *Ephedra sinica* ein Beispiel dafür, dass nicht alles, was naturheilkundlich ist, auch unschädlich ist. Ephedrin wurde früher als «richtiges» Medikament gegen Schnupfen, Asthma oder niedrigen Blutdruck eingesetzt. Wegen seiner Nebenwirkungen wie Unruhe, Übelkeit, Zittern, Herzrasen, Erektionsschwierigkeiten, Verwirrtheit, Halluzinationen oder Krampfanfällen bei Überdosierung wurde es durch sicherere Medikamente ersetzt. Es kam zudem in Verruf, weil es als Appetitzügler und Partydroge missbraucht wurde. Man kann also nur davon abraten, etwas einzunehmen, was die Schulmedizin als unsicher erkannt hat und jetzt als Naturheilmittel verkauft wird.

Kapitel 26

SOMATOFORME STÖRUNGEN
UND HYPOCHONDRIE
Elektrosmog und Wasseradern

Woran erkennt man eine somatoforme Störung?

Fallbeispiel somatoforme Störung

Dirk P., dreiunddreißig Jahre alt, Krankenpfleger, ist seit acht Monaten arbeitsunfähig geschrieben. Er erscheint mit seiner Freundin in der Ambulanz. Er sagt, er wisse nicht, was er beim Psychiater solle. Er habe seit Jahren Gesundheitsprobleme – aber, wie er meint, ausschließlich körperliche. Diese wechseln in Lokalisation und Stärke, seien aber immer vorhanden: Kopf- und Rückenschmerzen, Beschwerden in Muskeln und Gelenken, Zittern in Armen und Beinen, oft verbunden mit Kribbelgefühlen, ständiges Völlegefühl im Magen sowie Übelkeit und Druck im Unterbauch. Er leide entweder unter Verstopfung oder Durchfall, habe aber niemals einen normalen Stuhl. Auch habe er den Eindruck, er schmecke und rieche nicht mehr so gut wie früher. Die meiste Zeit fühle er sich müde und erschöpft; er könne eigentlich nur liegen und schlafen. Bei Anstrengungen verkrampfe sich der ganze Brustkorb.

Die Probleme bestünden seit neun Jahren, seit dem Ende seiner Ausbildung. Er sei bereits bei Ärzten aus allen Fachbereichen gewesen. Darmspiegelungen, Kernspintomographie, Bauchspiegelung, Gehirnströme, Blutuntersuchungen, all das sei bei ihm gemacht worden, immer ohne Befund. Dreimal sei er in internistischen Kliniken «auf den Kopf gestellt» worden, ohne dass etwas gefunden wurde. Er habe zunehmend den Eindruck, man nehme ihn nicht ernst und denke, er simuliere. Oft werde er ignoriert, wenn er mit konkreten Untersuchungswünschen zum Arzt gehe. Zu Hause müsse inzwischen seine Freundin fast alles für ihn machen. Oft denke er, er habe etwas Schlimmes wie Krebs. Seine Mutter sei vor elf Jahren an einem Hirntumor gestorben. Dirk P. nimmt verschiedene Vitaminpräparate und homöopathische Beruhigungsmittel und versucht sich selbst durch medizinische Fachlektüre zu helfen.

Da sich trotz intensivster Suche keine organischen Gründe für die Beschwerden des Patienten finden lassen, wird die Diagnose einer somatoformen Störung gestellt. In einer Verhaltenstherapie kann Dirk P. lernen, sein Schonungsverhalten abzubauen und sein Verständnis von Gesundheit zu ändern. Er hat zunehmend Freude an anderen Tätigkeiten und verringert seine Selbstbeobachtung; er empfindet Schmerzen geringer und seltener. Seine Gedanken an eine schlimme Erkrankung werden weniger angstbesetzt. Zusätzlich erhält er ein Antidepressivum, das seine Ängste vor vermeintlichen schweren Krankheiten bessert.

Die somatoforme Störung ist durch zahlreiche körperliche Beschwerden charakterisiert, für die die Medizin keine Erklärung findet.

Haben Sie das auch schon erlebt? Sie haben sich mit verschiedensten Leiden bei Ihrem Hausarzt vorgestellt. Nach einigen vergeblichen Versuchen, Ihre Probleme mit allerlei Pillen, Tropfen und Salben zu heilen, zieht der Mediziner eines Tages die Augenbrauen hoch, braucht einige Zeit, die Worte zu finden, und eröffnet Ihnen dann, dass Ihre Beschwerden wahrscheinlich «psychisch» seien. Er sei mit seinem Latein am Ende, und er wolle sie zu einem netten Kollegen schicken, einem Facharzt für Psychiatrie.

Es gibt tatsächlich das Phänomen, dass Ihr Körper Ihnen das Vorhandensein einer Gesundheitsstörung vorspiegelt – und zwar so echt, dass Sie keinerlei Zweifel haben, dass Ihre Symptome wie Schmerzen, Herzrasen, Brennen der Haut oder Beschwerden beim Wasserlassen tatsächlich vorhanden sind. Bei dieser Krankheit, die man somatoforme Störung nennt, sind Konflikte zwischen dem Patienten und dem

Ich leide unter häufigen und wechselnden Beschwerden (wie Kopf-, Brust-, Gelenk-, Muskel-, Bauch- oder Unterleibsschmerzen, Aufstoßen, Erbrechen, Übelkeit, Blähungen, Jucken, häufigem Wasserlassen, Schmerzen beim Geschlechtsverkehr, menstruellen Störungen, Herzrasen, unregelmäßigem Herzschlag, Luftnot, Lähmungen, Schluckbeschwerden, Gefühlsstörungen oder Doppelbildern), für die die Ärzte keine Ursache finden können. ☐

Ich bin mir relativ sicher, dass meine Beschwerden eine körperliche Ursache haben, obwohl manche Ärzte ausschließlich seelische Gründe dafür suchen, womit ich mich aber nicht abfinden kann. ☐

Ich habe oft den Eindruck, dass manche Ärzte meine Beschwerden nicht ernst nehmen, nicht hartnäckig genug nach der Ursache forschen oder nicht das nötige Fachwissen haben, mein spezielles Problem herauszufinden. ☐

Ich suche relativ häufig Ärzte auf und habe sie auch schon oft gewechselt, wenn ich das Gefühl hatte, dass man mir nicht helfen kann. ☐

Weil ich keine Linderung meiner Beschwerden erfahre, leide ich unter Depressionen oder Ängsten. ☐

Leiden Sie unter mindestens 3 dieser Symptome?

☐ **JA**
Es besteht der Verdacht, dass bei Ihnen eine somatoforme Störung vorliegt.

Arzt vorprogrammiert. Mit Psycho-Sachen habe ich nichts am Hut, denkt sich der Patient. Ich bilde mir das doch nicht ein. Ich habe die Schmerzen wirklich. Aber auch der Mediziner hat sich seine Meinung gebildet: «Dieser Patient ist nicht im medizinischen Sinne krank. Ich habe jetzt alle Untersuchungen gemacht, die die moderne Medizin zu bieten hat, Labor, Ultraschall, Röntgen, Kernspintomographie – alles war normal. Aber er glaubt es mir einfach nicht, obwohl ich es ihm mit Engelsgeduld zu erklären versuchte.» – Kann es sein, dass der junge Doktor einfach keine Ahnung hat?, fragt sich wiederum der Patient. Er hat mich gar nicht vollständig untersucht. Vielleicht sollte ich mal den Arzt wechseln.

Aber auch beim nächsten Mediziner geht alles wieder von vorne los. Auch dieser Kollege fängt über kurz oder lang damit an, dass die Beschwerden keine organische Ursache haben. Dieser Arzt ist voreingenommen, weil ich ihm die Unterlagen von seinem Vorgänger gegeben habe, bei dem ich auch schon in die Psycho-Schublade getan wurde, denkt sich der Patient. Vielleicht sollte ich besser zu einem dritten Arzt gehen, der keine Informationen über mich hat, also gänzlich unvoreingenommen über meine Krankheit urteilen kann. Und wie es der Teufel will: Auch dem dritten Mediziner fällt nichts anderes ein, als dass die Beschwerden nicht durch irgendwelche Befunde erklärbar sind. «Wahrscheinlich liegt es daran, dass ich eine seltene Krankheit habe, von der diese Feld-Wald-und-Wiesen-Heilkünstler noch nie etwas mitbekommen haben», sagt sich der mittlerweile verzweifelte Kranke. «Amalgam, Elektrosmog durch Mobilfunkantennen, Duftstoffe, Laserdrucker-Toner, Holzschutzmittel, Ausdünstungen der Wandfarben, Sick-Building-Syndrom, Wasseradern unter dem Haus – man hört ja so viel.»

Für die somatoforme Störung ist die Weigerung charakteristisch, die Beteuerung mehrerer Ärzte anzunehmen, dass für die Symptome keine körperliche Erklärung zu finden ist und dass die Beschwerden auf eine psychische Störung zurückgehen. «Die Laborwerte sind völlig normal», versucht der Arzt eine Patientin zu beruhigen. Aber anstatt erleichtert zu reagieren, wirkt sie geradezu enttäuscht. Sie hatte gehofft, dass sich bei dieser Untersuchung endlich eine «richtige», behandelbare Krankheit findet.

Manche Patienten heften zur Untermauerung ihrer Klagen zahlreiche ärztliche Untersuchungsbefunde in Aktenordnern ab und lassen sich selbst dadurch nicht beirren, dass in den meisten dieser Berichte keine Abweichungen vom Normbefund vorkommen und stattdessen immer wieder der Verdacht auf eine psychosomatische Verursachung geäußert wird. Manchmal haben die Patienten nachgewiesene Gesundheitsprobleme, aber das Ausmaß der Beschwerden übersteigt die objektiven Befunde deutlich. Nicht selten werden die Symptome auch auf frühere ärztliche Kunstfehler zurückgeführt.

Oft verliert sich ein Patient mit einer somatoformen Störung im Bermudadreieck zwischen Schmerz, Depression und Angst. Für die Ärzte ist das ein zusätzlicher Hinweis, dass die Krankheit seelisch bedingt ist. Der Patient aber sagt sich: «Kein Wunder, dass ich depressiv und ängstlich werde, wenn ich ständig diese Schmerzen habe und niemand eine Ursache findet.»

Es dauert meist nicht lange, bis ihm von seiner Familie oder von Mitarbeitern vorgeworfen wird, dass er sich seine Krankheit einbildet oder gar vortäuscht, um sich auf die faule Haut legen zu können, oder dass er nur einen Grund sucht, sich bemitleiden zu lassen. Aber Menschen mit einer somatoformen Störung sind keine Simulanten. Sie empfinden die Schmerzen wirklich – so wirklichkeitsnah wie Personen mit echten Gesundheitsproblemen. Daher fühlen sie sich oft von ihrer Umwelt nicht verstanden. «Lerne klagen, ohne zu leiden», spotten die Verwandten. Aber der Betroffene selbst ist sich völlig sicher, dass er kein Krankheitsheuchler oder Hypochonder ist, und wird traurig und wütend, dass ihm niemand Glauben schenkt.

Ein bestimmtes Krankheitsbild hat große Ähnlichkeit mit der somatoformen Störung: die Fibromyalgie. Dieses Leiden ist – einer Definition von Rheumatologen zufolge – durch im ganzen Körper verbreitete Schmerzen in der Muskulatur und den Sehnenansätzen gekennzeichnet, aber auch durch Morgensteifigkeit, Magen- und Darmbeschwerden, Schlafstörungen, Müdigkeit, Angst und durch bis zu 144 andere Symptome. Die Diagnose wird gestellt, indem man auf bestimmte, genau festgelegte Punkte im Nacken, auf dem Rücken sowie auf Schultern und Hüften drückt. Wenn bei mindestens elf von achtzehn dieser *Tender Points* eine erhöhte Schmerzempfindlichkeit festgestellt wird, soll die Diagnose gesichert sein. Das ist aber auch keine objektive Methode, denn jeder kann im Internet nachlesen, wo diese neuralgischen Punkte sitzen. Andere Verfahren, mit denen die Diagnose untermauert werden kann, beispielsweise durch charakteristische Befunde mittels Röntgen- oder Labortechnik, gibt es nicht.

Eine Ursache der Erkrankung konnte bisher nicht gefunden werden. Sie soll nicht psychisch bedingt sein, so die Ansicht von Rheumatologen. Psychiater allerdings haben den Verdacht, dass sich hinter der Fibromyalgie in vielen Fällen nichts anderes verbirgt als eine somatoforme Schmerzstörung. In einigen Untersuchungen konnte gezeigt werden, dass die meisten Patienten mit Fibromyalgie unter seelischen Störungen litten, obwohl die Definition der Fibromyalgie dies ja eigentlich ausschließt. Es ist wohl so, dass die Patienten diesen Begriff bevorzugen, weil er wie eine «richtige» Krankheit klingt und sie somit nicht das «Psycho-Etikett» aufgeklebt bekommen.

Wie entsteht eine somatoforme Störung?

Es gibt kein einheitliches Modell zur Erklärung dieser mysteriösen Erkrankung. Manche Patienten berichten über traumatische Erfahrungen mit sexuellem Missbrauch oder Gewalt. In einigen Fällen kann sich eine Erkrankung an einen Arbeitsplatzverlust, eine Scheidung oder die Verbitterung über eine ungerechte Behandlung anschließen. Bekommt man eine somatoforme Störung, weil die Mutter oft krank war und das Kind beobachtete, dass man dadurch Zuwendung erzwingen konnte? Oder weil man als Kind selbst öfter krankheitsanfällig war und die Erfahrung machte, dass man von seinen Eltern nur dann Liebe und Geborgenheit erfuhr, wenn man nicht gesund war? Solche Erklärungen klingen plausibel, aber sie lassen sich kaum belegen. Zu den Risikobausteinen gehört ein – nicht besonders starker – Erbfaktor.

Bei der Arbeit mit Patienten, die eine somatoforme Störung aufweisen, wird oft deutlich, dass die Betroffenen eine besondere Form von Aufmerksamkeit suchen. Jeder Mensch will von seiner Umwelt beachtet und respektiert werden, und jeder hat seine eigene Strategie, das Interesse der Mitmenschen zu wecken. Die einen, indem sie freundlich und hilfsbereit sind, andere, indem sie von ihren tollen Erfolgen berichten, und wieder andere, indem sie Witze erzählen oder Arien vortragen. Die Menschen mit einer somatoformen Störung haben seltsamerweise den Weg gewählt, über Ohrgeräusche, Brustschmerzen, Aufstoßen, Jucken, Brennen oder Schmerzen beim Geschlechtsverkehr zu klagen, und das nicht nur vor Ärzten, sondern auch vor Freunden und Arbeitskollegen. So bekommen sie ihre Anteilnahme, wenn auch nicht unbedingt auf positive Weise. Das ist nur die zweitbeste Art der Zuneigungsgewinnung. Obwohl sie von ihrer Umwelt nicht nur Mitleid und Trost erhalten, sondern ebenfalls mit Unglauben, Ablehnung oder Gespött konfrontiert werden, können sie nicht anders, als ihre Beschwerden immer und immer wieder vorzutragen.

Wie bei anderen psychischen Krankheiten scheint es auch bei der somatoformen Störung so zu sein, dass bei den Betroffenen ein Teil der rationalen Urteilsfähigkeit bezüglich ihrer körperlichen Gesundheit außer Kraft gesetzt ist, während alle anderen Dinge im Leben vernunftmäßig betrachtet werden können. Sämtliche Versuche der Ärzte, mit objektiven Schwarz-auf-weiß-Befunden den Patienten zu überzeugen, scheitern.

Angehörige von Menschen mit einer somatoformen Störung sollten verstehen, dass diese sich ihre Symptome nicht einreden und eher Verständnis als Belehrung brauchen. Weder soll man die Patienten als uneinsichtig oder aufmerksamkeitsheischend abwerten noch sie in ihrer Meinung bestärken, dass sie an einer unerklärten medizinischen Erkrankung leiden.

Wie kann eine somatoforme Störung behandelt werden?

Ein Problem bei den somatoformen Störungen ist, dass sich der Patient in der Behandlung manchmal selbst im Weg steht. Schlägt man ihm eine Psychotherapie vor, schaut er den Arzt vorwurfsvoll an und fragt sich, warum der Mediziner noch immer nicht begreifen will, dass er keine therapeutischen Gespräche braucht, da er ja gar keinen seelischen Knacks hat. Er meint, dass er lediglich einen gescheiten Orthopäden oder Rheumatologen benötigt, der endlich eine richtige Diagnose stellt. Bietet man ihm ein Psychopharmakon an, lehnt er es mit dem Hinweis auf mögliche Nebenwirkungen ab oder, was noch häufiger vorkommt, wirft es in die nächste Mülltonne, obwohl er dem Arzt versprochen hat, es zu nehmen. Denn nach der paradoxen Logik dieser Krankheit erscheint alles, was gut ist, als eigentlich schlecht. Wohlgemerkt, es ist nicht böser Wille oder Simulation, sondern es sind die verschlungenen Pfade der Seele, die den Menschen in der festen Überzeugung lassen, dass seine Krankheit eine körperliche ist.

Psychotherapie

In einer Psychotherapie versucht man, die Überzeugung des Patienten zu modifizieren, dass es ihm nur mit der Krankheit «gutgehen» kann. Aber auch eingeschliffene Verhaltensweisen wie Lesen von Internetseiten über die vermutete Krankheit, häufige Arztbesuche oder Rückversicherungsanrufe sollen abgebaut werden. Statt sich körperlich zu schonen, werden die Patienten angehalten, aktiv zu werden.

Wohl wegen der Schwierigkeit, mit jemandem eine Psychotherapie zu machen, der eigentlich denkt, dass er beim falschen Spezialisten ist, sind die Ergebnisse von entsprechenden Studien bisher eher ernüchternd. Eine *Verhaltenstherapie* war in manchen Untersuchungen zwar besser als eine Warteliste, doch im Vergleich zu einer «Behandlung wie üblich» (siehe S. 361) zeigte sich nicht in allen eine Überlegenheit;

Nachweis der Wirksamkeit: Somatoforme Störungen		
Behandlung	Wirksamkeit	Leitlinien / Meta-analysen / Studien
Psychotherapie		
Verhaltenstherapie	**+/?**	243–254
Psychoanalyse	**?**	
Hypnose	**+/?**	262
Medikamente		
Antidepressiva	**+**	255–258
Opipramol	**+/?**	259
Alternative Therapien		
Johanniskraut	**+**	260, 261

zudem fehlen Vergleiche mit einem psychologischen Placebo. Menschen, die sich auf eine solche Therapie einlassen und sie nicht als verfehlt abtun, können aber durchaus davon profitieren.

Es gibt keine kontrollierte Studie zur Behandlung der somatoformen Störungen mit *Psychoanalyse*. *Hypnose* half in einer kleinen Untersuchung.[262]

Medikamente

Menschen mit einer somatoformen Störung stehen Psychopharmaka naturgemäß sehr skeptisch gegenüber. Wer überzeugt ist, dass er kein seelisches Problem hat, will auch keine Medikamente einnehmen, die dafür entwickelt wurden. Dennoch kann denjenigen Menschen geholfen werden, die sich auf eine solche Therapie einlassen.

Antidepressiva aus der Gruppe der *SSRIs* waren in einigen wenigen kontrollierten Untersuchungen wirksam. Eine Studie zeigte den positiven Effekt von *Opipramol*. Bei einer Fibromyalgie waren Antidepressiva wie *Duloxetin* oder das Mittel *Pregabalin* (siehe S. 160) erfolgreich; allerdings ist in Europa kein Medikament für diese Krankheit zugelassen.

Neue Therapien

In offenen Studien konnte die Wirkung des Antidepressivums *Mirtazapin* sowie der Epilepsiemittel *Gabapentin* und *Topiramat* gezeigt werden.

Alternative Therapien

Ein *Johanniskrautextrakt* war in kontrollierten Studien bei somatoformen Störungen wirksam. Eine sogenannte *Spa-Therapie*, die ihren Namen von dem belgischen Ardennenstädtchen Spa, der Wiege der modernen Wellness, hat und bei der man sich im warmen Wasser von Thermalquellen bewegt oder badet, zeigte ebenfalls positive Ergebnisse; allerdings waren die belegenden Untersuchungen qualitativ nicht immer ausreichend, und es zeigten sich nur moderate Effekte.

Kapitel 27

DISSOZIATIVE STÖRUNGEN

Ohne Befund

Woran erkennt man eine dissoziative Störung?

Fallbeispiel dissoziative Störung

Die zweiundfünfzigjährige Brigitte S. wird von ihrer Tochter im Rollstuhl in die Klinik gebracht. Brigitte S. erzählt dem jungen Medizinstudenten David R., der sie aufnimmt, sie habe vor Jahren einen Bandscheibenvorfall gehabt. Seitdem sei ihr rechtes Bein gelähmt, und sie habe auch kein Gefühl mehr darin. Bei der Untersuchung kommen David R. aber einige Dinge merkwürdig vor. Er klopft mit dem Hämmerchen alle Reflexe ab. Diese funktionieren, obwohl sie bei dem gelähmten Bein eigentlich ausgefallen sein sollten. Und die von Brigitte S. angegebenen Hautpartien, die sich taub anfühlen sollen, entsprechen überhaupt nicht den Abbildungen in seinem Neurologiebuch. Da er aber nicht so fit in Neurologie ist, weiß er nicht mit Sicherheit, was das zu bedeuten hat. Für die Untersuchung bittet er die Patientin, sich auf ihr gesundes linkes Bein zu stellen, aber das gelingt ihr nicht. «Ist das linke Bein auch gelähmt?», fragt er Brigitte S. «Nein», antwortet sie, «aber ich kann nicht darauf stehen.»

Verwirrt wendet sich der Medizinstudent an seinen Stationsarzt. «Die Frau ist so gesund wie du und ich», klärt ihn der erfahrenere Kollege auf. «Sie sitzt seit Jahren im Rollstuhl, aber ohne wirklichen Grund. Alle Untersuchungen waren normal, aber das glaubt sie uns nicht. Sie hatte vor ein paar Jahren mal einen leichten ‹Hexenschuss›. Seitdem bildet sie sich

ein, gelähmt zu sein. Sie hat jahrelang ihre bettlägerige Schwiegermutter
und ihren schwerkranken Vater bis zu deren Tod gepflegt – vielleicht will
sie sich jetzt die Aufmerksamkeit und Anteilnahme zurückholen, die sie
jahrelang gegeben hat.»
David R. findet heraus, dass Brigitte S. schon in zahlreichen psych-
iatrischen und psychotherapeutischen Einrichtungen war, ohne dass ihr
geholfen werden konnte. Eine Psychotherapeutin führt Gespräche mit
ihr, und eine Krankengymnastin übt fast täglich mit ihr das Gehen. Nach
anfänglichen Therapieerfolgen, wobei Brigitte S. auch demonstriert, dass
sie kurze Strecken laufen kann, zieht sie sich wieder in ihren Rollstuhl
zurück.

Brigitte S. leidet an einer rätselhaften Erkrankung, die dissoziative
Störung genannt wird und bei der sich trotz ausführlichster Untersuchungen kein medizinischer Grund für die von den Patienten beschriebenen Nervenausfälle finden lässt. Ein Patient ahmt bei vollem
Bewusstsein einen Krampfanfall nach, ein anderer zeigt einen bizarren
Gang oder kann Körperteile nicht bewegen. Erstaunlich ist auch, dass
jemand, der unter einer dissoziativen Lähmung leidet, gar nicht so verzweifelt wirkt, wie es angesichts der schweren Behinderung angemessen wäre, sondern sein vermeintliches Schicksal klaglos annimmt. Bei
dem sogenannten Ganser-Syndrom («Pseudodemenz») versuchen
die Betroffenen sich als verrückt oder geistig abgebaut darzustellen,
ohne dass ihr Denkvermögen beeinträchtigt ist. Eine kuriose Form
einer dissoziativen Störung ist die dissoziative Flucht («Fugue»), bei
der Menschen planlos mehrere Tage wie in einem Dämmerzustand
ohne Ziel durch die Lande ziehen («Wandertrieb»). Dabei nehmen
sie manchmal eine neue Identität an. Später können sie sich an nichts
mehr erinnern. Sie sind aber während der Reise in der Lage, sich Fahr-
karten oder Essen zu kaufen.

Zu den dissoziativen Erkrankungen zählt auch die multiple Persönlichkeitsstörung. Dabei schlüpft eine Person in verschiedene
Identitäten. Eine junge Frau ist an einem Tag Sharon, eine kratzbürs-
tige, garstige Person, die sich mit jedem anlegt und mit rauer Stimme
flucht. Am nächsten Tag verkörpert sie Lillyfee, die immer freundlich

lächelt und samtweich wie ein Kind redet, und am dritten Tag ist sie depressiv und zurückgezogen und nennt sich Charlene – das ist der Name, der in ihrem Ausweis eingetragen ist. Es ist umstritten, ob so etwas wie eine multiple Persönlichkeit überhaupt existent ist oder einige Menschen diese Diagnose nur deswegen für sich in Anspruch nehmen, um auf sich aufmerksam zu machen. So geben Patienten mit einer Borderline-Störung manchmal an, unter diesem Phänomen zu leiden. Es sollen auch Fälle vorkommen, in denen besonders suggestible Patienten durch bestimmte Psychotherapieformen dahin gehend beeinflusst werden, dass sie bei sich selbst dieses Phänomen wahrzunehmen glauben. Auch einige Straftäter behaupten, zur Tatzeit in einem anderen Persönlichkeitszustand und somit nicht schuldfähig gewesen zu sein – ähnlich wie bei Dr. Jekyll und Mr. Hyde. Es kam der Verdacht auf, dass die multiple Persönlichkeit eine Modediagnose sein könnte – erdacht von den Mystikern unter den Psychotherapeuten. So gab es seit den siebziger Jahren einen erstaunlichen Zuwachs an Berichten über multiple Persönlichkeiten – und zugleich eine Zunahme der *Alter Egos,* pro Person. Eine berühmte Multiple namens Eve berichtete über drei Einzelwesen, die in ihrer Brust wohnten. Nachdem aber eine gewisse Sybil vorgab, sechzehn Individuen zu personifizieren, konterte Eve mit zweiundzwanzig Persönlichkeiten.

Menschen mit einer dissoziativen Störung sind aber keine Simulanten. Sie sind nicht mit Personen zu verwechseln, die kühl und berechnend eine Krankheit vortäuschen oder übertreiben, um frühzeitig in Rente gehen zu können. Sie sind tatsächlich davon überzeugt, an diesen Gesundheitsstörungen zu leiden. Wenn die Ärzte mit einem Patienten darüber reden wollen, dass man alles untersucht und nichts gefunden habe und er sein Krankheitsverhalten genauso gut aufgeben könne, verläuft die Diskussion ins Leere: Die betroffene Person beharrt auf ihrem Standpunkt und geht in keiner Form auf die Logik der Ärzte ein.

Wie entsteht eine dissoziative Störung?

Die Hintergründe der Erkrankung sind weitgehend ungeklärt. Eine dissoziative Störung muss – ähnlich wie die somatoforme Störung – als verzweifelter Versuch gesehen werden, die Aufmerksamkeit und Anteilnahme der Umwelt zu erlangen. Warum wählt die Seele diesen merkwürdigen Weg, um inneren Frieden und Ausgeglichenheit zu erreichen? Man erntet ja nicht nur Mitleid, sondern auch gelegentliches Genervtsein oder gar Hass, und man wird ständig mit Äußerungen wie «Die Ärzte sagen, du hast nichts» oder «Du willst dich nur bedienen lassen» konfrontiert. Manche Patienten berichten über schwere seelische Belastungen oder gestörte Familienstrukturen in ihrer Jugend. Eine psychoanalytische Theorie nimmt an, die Störung entstehe dadurch, dass Traumata in der Kindheit ins Unbewusste verschoben werden und aus der Verdrängung heraus die Symptome der Störung produzieren. Die alleinige Verursachung durch Kindheitstraumata wird allerdings angezweifelt, denn viele Menschen mit einer dissoziativen Störung haben keine solchen Belastungen vorzuweisen, und umgekehrt bekommen die wenigsten Menschen, die tatsächlich belastende Erlebnisse hatten, diese Erkrankung.

Es besteht eine große Nähe der dissoziativen Störung zu anderen seelischen Leiden, etwa Borderline-, somatoformen Störungen und Angsterkrankungen.

Wie kann eine dissoziative Störung behandelt werden?

Viele dissoziative Störungen bilden sich nach einiger Zeit von selbst zurück. Wenn allerdings die pseudoneurologischen Symptome bereits mehrere Jahre vor dem Therapiebeginn vorhanden waren, wird die Behandlung manchmal schwierig. Psychotherapien werden von den Patienten oft als unwirksam abgewertet. Versucht ein Psychotherapeut seinem Klienten Hoffnung zu machen, reagiert der nicht etwa, wie man erwarten würde, mit Erleichterung, sondern mit Skepsis oder sogar Ablehnung. «Was mich gesund macht, macht mich krank», scheint die Devise zu sein. Denn wenn er therapeutische Hilfe in Anspruch nähme, würde er sich ja eingestehen, dass sein Problem ein seelisches wäre – und das genau verbietet er sich. Er hofft, dass er endlich an einen Arzt gerät, der die «wahre Ursache» der Krankheit findet, die nach seiner Meinung einen handfesten medizinischen Hintergrund hat.

Kontrollierte Studien zur Behandlung fehlen fast gänzlich; nur eine Untersuchung zeigte die Wirkung einer Verhaltenstherapie bei dissoziativen Krampfanfällen.[263] Dennoch besteht eine Chance, in einer offenen, ehrlichen Psychotherapie das Problem anzugehen. Es gibt keine Studien zur Behandlung mit Medikamenten. Gelegentlich versuchen Ärzte, die Krankheit mit Antidepressiva zu behandeln. Angebotene Arzneimittel werden aber von den Patienten meist nach kurzer Zeit wieder abgesetzt, wobei oft die ungewöhnlichsten Nebenwirkungen angegeben werden.

Umgang mit Psychiatern
Menschen, die nicht wirklich krank sind, werden von Menschen behandelt, die nicht wirklich Ärzte sind

Das haben Psychiater und ihre Patienten gemeinsam: Beide nimmt man oft nicht ernst.

Psychiatrische Patienten leiden darunter, dass wohl jeder davon ausgeht, dass man sich über sie ruhig lustig machen kann. Man stuft sie als Simulanten oder selbstbezogene Egoisten ein, die sich übertrieben wichtig nehmen oder auf Kosten anderer, hart arbeitender Menschen eine ruhige Kugel schieben. Man nimmt automatisch an, dass sie nicht nur psychisch krank, sondern auch unintelligent sind. Man hält sie für unzuverlässig, unzurechnungsfähig, gewalttätig, arbeitsunwillig, nicht gesellschaftsfähig oder im besten Fall für uninteressant. Psychiatrischen Patienten haftet ein Stigma an wie früher den Aussätzigen und Pestkranken.

Menschen, die psychiatrische Patienten ausgrenzen und diskriminieren, sind oft diejenigen, die bisher keine Berührung mit dem Tabuthema hatten. So mancher allerdings, der einst seine Freunde stammtischnah mit Kalauern über Nervenheilanstalten unterhielt, verließ irgendwann den Club der Normalen und fand sich plötzlich in der Psychiatrie wieder – zum Alkoholentzug, wegen einer plötzlich eintretenden Depression oder im Alter als Demenzpatient. Psychiatrische Krankheiten können jeden treffen – Arme und Reiche, Junge und Alte.

Obwohl sie in jeder Hinsicht an vorderster Stelle stehen, was ihre Häufigkeit, ihre Relevanz im Hinblick auf die Lebensqualität der Betroffenen oder die Bedeutung für die Kosten im Gesundheitswesen angeht, werden sie vielfach von den Politikern, aber auch von den Ärzten anderer Fachgruppen unter «ferner liefen» abgespeichert. Das merkt ein Psychiater manchmal an Kleinigkeiten – zum Beispiel, wenn auf den Überweisungsscheinen von ärztlichen Kollegen das Wort «Psychiatrie» falsch geschrieben wird («Psychatrie»). In den Lehrplänen für Medizinstudenten werden der Psyche weniger Unterrichtsstunden zugeteilt als der Niere. Für die Erforschung der Krötenwanderung wird mehr staatliches Fördergeld ausgegeben als für die Entschlüsselung der Hintergründe von Borderline-Störungen.

Man traut den Psychiatern nicht zu, dass sie irgendetwas am natürlichen Verlauf einer Krankheit ändern könnten. Dabei sind die Erfolge im Kampf gegen Volkskrankheiten wie Depressionen oder Angststörungen mindestens ebenso gut wie bei der Behandlung von Bluthochdruck oder Magengeschwüren.

Kapitel 28

SCHLAFSTÖRUNGEN

Kein Auge zugetan

Ich liege schon seit Stunden wach. Ich hatte einen anstrengenden Tag und würde so dringend eine Mütze Schlaf brauchen, warum zum Teufel kann ich nicht einschlafen? Ich weiß, was morgen auf mich zukommt: Ich werde mich wie gerädert durch den Tag schleppen, unendlich müde und zu nichts fähig ...

Haben Sie auch solche Gedanken?

Millionen Menschen leiden unter einem gestörten Schlaf. Viele Schlafstörungen lassen sich durch psychische Erkrankungen erklären, wobei Depressionen und Angststörungen im Vordergrund stehen. Aber ebenso können Menschen mit posttraumatischen Belastungsstörungen, Suchterkrankungen oder Psychosen davon betroffen sein. Daneben existieren noch einige Schlafstörungen, die auf körperlichen Erkrankungen beruhen. Dazu gehören das Schlafapnoe-Syndrom (schlafbezogene Atemstörung), das Syndrom der unruhigen Beine oder die Narkolepsie (im Volksmund «Schlafkrankheit» genannt).

Aber eine der häufigsten Schlafstörungen ist die psychophysiologische Insomnie. Hinter diesem komplizierten Ausdruck steht etwas ziemlich Einfaches: Menschen, die keine körperliche und keine offensichtliche psychische Erkrankung haben und trotzdem einfach grauenvoll schlecht schlafen. Sie haben nicht mehr Probleme zu wälzen als jeder andere auch und sind körperlich gesund – und finden dennoch keinen erholsamen Schlaf.

Wie können Schlafstörungen behandelt werden?

Zuerst sollte man sich von dem Gedanken lösen, dass jeder Mensch unbedingt acht Stunden Schlaf braucht, um ausgeruht zu sein. Es gibt da eine große Bandbreite: Manche Menschen benötigen nur vier, andere zehn Stunden Nachtruhe, um frisch und wach zu sein. Selbst wenn ein typischer Achtstundenschläfer aus irgendwelchen Gründen nicht mehr als fünf bis sechs Stunden ausruhen kann, ist auch das meist ausreichend. Ältere Menschen schlafen deutlich kürzer als junge, und nachts wachen sie häufiger auf.

────── ▶▶❙ **Tipps für einen gesegneten Schlaf** ❙◀◀ ──────

Bevor man zu Medikamenten greift, sollte man die folgenden Ratschläge ausprobieren, die von Schlafforschern erarbeitet wurden:

▶▶❙ Halten Sie beim Zubettgehen und Aufstehen regelmäßige Zeiten ein.

▶▶❙ Gehen Sie erst dann ins Bett, wenn Sie wirklich müde sind – auch wenn es Ihnen schon recht spät erscheint.

▶▶❙ Wenn Sie schon länger im Bett wach gelegen haben, sollten Sie aufstehen und etwas anderes machen, bis Sie wirklich müde sind. Wenn Sie dann wieder länger als zehn Minuten keinen Schlaf finden, stehen Sie erneut auf.

▶▶❙ Sehen Sie nachts nicht auf die Uhr. Wer sich durch ständiges Ablesen des Zeitmessers beweisen will, dass er schon wieder schlecht geschlafen hat, steigert sich so in die Sorge über Schlaflosigkeit hinein, dass er dann tatsächlich schlechter schläft.

▶▶❙ Sorgen Sie für eine angenehme Schlafumgebung. Lassen Sie sich nicht durch Lärm stören und verdunkeln Sie das Schlafzimmer mit dicken Vorhängen oder Rollos. Kaufen Sie sich eine gute Matratze. Lüften Sie das Zimmer – je mehr Sauerstoff Sie bekommen, desto erholsamer ist der Schlaf, selbst bei kürzerer Schlafdauer. Es sollten im Schlafzimmer nicht mehr als 18 Grad sein, aber auch nicht zu kalt.

Nachweis der Wirksamkeit: Schlafstörungen		
Behandlung	Wirksamkeit	Leitlinien / Meta-analysen / Studien
Psychotherapie		
Verhaltenstherapie	+	264, 265
Medikamente		
Benzodiazepine*	+	264
Benzodiazepin-ähnliche Schlafmittel*	+	264
Antidepressiva	+	264
Antihistaminika	+	266, 267
Antipsychotika	+/–	264
Neue Therapien		
Melatonin	+/–	264, 268–272
Alternative Therapien		
Baldrian	–	273, 274

* Diese Medikamente können abhängig machen und sind daher nur für kurze Behandlungen geeignet.

▶▶❘ Vermeiden Sie einen längeren Mittagsschlaf. Allerdings gibt es Menschen, die zu einem kurzen «Nickerchen» im Laufe des Tages in der Lage sind. Diese Leute schlafen nur zehn bis dreißig Minuten und wachen danach ohne Wecker von selbst auf. Diese *power naps*, die man sieben bis neun Stunden nach dem Aufwachen halten sollte, sind durchaus produktiv und stören den Nachtschlaf nicht. Gehören Sie aber zu denjenigen Menschen, die mittags gleich zwei bis drei Stunden wie ein Stein schlafen und sich anschließend mit Gewalt wieder wecken lassen müssen, sollten Sie den Mittagsschlaf lieber ganz weg-

lassen, denn sonst würde er sich schädlich auf den Nachtschlaf auswirken.

▶▶| Das Bett sollte nur für das Schlafen oder zum Sex da sein, aber
nicht zum Fernsehen, Lesen, Rauchen oder Trinken.

▶▶| Wenn Sie Probleme haben, sollten Sie nicht die Bettzeit dazu ver-
wenden, um sie zu wälzen. Versuchen Sie, solche schwierigen Überlegungen vor dem Zubettgehen zu durchdenken, und lassen Sie dann
kurz vor dem Einschlafen das Grübeln. Das ist allerdings leichter gesagt
als getan.

▶▶| Vermeiden Sie stressige Tätigkeiten in der letzten Stunde vor dem
Schlafengehen. Dazu gehören auch konfliktreiche Gespräche mit dem
Partner.

▶▶| Am besten verzichten Sie auch aufs Telefonieren und das Abrufen
Ihrer elektronischen Post in den letzten zwei Stunden vor dem Schlaf.
Früher kam der Postbote morgens, sodass man den ganzen Tag Zeit
hatte, über lästigen Schriftverkehr nachzudenken und sich wieder zu
beruhigen.

▶▶| Auch wenn Sport, tagsüber ausgeführt, eigentlich den Schlaf för-
dert: In den letzten vier Stunden vor dem Zubettgehen sollten Sie ihn
vermeiden, da die durch Leibesübungen angeregte Hirnchemie so lange
braucht, um sich wieder herunterzuregeln.

▶▶| Es gibt keinen Anhaltspunkt dafür, dass Sex vor dem Schlafengehen
in Hinblick auf die Nachtruhe schädlich oder nützlich ist.

▶▶| Bohnengerichte, Pizzas mit reichlich Käse, halbrohe T-Bone-Steaks
oder Schwarzwälder Kirschtorten zum Abendbrot haben schon manchen um den Nachtschlaf gebracht. Vor allem sollte man nicht nachts
um elf noch den Kühlschrank plündern.

▶▶| Der Absacker kurz vor dem Schlafengehen ist eher schädlich. Alko-
hol erleichtert zwar das Einschlafen, fördert aber in der zweiten Nacht-
hälfte das Aufwachen.

▶▶| Manche Menschen sind empfindlich gegen Koffein. Also: Kaffee,
Tee oder Cola meiden. Da Koffein sechs Stunden wirkt, wäre der Fünf-
uhrtee (um 16 Uhr) die letzte Möglichkeit für einen solchen Genuss.

▶▶| Rauchen ist für alles schädlich, und so beeinträchtigt es auch den

Nachtschlaf. Im Fall eines Nikotinentzugs werden Sie ebenfalls Schwierigkeiten mit dem Einschlafen haben.

▶▶ Etwas ruhige Musik vor dem Lichtausschalten trägt zur Entspannung bei.

▶▶ Morgens sollten Sie sich dem Tageslicht aussetzen, denn es synchronisiert Ihre innere Uhr. Überhaupt hat Sonnenlicht einen positiven Effekt auf den Schlaf.

Mit anderen Worten: Vermeiden Sie vor dem Einschlafen alles, was Spaß macht, und verschieben Sie es auf den nächsten Tag! Oder tun Sie, was Sie wollen, aber wundern Sie sich dann nicht, wenn Sie schlecht schlafen.

Psychotherapie

Verhaltenstherapie

Die *Verhaltenstherapie* geht das Problem der Schlafstörungen an, indem sie sich den übersteigerten Erwartungen widmet, die Menschen manchmal in Bezug auf ihre Nachtruhe haben. Wenn man sich einredet, dass man zu wenig geschlafen hat, kann man sich in das Gefühl hineinsteigern und deswegen unter einer Tagesmüdigkeit leiden. Wenn man dagegen akzeptiert, dass der Körper einem nur sechs Stunden Schlaf abverlangt, hat man auch nicht den ganzen Tag die Vorstellung, dass einem etwas fehlt. Manche Menschen, die sich stundenlang wach liegend durch die Nacht quälen, haben die Empfindung, kein Auge zugetan zu haben. Erstaunlicherweise konnten wir im Schlaflabor unserer Klinik solchen Patienten aber anhand der Ableitung der Hirnströme oft genug demonstrieren, dass sie doch sechs Stunden geschlafen hatten, wenn auch der Schlaf leicht, häufig unterbrochen und somit nicht besonders erholsam war.

Wenn Sie zum Beispiel mutmaßen, dass Sie höchstens vier Stunden ein Auge zumachen, versuchen Sie einmal folgendes Experiment: Gehen Sie wirklich erst vier Stunden vor dem Aufstehen ins Bett (also erst um drei Uhr, wenn Sie um sieben wieder aus diesem herausmüssen!). Vielleicht sind Sie dann extrem müde, nicken sofort ein und schlummern durch bis zum grausamen Weckerklingeln. Bei dieser Übung stellen Sie fest, dass Sie normalerweise doch deutlich länger als vier Stunden schlafen, aber immer der festen Meinung waren, dass es sich um deutlich weniger handeln musste. In einer Verhaltenstherapie werden solche Grübelkreisläufe unterbrochen.

Medikamente

Ist die Einnahme eines Schlafmedikaments nicht zu vermeiden, gibt es zahlreiche Möglichkeiten. Am häufigsten werden von den Ärzten *Benzodiazepine* verordnet. Diese Arzneimittel helfen rasch gegen Schlafstörungen. Ihre Wirksamkeit für die Kurzzeitbehandlung ist zwar durch zahlreiche Studien nachgewiesen, sie haben aber den großen Nachteil, dass man von ihnen abhängig werden kann. Daher sind sie nicht für eine längere Behandlung geeignet. Man kann einen «Hangover» (eine Art «Kater») bekommen – das heißt, dass man sich auch am nächsten Tag noch müde fühlt. Die *Benzodiazepin-ähnlichen Schlafmittel* haben viele Gemeinsamkeiten mit den Benzodiazepinen. Sie können ebenfalls abhängig machen, diese Eigenschaft soll aber weniger stark ausgeprägt sein als bei den Benzodiazepinen. Die Nebenwirkungen finden Sie im Anhang auf S. 363 ff.

Nur wenige Studien belegen die Effektivität mancher *Antidepressiva* wie Trimipramin oder Doxepin. Sie sind für die Behandlung von Schlafstörungen offiziell zugelassen. Sie können den Schlaf verbessern, ohne süchtig zu machen – daher werden sie häufig eingesetzt. *Antipsychotika* werden oft in niedrigen Dosen verwendet. Aber lediglich einige Untersuchungen haben positive Ergebnisse gezeigt. Sie machen zwar nicht abhängig, werden aber nicht generell empfohlen. *Antihistaminika* setzt man ebenfalls als Schlafmittel ein, sie sind nach mehreren Studien wirksam. Das älteste synthetisch hergestellte Schlafmittel ist *Chloralhydrat*, das von Justus von Liebig im Jahr 1832 entwickelt wurde (von Liebig hatte übrigens auch noch den Fleischextrakt, den Phosphatdünger und das Backpulver erfunden). Für dieses Medikament existieren keine Doppelblindstudien, obwohl es noch heute als Schlafmittel verwendet wird.

Neue Therapien

Das natürliche Hormon *Melatonin* reguliert den Schlaf. Daher erschien es sinnvoll, es gegen Schlafstörungen einzusetzen. Bisher war man sich einig, dass Melatonin bei Schlafproblemen durch Jetlag (also bei Flügen über die Zeitzonen) hilfreich ist.[275] Bisher war es in Deutschland nicht erhältlich, in den USA lag es aber immer schon freiverkäuflich im Supermarktregal neben den Vitaminen. Die Wirkung bei Schlafstörungen war allerdings umstritten. Obwohl das Hormon in manchen Studien positive Effekte zeigte, ergab die Zusammenschau aller Untersuchungen keinen überzeugenden Beleg für den Nutzen des herkömmlichen Melatonins. Eine neue Melatoninformulierung mit verzögerter Freisetzung, die jetzt als Medikament zugelassen wurde, war jedoch in einer kontrollierten Studie bei Menschen mit Schlafstörungen über fünfundfünfzig effektiv.

Alternative Therapien

Schon seit Jahrhunderten wurden dem *Baldrian*, einem Gewächs, das auf Wiesen und an Waldrändern zu finden ist, beruhigende und schlafanstoßende Wirkungen zugeschrieben. Katzen scheint es nicht zu entspannen; sie reagieren ganz im Gegenteil wie ein Junkie auf der Suche nach dem nächsten Schuss, wenn sie Baldrian riechen. Metaanalysen ergaben, dass die meisten vorliegenden Untersuchungen unzureichend sind, um eine Effektivität belegen zu können. Die meisten qualitativ besseren Studien fanden keinen Unterschied zu Placebos.

Kapitel 29

GANZ NORMAL VERRÜCKT

Eine der Lieblingsfragen von Journalisten, die mir in Interviews gestellt werden, ist: «Psychiatrische Erkrankungen haben doch stark zugenommen, oder?» Gott sei Dank, so kann ich dann sagen, gibt es aufgrund von wissenschaftlichen Untersuchungen keinen Hinweis darauf, dass irgendeine seelische Krankheit in den letzten Jahren oder Jahrzehnten häufiger geworden ist. Die Suizide sanken in den letzten fünfundzwanzig Jahren sogar um die Hälfte. Das Einzige, was stark zugenommen hat, ist die Beschäftigung der Medien mit psychischen Erkrankungen. Jetzt bekommen sie die Aufmerksamkeit, die sie schon immer verdient hätten. Das ist auch gut so, denn erst wenn man Depressionen, Schizophrenien und Borderline-Störungen als zum menschlichen Leben dazugehörig ansieht wie Gürtelrosen, Leistenbrüche oder Hausstauballergien, werden psychisch kranke Menschen ihre Würde zurückerlangen und die Anerkennung und Zuwendung erhalten, die sie brauchen. Wir sind gegenüber den seelisch Kranken toleranter geworden, aber noch nicht tolerant genug. Ohne das Verrückte gäbe es das Normale nicht.

Psychiatrie heißt nicht nur Leid. Es gibt so viele Dinge, die psychisch Kranke besser können als Gesunde. Schizophrene erschaffen die phantasievollsten Kunstwerke, Depressive sind die nachdenklichsten Philosophen, Suchtkranke schreiben die ergreifendsten Bücher, und Menschen mit Borderline-Störungen lassen die emotionalste Musik entstehen. Maniker weisen uns darauf hin, dass seelische Gesundheit eine Illusion ist, die noch nicht einmal erstrebenswert ist. Angstpatienten führen uns vor, wie man Furcht in Erfolg umwandeln kann. Sozial ängstliche Menschen demonstrieren uns, wie wir respektvoller miteinander umgehen können.

Und dennoch sollten wir uns nicht mit seelischen Krankheiten abfinden. Wir brauchen sie nicht zur Selbstfindung oder um uns unsere Möglichkeiten und Grenzen aufzuzeigen. Es gibt keine psychische Erkrankung, die nicht durch eine geeignete Behandlung gebessert werden kann. Wenn alle zur Verfügung stehenden Methoden ausgenutzt werden, sind psychiatrische Therapien genauso gut wirksam wie andere Maßnahmen in der Medizin. Wegen der oft geringschätzigen Meinungen, die viele Menschen über seelisch Kranke, aber auch über die Zunft der Psychiater und Psychologen haben, bleiben jedoch leider viele Betroffene unbehandelt.

Die Zukunft wird uns zahlreiche neue Therapieformen bringen, sodass die Lebensqualität psychisch kranker Menschen noch deutlich gebessert werden kann.

ANHANG

Anhang 1

WEGE DURCH DEN PSYCHO-DSCHUNGEL

Psychologe, Psychotherapeut, Psychiater – ist das alles dasselbe? Die meisten Menschen können nicht, ohne zu zögern, die Unterschiede zwischen den Psycho-Berufen erklären. Hier ein kleiner Reiseführer durch den Psycho-Dschungel:

Wer kann mir helfen?	
Berufsbezeichnung	**Aufgaben**
Haus- oder Facharzt (zum Beispiel Internisten, Neurologen u. a.)	Jeder Arzt kann die Behandlung einer seelischen Erkrankung wie zum Beispiel einer Depression mit Medikamenten vornehmen. Wenn ein Arzt die Zusatzbezeichnung «Psychotherapie» hat, kann er auch eine Psychotherapie durchführen.
Psychiater (Facharzt für Psychiatrie und Psychotherapie)	Ein Psychiater ist ein Facharzt, der auf die Behandlung seelischer Erkrankungen spezialisiert ist. Er kann Medikamente verordnen, Psychotherapien und bestimmte Spezialuntersuchungen durchführen und Gutachten über Psychotherapien ausstellen.
Facharzt für Psychosomatische Medizin und Psychotherapie	Dieser Facharzt ist speziell auf die Behandlung psychosomatischer Erkrankungen spezialisiert. Er kann Medikamente verordnen sowie Psychotherapien und bestimmte Spezialuntersuchungen durchführen und Gutachten über Psychotherapien ausstellen.

Facharzt für Kinder- und Jugendpsychiatrie und -psychotherapie	Dieser Facharzt ist speziell auf die Behandlung seelischer Erkrankungen bei Kindern und Jugendlichen spezialisiert. Er kann Medikamente verordnen, Psychotherapien und bestimmte Spezialuntersuchungen durchführen und Gutachten über Psychotherapien ausstellen.
Diplompsychologe	Ein Psychologe mit der Bezeichnung «Psychologischer Psychotherapeut» kann Psychotherapien durchführen. Er verordnet keine Medikamente.

Anhang 2
PSYCHOTHERAPEUTISCHE METHODEN UND ENTSPANNUNGSVERFAHREN

Es wird viel darüber gestritten, welche Therapierichtung die beste ist. Die gute Nachricht ist: Fast jede von einem professionellen Psychotherapeuten durchgeführte Behandlung wird eine deutliche Wirkung zeigen. Das Sich-aufgehoben-Fühlen und die Hoffnung auf Besserung machen bereits den größten Anteil am Erfolg eines therapeutischen Gesprächs aus. Alle Psychotherapien haben etwas gemeinsam: Es findet ein intensives Gespräch zwischen dem Arzt oder Psychologen und dem Patienten statt. Aufmerksames Zuhören, einfühlendes Verstehen, emotionale Wärme, innere Anteilnahme und Wertschätzung sind unverzichtbare Elemente der Beziehung zwischen Therapeuten und Patienten. Jemand, der in seelischen Nöten ist, braucht Vertrauen und Hoffnung auf Besserung. Forscher, die die Wirkungen von Psychotherapien untersuchen, stellen immer wieder fest, dass die sogenannten unspezifischen Effekte einer Psychotherapie fast den größten Beitrag zum Erfolg liefern. Daher ist der Streit über die richtige Therapierichtung oftmals müßig. Auch der weiße Kittel, der graue Bart, der Doktortitel oder das eingerahmte Diplom an der Zimmerwand sind Aspekte, die zu einem positiven Ergebnis beitragen. Das ist keine Magie oder Hexerei. Die Hoffnung auf Linderung der Krankheit, die durch einen verständnisvollen Therapeuten ausgelöst wird, basiert wahrscheinlich darauf, dass eine Endorphinausschüttung in unserem Körper stattfindet. Diese natürlichen Stoffe fördern auf chemische Weise unser Wohlbefinden.

Wenn Sie in diesem Buch lesen, dass in manchen Studien der Nutzen einer Psychotherapie nicht über den einer Standardtherapie oder eines psychologischen Placebos hinausgeht, heißt das nicht, dass diese Behandlung unwirksam ist! Jedes therapeutische Gespräch hilft – die Frage ist manchmal nur, wie spezifisch dieser Effekt ist und ob man es nicht noch besser machen kann. Auch reden wir hier von statistischen Wahrscheinlichkeiten. Selbst wenn eine Untersuchung ergeben hat, dass durch eine bestimmte Therapie im Durchschnitt keine besseren Erfolge erzielt wurden als durch Gespräche mit Nichtprofessionellen (also Freunden, Angehörigen etc.), bedeutet das keineswegs, dass der Einzelne nicht davon profitieren kann. Im Zweifelsfall sollte man es auf einen Versuch ankommen lassen. Dennoch wollen Psychiater und Psychologen ihren Job perfekt machen. Und dazu gehört, dass sie eben versuchen, Effekte zu erzielen, die über die unspezifischen hinausgehen. Erfreulicherweise gibt es genügend Psychotherapiestudien, die solche zusätzlichen Wirkungen zeigen.

Es ist nicht nur das wichtig, was in der wöchentlichen Therapiesitzung passiert. Therapie ist immer Hilfe zur Selbsthilfe. Was wir in ihr lernen, kann uns ein Leben lang dabei unterstützen, unsere Probleme selbst zu meistern.

Obwohl Psychotherapien zu den wichtigsten Leistungen gehören, werden sie leider in unserem Gesundheitssystem schlechter honoriert als eine Strähnchenbehandlung beim Friseur.

Verhaltenstherapie

Jens K. zittert, als er vor der Aufzugstür steht. «Sie wissen, dass ich seit achtzehn Jahren nicht mehr Fahrstuhl gefahren bin?», sagt er zu seiner Psychotherapeutin. «Sie werden es überstehen», erwidert die Psychologin mit einem ermutigenden Lächeln, drängt Jens K. sanft in die Kabine, drückt auf den Knopf für Erdgeschoss und verlässt den Aufzug. Sie selbst hechtet drei Stockwerke tiefer durch das Treppenhaus, um ihren Klienten dort in Empfang zu nehmen. «Wie war's?», fragt sie ihn, als er etwas bleich aus dem Fahrstuhl kommt. «Am Anfang dachte ich, ich schaffe es nicht, aber es war gar nicht so schwierig», sagt der erleichterte Jens K.

Ein wichtiger Part der Therapie besteht darin, dass bestimmte Verhaltensweisen wie zum Beispiel die Vermeidungstechniken bei Phobien durch praktische Übungen abgebaut werden. Eine Verhaltenstherapie besteht aber nicht nur aus Mutproben. Ein weiterer wichtiger Teil zeichnet sich dadurch aus, bestimmte Sichtweisen zu korrigieren. Die Lerntheorie geht etwa davon aus, dass emotionale Störungen weniger durch Ereignisse oder Lebensumstände an sich ausgelöst werden als durch deren negative Interpretation. Irrationale Überzeugungen spielen danach eine wichtige Rolle in der Entstehung krankhafter Symptome. So kann sich eine soziale Phobie ausbilden, wenn jemand die Tendenz hat, sich selbst stets überkritisch zu sehen, und vermutet, von den meisten anderen Menschen ablehnend beurteilt zu werden. Wegen seiner Unsicherheit zeigt er sich seinen Mitmenschen gegenüber nicht offen und gesellig, wirkt deswegen selbstbezogen, desinteressiert oder gar überheblich und erhöht so die Chance, tatsächlich negative Erfahrungen in sozialen Situationen zu machen.

In der Gründerzeit der Verhaltenstheorie ging man davon aus, dass jede Handlungsweise der Menschen erlernt ist. Heute weiß man, dass bestimmte Ängste – beispielsweise Furcht vor Tieren – angeboren sind und nicht erst durch Lernerfahrungen erworben werden müssen. Auch spezielle Persönlichkeitseigenschaften wie etwa soziale Ängstlichkeit entstehen nicht allein durch Lebenserfahrungen. Die moderne Verhaltenstherapie akzeptiert, dass psychische Erkrankungen durch Erbfaktoren mitbestimmt werden, und integriert außerdem neue Erkenntnisse aus der Neurobiologie. Die Tatsache, dass eine Erkrankung genetisch bedingt ist, schließt ja nicht aus, dass sie mit einer Verhaltenstherapie behandelt werden kann. Denn auch die angeborene Angst vor steilen, glitschigen Abhängen kann man sich erfolgreich in einem Skikurs abtrainieren.

Die Verhaltenstherapie bedient sich verschiedener Techniken. Eine der wichtigsten ist die Konfrontationstherapie, die auch Flooding (Überflutung) genannt wird. So müssen Menschen mit einer Hundephobie mit Schäferhunden spazieren gehen, Patienten mit einer Agoraphobie sich in überfüllte Busse quetschen und Zwangskranke, die übertriebene Angst vor Streptokokken oder Aidsviren haben, in einem öffentlichen Gebäude Türklinken anfassen. Man kann solche Situationen auch virtuell üben, indem man sich die gefürchtete Situation im Kopf vorstellt (zum Beispiel bei Angstsituationen, die für eine direkte Konfrontation nicht in Frage kommen). Allerdings wirken echte Übungen besser als die Playback-Version. In der Technik der Systematischen Desensibilisierung wird man schrittweise an den phobischen Reiz herangeführt. Bei einer Hundephobie wird man also zunächst mit kleinen Schoßhündchen, danach mit immer größeren Hunden bis hin zum Bernhardiner konfrontiert. Diese Technik wird heute kaum noch praktiziert, da sich die Überflutungstechnik als wirksamer gezeigt hatte.

Manchmal geht es nicht um das Erlernen bestimmter Fähigkeiten, sondern darum, dass ein Patient spezielle krankhafte Handlungen unterlassen soll: Will man ein Symptom unterdrücken, zum Beispiel übermäßiges Händewaschen bei einem Zwangskranken, so kann der Patient aktiv an diesem Verhalten gehindert werden. Dies nennt man «Reaktionsverhinderung». Für gelungene Übungen oder adäquates Verhalten bekommen die Patienten eine Belohnung. Man könnte krankhafte Handlungen auch mit Bestrafungen abtrainieren, aber generell wirkt Belohnung besser als Sanktionen.

Mit der Technik der Stimuluskontrolle versucht man, die verführerische Wirkung bestimmter Reize einzuschränken: Allein der Anblick einer Zigarettenschachtel kann zu der Erwartung eines belohnenden Ereignisses führen, nämlich der Nikotinzufuhr. Daher sollten bei der Raucherentwöhnung die Glimmstängel nie im Blickfeld liegen. Bei einem Kind mit Lernproblemen dürfen auf dem Schreibtisch nur schulrelevante Dinge liegen, und die Playstation sollte zeitweise vom Vater einkassiert werden, um Ablenkung von vornherein zu vermeiden.

Aber neben diesen praktischen Übungen wird in der Verhaltenstherapie auch viel geredet. Der Therapeut spürt sogenannte automatische Gedanken beim Patienten auf. Automatische Gedanken sind der Ausdruck einer übertriebenen Selbstkritik (wie «Ich bin der geborene Versager») oder einer zu pessimistischen Einschätzung der persönlichen Lebenssituation («Wenn ich diesen Job nicht kriege, wird mein Leben unglücklich verlaufen»), die sich bei Menschen mit Ängsten oder Depressionen festgesetzt haben und die sie immer wieder daran hindern, sich zu entfalten. Ein Einserkandidat hat zum Beispiel extreme Prüfungsangst, weil er den automatischen Gedanken hat, durch die nächste Prüfung zu fallen. In der Therapie wird der Realitätsbezug wiederhergestellt, indem auf seine früheren guten Zeugnisse verwiesen wird.

Durch kontrollierte Studien konnte die Wirksamkeit der Verhaltenstherapie unter anderem bei folgenden Störungen gezeigt werden: Depressionen, Angststörungen, Zwangsstörungen, posttraumatischen Belastungsstörungen, somatoformen Störungen, Essstörungen, Borderline-Persönlichkeitsstörungen, Spielsucht und Schlaflosigkeit. Bei manisch-depressiven Erkrankungen und Schizophrenien wird sie zur Unterstützung der medikamentösen Rückfallverhinderung angewendet.

In der Regel wird die Verhaltenstherapie einmal pro Woche über eine Stunde durchgeführt. Bei Konfrontationsübungen kann eine Sitzung drei Stunden oder länger dauern. Im Genehmigungsverfahren werden von den Krankenversicherungen zunächst fünfundzwanzig Stunden zugebilligt; es kann aber eine Verlängerung beantragt werden. Viele Patienten sind bis zu einem Jahr und länger in Behandlung.

Psychoanalytische (psychodynamische) Therapie

Bei der Entstehung psychischer Probleme geht die Psychoanalyse davon aus, dass sich im Unbewussten, also in abgeschotteten Teilen des Gehirns, die dem bewussten Denken nicht zugänglich sind, schädliches Gedankengut in Form von «Konflikten» abgespeichert hat. Heute würde man von «bösartiger Software» sprechen, denn wie ein trojanischer Virus kann ein solcher Konflikt heimlich die Macht über das Gehirn übernehmen, ohne dass der Gehirn-Benutzer zunächst etwas davon merkt.

Nach Sigmund Freud wird das Verhalten des Menschen durch drei Instanzen kontrolliert: das Es, das Über-Ich und das Ich. Auch Platon nahm übrigens schon eine ähnliche Einteilung vor, und zwar in die Triebseele (*epithymetikon*), die Affektseele (*thymoeides*) und die Vernunftseele (*logistikon*). Zwischen den Freud'schen Instanzen können nun, folgt man der Psychoanalyse, Konflikte entstehen. Dieser Widerstreit findet im Unbewussten statt, was wiederum heißt, dass der Betroffene den eigentlichen Streit nicht wahrnimmt, sondern nur die daraus entstehenden Symptome. Das «Es» entspricht dem triebhaften Anteil des Gehirns, dient der Befriedigung des Sexual- und des Hungertriebs und fordert sofortige Bedürfnisbefriedigung (Lustprinzip). Auch aggressive Anteile werden durch das Es gesteuert. Diese Instanz ist durch Umweltfaktoren wenig zu beeinflussen. Dem gegenüber steht das «Über-Ich», das Gesetze und Regeln des menschlichen Zusammenlebens, Wertvorstellungen und Ideale verinnerlicht hat, die durch die Erziehung der Eltern, Lehrer oder durch kulturelle Normen vermittelt werden. Das Über-Ich stellt also eine Art «schlechtes Gewissen» dar. Das «Ich» muss nun zwischen Es und Über-Ich vermitteln, es muss dafür sorgen, dass die Befriedigung der Triebe in sozial verträglicher Weise vonstattengeht. Es erfolgt dabei eine Anpassung an die Realität (Realitätsprinzip). So träumt zum Beispiel das Es eines jungen Mädchens von wildem Sex mit seinem Freund. Das Über-Ich will dies verhindern und verweist darauf, dass es unmoralisch sei, vor der Ehe Sex zu haben, wie es die Großmutter und der Pfarrer auch schon vermittelt haben. Bei dem Versuch, den Geschlechtsverkehr auszuüben, leidet das Mädchen unter starker Angst. Es kommt zum Vaginismus, das heißt, dass sich die Scheidenmuskulatur so verkrampft, dass das Glied des Jungen nicht eindringen kann. Der Versuch des Ichs, zwischen den Konfliktparteien zu vermitteln, ist zuungunsten des Es ausgegangen.

Ein weiteres Beispiel ist der Ödipuskonflikt. Mit diesem der griechischen Sage entlehnten Modell wird die unbewusste Konkurrenz eines Jungen mit seinem Vater um die Gunst der Mutter beschrieben (Ödipus tötete aus Unwissenheit seinen Vater und bekam seine Mutter zur Frau). Ein vierjähriger Sohn hat nach der analytischen Theorie unbewusste sexuelle Phantasien in Hinblick auf seine Mutter. Das führt zu der bizarren Vorstellung, deswegen vom Vater durch Kastration bestraft zu werden und ihn aus diesem Grund töten zu müssen. In der Folge sieht der Sohn, der früher immer gern mit seinem Vater gespielt hatte, plötzlich in ihm einen Rivalen bei der Gunst um die Mutter und meidet ihn ängstlich.

Die im Verborgenen schlummernden Konflikte erzeugen eine deutliche Spannung. Um diese zu reduzieren, bedient sich das Unbewusste nach der psychoanalytischen Theorie verschiedener Abwehrmechanismen. Abwehr hat den Zweck, die wilden, ungezähmten Begierden des Es zurückzuweisen. Dieser Prozess findet nicht nur bei psychischen Erkrankungen, sondern auch bei gesunden Personen statt. Gelingt die Abwehr nicht, kommt es zur Ausbildung von krankhaften Symptomen. Vordergründig vermindert das krankhafte Verhalten den Stress, der durch den Konflikt entsteht. Dies ist aber nur eine Scheinlösung. Ein Zwangskranker entlastet sich zwar von seinen unbewussten Gedanken, die bei ihm ein Angst- und Ekelgefühl hervorrufen, indem er sich eine Stunde lang die Hände wäscht – erleidet aber dadurch eine starke Einschränkung seiner Lebensqualität.

Es gibt verschiedenste Abwehrmechanismen: Unter «Projektion» versteht man in der Psychoanalyse zum Beispiel, dass sich eine Frau, die sich sexuell unbefriedigt fühlt, Erleichterung dadurch verschafft, indem sie einer anderen Person sexuelle Schamlosigkeit vorwirft. Beim Abwehrmechanismus der «projektiven Identifikation» werden eigene Triebwünsche auf eine andere Person übertragen. So will ein verheirateter Mann seinen unbewussten Wunsch, mit der schönen Frau des Nachbarn sexuell zu verkehren, nicht zulassen und unterstellt ihr stattdessen, sie wolle ihn verführen.

Warum kommt es überhaupt zu diesen neurotischen Konflikten? In der psychoanalytischen Theorie werden verschiedene Ursachen der Konfliktbildung angenommen. Danach ist es ausgesprochen wichtig, was in den ersten fünf Lebensjahren passiert. Schwere Kindheitstraumata wie Trennung von den Eltern, körperliche Gewalt oder sexueller Missbrauch machen sich im Erwachsenenalter durch verschiedenste psychische Probleme bemerkbar. Aber auch Fehler in der Erziehung können zu späteren Krankheiten führen. Wenn die lustvolle Erleichterung beim Stuhlgang durch eine überaus strenge Mutter mit Schlägen bestraft wird, da sie auf dem neuen Teppichboden stattgefunden hat, entwickelt der Sohn in späteren Jahren über den Abwehrmechanismus «Wendung ins Gegenteil» einen Putzzwang – so die verschlungene psychodynamische Interpretation.

Nach wie vor erfreut sich die psychodynamische Therapie großer Beliebtheit, während allerdings wissenschaftlich orientierte Psychiater und Psychologen immer mehr eine kritische Haltung gegenüber dieser Richtung einnehmen. Man kritisiert, dass die Psychoanalyse es unterlassen hat, wissenschaftliche Erkenntnisse aus anderen Forschungsrichtungen in die Theorie einzubauen. Wenn sich zum Beispiel bei den Depressionen ein deutlicher Erbfaktor nachweisen lässt, so sollte dieser Befund in die Theorie integriert, nicht ignoriert werden. Teilweise werden auch, so die Kritik, spekulative Theorien aufgestellt, die mit den derzeit verfügbaren Methoden nicht nur nicht belegt werden können, sondern die sich sogar der Möglichkeit einer Widerlegung entziehen. So erscheinen die ausgefeilten Beschreibungen von Abwehrmechanismen manchmal plausibel oder zumindest interessant, aber man wird sie niemals durch Forschungsergebnisse belegen können. Zudem wird eingewendet, dass in der Psychoanalyse ohne Nachweis entsprechender Zusammenhänge bestimmten alltäglichen Ereignissen oder natürlichen Familienkonstellationen, die in praktisch jeder Familie vorkommen, eine übergroße Bedeutung für die spätere Entstehung psychopathologischer Phänomene beigemessen wird. Einzelkinder, Erstgeborene, Nachkömmlinge und Geschwisterrivalität gibt es in unzähligen Familien, ohne dass das zu Problemen führen muss. Und jedes Kind fühlt sich einerseits von seiner Mutter behütet, aber auch andererseits in der Freiheit eingeschränkt, sodass diese Ambivalenz kaum als eine zentrale Ursache psychischen Leidens angesehen werden kann.

Als eines der wesentlichen Argumente gegen die allgemeine Anerkennung psychoanalytischer Verfahren gilt das weitgehende Fehlen kontrollierter Studien, die die Wirksamkeit belegen. Lange wurde die

Durchführbarkeit solcher Untersuchungen mit der Begründung in Frage gestellt, psychoanalytische Theorien seien zu komplex und die Symptomatik der Patienten zu individuell, als dass die Effektivität der Behandlung nachgewiesen werden könne. Auch sei die Therapiedauer so lang, dass die Durchführung kontrollierter Studien unmöglich sei. In den letzten Jahren wurden allerdings immer wieder solche Untersuchungen verwirklicht – aber diese sind nicht unbedingt geeignet, den schon immer gehegten Verdacht auszuräumen, dass der Erfolg der Therapie nicht über den reinen Effekt eines wohltuenden Gesprächs hinausgeht. Nur für wenige Krankheitsbilder existieren vereinzelte Studien, deren Qualität oft nicht ausreichend ist oder die keinen eindeutigen Gewinn durch die psychodynamische Therapie zeigen. Bei Depressionen und Angststörungen stehen den wenigen positiven Untersuchungen mehrere negative gegenüber. Für posttraumatische Belastungsstörungen konnte nur in einer einzigen Studie ein Wirksamkeitsbeleg erbracht werden. Für die Anorexie gibt es Untersuchungen, die aber keine eindeutigen Verbesserungen zeigen konnten. Die Kokainsucht betreffend, konnte die einzige vorhandene Studie keine spezifische Wirkung der Psychoanalyse zeigen. Für manche Krankheitsbilder, für die eine Wirkung beansprucht wird, fehlen kontrollierte Studien völlig, wie zum Beispiel für die Schizophrenie, die soziale Phobie, die Zwangsstörung, Alkoholabhängigkeit, Bulimie und somatoforme Störungen. Und wenn Therapieerfolge noch nicht einmal für kurze Zeiträume belegt werden können, fällt es schwer zu begründen, warum eine Behandlung viele Jahre dauern muss, während andere, belegte Therapien schon nach zwölf Wochen ein Ergebnis zeigen.

Wenn die Psychoanalyse eines Tages dazu übergehen würde, rigorose Überprüfungen ihres Theoriegebäudes und der Wirksamkeit der Behandlung vorzunehmen, Erkenntnisse aus den modernen Neurowissenschaften zu integrieren, ihre allzu phantasievollen Interpretationen zu entrümpeln und verhaltenstherapeutische Methoden zu integrieren, die sich als erfolgreich erwiesen haben, könnte sie eine Zukunft haben. Allerdings wird dann nicht mehr viel vom ursprünglichen Konzept übrig bleiben. Einige Annahmen der Analyse werden sich als falsch herausstellen, andere werden aber möglicherweise eine Renaissance erfahren. Freud hatte bereits 1920 vorhergesagt, dass der «ganze künstliche Bau von Hypothesen» der Psychoanalyse eines Tages durch physiologische oder chemische Erklärungen umgeblasen wird.[276] So wird das Freud'sche «Es» vielleicht in der Zukunft durch das endogene Opiat- und Belohnungssystem ersetzt werden, das «Über-Ich» durch das Angstnetzwerk mit dem Mandelkern als Zentrum und das «Ich» durch den dorsolateralen präfrontalen Cortex, ein Gebiet im Stirnhirn. Die verschlungenen Pfade der Seele, die uns derzeit oft noch als Mysterium erscheinen, werden eines fernen Tages entschlüsselt werden.

Interpersonelle Therapie (IPT)

Bei der Interpersonellen Therapie handelt es sich um eine von dem amerikanischen Psychiater Gerald Klerman entwickelte Psychotherapieform, die zwar in Deutschland nicht häufig angewendet und von den Krankenkassen nicht erstattet wird, aber im Gegensatz zu manchen anderen Therapierichtungen in kontrollierten Studien getestet wurde. Sie beschäftigt sich mit den aktuellen zwischenmenschlichen Beziehungen – und nicht, wie die Psychoanalyse, mit vergangenen. Sie grenzt sich aber auch von der Verhaltenstherapie ab, weil dort den zwischenmenschlichen Beziehungen nach Ansicht der IPT-Anhänger weniger Bedeutung beigemessen wird. Als eine wesentliche Ursache von psychischen Erkrankungen wird eine gestörte Kommunikation mit der Umwelt angesehen. Das Theoriegebäude der IPT ist allerdings nicht umfassend ausgearbeitet. Die Wirksamkeit wurde nur in einigen wenigen Studien überprüft.

Klientenzentrierte Gesprächstherapie

Diese Methode wurde von dem amerikanischen Psychologen Carl Rogers aus der psychoanalytischen Therapie entwickelt. Der Unterschied zur Analyse besteht auch darin, dass der Therapeut nicht versucht, den Patienten, der hier «Klient» genannt wird, zu dirigieren, sondern ihm hilft, sich selbst zu helfen. Bei dieser Therapierichtung wird sehr viel

Wert darauf gelegt, dass der Therapeut seinem Klienten mit emotionaler Wärme, Empathie, positiver Wertschätzung und Echtheit gegenübertritt. Therapieziel ist eine Umformung der Persönlichkeit, bei der Ideal- und Selbstbild in Übereinstimmung gebracht werden sollen. Die Wirksamkeit ist nur durch wenige, qualitativ nicht ausreichende Studien untermauert. Die Behandlung wird von den Kassen nicht erstattet.

EMDR (Eye Movement Desensitization and Reprocessing Therapy)

Die Haupttechnik dieser Therapie, die ursprünglich für posttraumatische Belastungsstörungen entwickelt wurde, besteht darin, dass der Therapeut zwei Finger vor die Augen des Patienten hält und eine seitliche Bewegung ausführt. Während der Patient den Fingerbewegungen des Therapeuten mit den Augen folgt, konzentriert er sich auf seine traumatischen Erinnerungen. Es kann auch eine «beidseitige Beschallung der Ohren» durch abwechselndes Schnippen der Finger links und rechts durchgeführt werden. Nur wenige Studien, die jedoch methodologisch nicht einwandfrei waren, zeigten eine Wirksamkeit, während andere keinen Effekt fanden.[277] Nur für posttraumatische Belastungsstörungen vermochte man überhaupt eine Wirkung festzustellen, aber nicht für andere Erkrankungen. Es konnte zudem nicht zweifelsfrei belegt werden, dass die Fingerbewegungen Effekte hervorrufen, die über die reine Wirkung des gleichzeitig stattfindenden Gesprächs hinausgehen.

Strukturiert denkenden Menschen ist nicht leicht zu vermitteln, warum das Betrachten der Psychologenfinger etwas im Gehirn verändern soll – denn man schaut ja ständig sich oder anderen auf die Finger, ohne dass das irgendeine Auswirkung auf unser Denken und Fühlen hat. Besucher eines Klavierkonzerts, zumindest die in den ersten Reihen, müssten danach geradezu dramatische Verbesserungen ihres Wohlgefühls verspüren. Deshalb haben die Vertreter der Methode eine pseudowissenschaftliche Theorie zusammengezimmert: «Bei der PTBS ist die Synchronisation der beiden Hirnhälften gestört, die durch eine bilaterale Stimulation kompensiert wird.»[278] Für einen Neurowissenschaftler klingt das so plausibel und fundiert wie die Geschichte vom Nikolaus.

Selbstangewendete Entspannungsverfahren

Entspannungsverfahren können Menschen helfen, die unter Stress leiden. Zunächst werden die Techniken mit einem Therapeuten eingeübt, um dann von den Patienten zu Hause allein angewendet zu werden.

Bei der *Progressiven Muskelentspannung* des amerikanischen Arztes Edmund Jacobson werden Muskeln kontrolliert angespannt und wieder entlastet. In zahlreichen kontrollierten Studien bei Angststörungen war die Entspannungsmethode wirksam. Bei manchen Erkrankungen ist sie als alleinige Methode allerdings weniger erfolgreich als eine Verhaltenstherapie. Die Technik wird aber meist in eine umfassende Verhaltenstherapie als Baustein integriert.

Beim *Autogenen Training*, das in den zwanziger Jahren von dem wegen der Unterstützung der Euthanasie in der Nazizeit umstrittenen Göttinger Psychiater Johannes Heinrich Schultz entwickelt wurde, soll sich der Anwender entspannen, indem er sich durch Wiederholung bestimmter Übungsformeln («Mein Arm wird ganz schwer, mein Herz wird ganz leicht») selbst in einen hypnoseähnlichen Trancezustand versetzt. Dadurch sollen verschiedenste psychische Störungen, zum Beispiel Angststörungen, nachhaltig beeinflusst werden. Die Wirksamkeit konnte bisher in kontrollierten Studien nicht zweifelsfrei nachgewiesen werden.

Beim *Biofeedback* soll der Anwender mit Hilfe eines Gerätes lernen, übererregte Körperfunktionen, die normalerweise automatisch gesteuert werden – ein zu schneller Herzschlag oder ein zu hoher Blutdruck –, herunterzuregeln. Bei Angsterkrankungen und anderen Störungen sind diese Körperfunktionen als Anzeichen der Anspannung aus dem Lot geraten. Man kann sie durch den eigenen Willen nur indirekt beeinflussen, indem man versucht, sich zu beruhigen – und das ist es gerade, was Menschen, die unter Stress oder Angst leiden, nicht leichtfällt. Körperfunktionen wie Atem- und Pulsfrequenz, Blutdruck, elektrischer Hautwiderstand, Muskelanspannung oder Sauerstoffgehalt des Blutes werden bei dem Biofeedback-Verfahren mit Hilfe von Messinstrumenten registriert, die am Körper angebracht werden, ohne die Bequemlichkeit zu beeinträchtigen. Die gemessenen Werte werden optisch und akustisch durch Veränderungen der Tonfarbe oder durch Balkengraphiken auf einem Computer wiedergegeben. Wenn es dem Anwender gelingt, durch bewusstes Entspannen beispielsweise seinen Herzschlag zu reduzieren, erhält er auf dem Bildschirm eine direkte Rückmeldung (Feedback). So soll der Patient lernen, diese Funktionen zu beeinflussen.

Es gibt allerdings praktisch keine Studien, die eine Wirkung des Biofeedbacks bei psychischen Erkrankungen nachweisen können.

Hypnose

Die medizinische Hypnose hat nichts mit der Hypnose zu tun, die auf Jahrmärkten vorgeführt wird, bei der teilnehmende Zuschauer wie ein Schwein grunzen oder steif wie ein Brett auf zwei Stühlen liegen. Mit Hilfe der medizinischen Version versucht man, Krankheitssymptome zum Verschwinden zu bringen, indem man die Patienten in einen Trancezustand versetzt. Durch Suggestionsformeln wie «Sie werden nie wieder Lust auf eine Zigarette verspüren» oder «Ihre Ängstlichkeit wird völlig verschwinden» sollen die Probleme nachhaltig beseitigt werden.

Sigmund Freud hatte ursprünglich als Hypnotiseur begonnen. Er war Ende des 19. Jahrhunderts eigens nach Paris gereist, um bei dem berühmten Psychiater Jean-Martin Charcot die Hypnose zu erlernen. Wie bekannt ist, gab er jedoch später diese Methode wegen nicht ausreichender Wirksamkeit auf und erfand die Psychoanalyse.

Es existieren zahlreiche Studien zur Wirksamkeit bei verschiedenen Krankheitsbildern, die methodologisch jedoch nicht schlüssig sind. Etwa zehn Prozent der Bevölkerung gelten als nicht hypnotisierbar.

Anhang 3
BEURTEILUNG DER WIRKSAMKEIT VON THERAPIEN

In diesem Kapitel können Sie nachlesen, nach welchem System Wissenschaftler den Nutzen von Behandlungen in der Psychiatrie beurteilen. Wenn eine psychische Erkrankung durch ein Placebo gebessert wird, liegt dies nicht nur an dem Glauben des Patienten, eine wirksame Therapie zu erhalten – dem eigentlichen Placeboeffekt. Auch bessern sich viele Symptome allein durch das Verstreichen der Zeit – das wird als Spontanheilung bezeichnet. Da aber ärztliches Handeln den Anspruch hat, besser zu wirken als eine Scheinmedikation oder andere unspezifische Maßnahmen, müssen alle psychiatrischen Therapien – medikamentöse und psychotherapeutische – im Vergleich mit einer Kontrollgruppe überprüft werden.

Für jede Behandlungsweise findet sich jemand, der sagt: «Ich mache das seit Jahren mit meinen Patienten, deswegen bin ich mir ganz sicher, dass es hilft» – und somit die Kraft des Placebos verkennt und/oder seine eigene Urteilskraft überschätzt. Gern bringt man auch das Argument «Diese Methode wird doch von so vielen Therapeuten angewendet» vor. Eine solche Aussage ist aber keine Garantie dafür, dass eine Therapieform überprüft wurde und besser wirkt als ein Placebo. In der Geschichte der Medizin existierten unzählige Methoden, die weite Verbreitung fanden und sich hinterher als unwirksam herausstellten.

Es gibt immer wieder Leute, die über den Sinn von kontrollierten Studien diskutieren wollen. Ein derartiges Unterfangen könnte man damit vergleichen, dass man an einem Fußballspiel teilnehmen will und dann versucht, mitten im Spiel mit dem Schiedsrichter eine Grundsatzdebatte über den Sinn der Abseits-Regel anzufangen. Oft wird angeführt, dass auch kontrollierte Untersuchungen nicht immer die Wirklichkeit abbilden und dass die Schilderung der eigenen persönlichen Erfahrung ausreichend wäre, um die Wirksamkeit einer Therapie zu begründen. Das sind oft Schutzbehauptungen, die dazu dienen sollen, die Überprüfung einer Therapie zu verhindern. Selbstverständlich liefern kontrollierte Studien oft nur ein unexaktes Abbild der Realität, aber der Verzicht auf solche Untersuchungen würde den Ungenauigkeitsfaktor vervielfachen und Quacksalbern Tür und Tor öffnen. In der wissenschaftlichen Welt wird es heute nicht mehr als ausreichend angesehen, wenn ein «anerkannter Experte» behauptet, dass eine bestimmte Therapie hilft, ohne dass jemals eine Studie dazu veröffentlicht wurde. Der Trend geht zur evidenzbasierten und weg von der «eminenzbasierten» Medizin.

Für die in diesem Buch genannten Empfehlungen wurden nur solche Studien berücksichtigt, die bestimmte Qualitätsmerkmale erfüllen mussten, die im Folgenden dargelegt werden.

Verwendung einer Kontrollgruppe

Medikamente müssen gegen ein Placebo geprüft werden. Während der Studie wissen weder die Ärzte noch die Patienten, welcher der Studienteilnehmer das aktive Medikament und welcher das Placebo erhält. Eine solche Doppelblindstudie wird natürlich nur mit freiwilligen Probanden durchgeführt, die vorher unterschreiben, dass sie darüber informiert wurden, möglicherweise Placebotabletten zu erhalten. Nach Beendigung der Studie wird ein Umschlag geöffnet, in dem steht, wer das Scheinmedikament erhielt und wer die echten Tabletten. Nur wenn die Besserung unter dem Medikament statistisch signifikant stärker ausfällt als unter dem Placebo, gilt das Arzneimittel als wirksam. Für Medikamente wird die Zulassung in Europa durch die EMEA (European Medicines Agency) in London geregelt. Ein neues Mittel wird zunächst in mehreren Kurzstudien mit einer Dauer von acht bis zwölf Wochen untersucht. Diese Wirkung gegenüber Placebos muss auch in einer Rückfallverhütungsstudie über sechs bis zwölf Monate nachweisbar sein.

Offene Studien, also solche ohne eine Kontrollgruppe, haben eine sehr geringe Aussagekraft. Natürlich wird kein Medikament zugelassen, für das nur offene Studien vorliegen, genauso wie kein Auto verkauft wird, mit dem keine Crashtests durchgeführt wurden.

Nicht alle veröffentlichten Untersuchungen wurden mit der optimalen Anzahl von Patienten vollendet. Von der Stichprobengröße hängt nämlich ab, ob ein Unterschied statistisch signifikant wird, also bedeutsam ist. Das ist eine Feinheit, die meist nur statistisch gebildeten Menschen klar ist. Die Zahl darf nicht zu klein sein, denn sonst könnte ein tatsächlich vorhandener Unterschied zwischen Behandlungs- und Kontrollgruppe vielleicht nicht entdeckt werden. Bei meinen Recherchen fand ich sehr viele Studien, bei denen das letztere Prinzip nicht beachtet wurde (meist, weil das Geld fehlte, um eine ausreichende Anzahl von Patienten zu behandeln). So wurden in einer Untersuchung Verhaltenstherapie und psychoanalytische Therapie bei Angststörungen verglichen. Die Besserung unter der Verhaltenstherapie war deutlich stärker und dauerhafter. Da aber insgesamt nur siebenundfünfzig Patienten getestet worden waren, wurde der Unterschied nicht signifikant – und die Initiatoren der Studie folgerten, dass die Psychoanalyse ebenso gut sei. Statistisch ausgedrückt: Die «Teststärke» reichte bei dieser Untersuchung nicht aus. Hätte man vorher eine korrekte Fallzahlberechnung vorgenommen, hätte der Computer gesagt, dass mehrere hundert Probanden notwendig seien, um zweifelsfreie Aussagen machen zu können; dann wäre der Vorteil der Verhaltenstherapie wahrscheinlich auch signifikant geworden. Untersuchungen ohne ausreichende Teststärke können sogar unethisch und gefährlich sein. Unethisch, weil unnötigerweise Patienten in einer Studie behandelt werden, bei der von vornherein klar ist, dass das Ergebnis nicht zu verwerten ist. Gefährlich, weil oft am Ende das Resultat: «Die neue Therapie wirkt genauso gut wie die bewährte Methode» veröffentlicht wird, obwohl es nicht bewiesen ist.

Die Anzahl der Versuchspersonen darf aber auch nicht zu groß sein. Würde man Tausende von Probanden in eine placebokontrollierte Studie einschließen, könnte es passieren, dass ein Medikament, das nur minimal besser wirkt als ein Placebo, einen statistisch signifikanten Unterschied zu dem Scheinmedikament zeigt und somit formal besser wirkt – ein Effekt, der durch die riesige Stichprobengröße entsteht. Die Vorzüge gegenüber dem Placebo sind aber so marginal, dass sie von den Patienten kaum bemerkt werden.

Die Besserung durch eine Therapie wird durch wöchentliche Erhebung von Skalen (Fragebogen) überprüft, wie zum Beispiel der Hamilton-Depressions-Skala, oder durch Tests, die die allgemeine Verbesserung der Lebensqualität messen. Diese dienen zum Nachweis, dass die Therapie nicht nur einzelne Symptome, sondern auch die Gesamtbefindlichkeit des Patienten steigert. Bei der Beurteilung der Nützlichkeit von Medikamenten müssen natürlich auch deren Nebenwirkungen und andere Risiken mitberücksichtigt werden. Wenn zwei Medikamentengruppen die gleiche Wirkung haben, so werden in diesem Buch diejenigen empfohlen, die am wenigsten Nebenwirkungen haben.

Für Psychotherapien werden ebenfalls kontrollierte Untersuchungen durchgeführt, es gibt aber hierbei keine staatlichen Zulassungsregulatorien wie bei den Arzneimitteln. Die Frage der geeigneten Kontrollgruppe ist bei Psychotherapiestudien komplexer als bei denen von Medikamenten. Es gibt jedoch verschiedene Kontrolltechniken:

1. Ein neues Psychotherapieverfahren muss nachweisen, dass es besser ist als der Effekt, der durch das bloße Verstreichen der Zeit entsteht. Hierfür wird eine Gruppe von Patienten beispielsweise zwölf Wochen lang mit der neuen Methode behandelt, während die Patienten in der Kontrollgruppe auf eine Warteliste kommen. (Deren Therapie beginnt erst nach dem Ablauf der eigentlichen Studie.) Nach Ablauf der zwölf Wochen hat sich nämlich meistens auch in der Wartelistengruppe die Krankheit gebessert. Zu diesem

Zeitpunkt muss das neue Verfahren statistisch signifikant positiver gewirkt haben als der meist schon beträchtliche Effekt, der allein durch Abwarten entsteht.

2. Eine Psychotherapie muss mit einem sogenannten Aufmerksamkeits-Placebo verglichen werden, das auch «psychologisches Placebo» genannt wird. So kann gezeigt werden, dass die Wirkung über die unspezifischen Effekte hinausgeht, die durch aufmerksames Zuhören und einfühlsame Gespräche mit dem Patienten entstehen und die erfahrungsgemäß nicht unerheblich sind. In dieser Kontrollgruppe führen zum Beispiel Personen ohne jegliche Psychotherapieausbildung mit dem Patienten Gespräche über die seelischen Probleme, ohne spezielle Techniken anzuwenden, die für die zu untersuchende Therapiemethode spezifisch sind – etwa die Konfrontation in der Verhaltenstherapie oder das Deuten in der Psychoanalyse. Denn wenn der Effekt einer Psychotherapie nicht die Wirkung eines guten Gesprächs mit einem sympathischen Mitmenschen übertrifft, würde man sich die Frage stellen, warum ein Therapeut eine jahrelange Ausbildung in dieser Behandlungsform haben muss und zahlreiche Bücher über das hinter der Therapie stehende Theoriegebäude vollgeschrieben wurden.

3. Eine neue Methode muss weiterhin nachweisen, dass sie mindestens ebenso gut wirkt wie eine etablierte. Dies erfordert eine Studie mit sehr vielen Versuchspersonen.

Manchmal wird eine Psychotherapie mit einer «Behandlung wie üblich» verglichen. Diese Art von Vergleich ist schwer zu interpretieren, weil nicht klar ist, was «Behandlung wie üblich» bedeutet – damit könnten knapp zehnminütige Gespräche in monatlichen Abständen oder häufige, intensive und lange Kontakte gemeint sein.

Schließlich sollte gezeigt werden, dass die Wirkung auch nach Absetzen der Therapie eine gewisse Zeit anhält. Dies geschieht durch Follow-up-Studien, bei denen die Therapiegruppe zum Beispiel ein Jahr nach Behandlungsende erneut mit der Kontrollgruppe verglichen wird. Nur wenn die Wirkung nach Ende der Therapiestunden nicht nachlässt, kann man davon sprechen, dass die Behandlung dauerhafte Veränderungen bewirkt hat.

Bei Psychotherapien ist die Verblindung schwerer als bei Doppelblindstudien mit Medikamenten, aber nicht unmöglich: So sollte ein Beurteiler, der nicht darüber informiert wird, in welcher Behandlungsgruppe sich der Proband befindet, die Besserung anhand von Skalen überprüfen. Denn nur so wird gewährleistet, dass die Abschätzung der Effektivität nicht dadurch verzerrt wird, dass die Untersucher so von ihrem eigenen Verfahren begeistert sind, dass sie es übertrieben positiv einschätzen.

Es gibt deutlich weniger Untersuchungen zur Psychotherapie als zu Medikamenten. Das hat einen einfachen Grund: Sie sind sehr teuer, und nur die reichen Pharmakonzerne können es sich leisten, große Studien zu bezahlen. Sie werden auch dazu gezwungen, denn ohne umfangreiche Doppelblindtests wird kein Arzneimittel von den staatlichen Behörden zugelassen. Will jemand dagegen eine Psychotherapieuntersuchung durchführen, ist er vielfach auf staatliche Hilfe angewiesen, und da ist das Budget meist begrenzt. Daher sollte die Psychotherapieforschung noch mehr als bisher durch staatliche Forschungsgelder unterstützt werden.

Werden zwei Therapiemethoden verglichen, so muss die Zuweisung zu den verschiedenen Gruppen, also zum Beispiel zu zwei verschiedenen Psychotherapieverfahren, durch eine Zufallsauswahl erfolgen (Randomisierung). Könnten sich die Patienten aussuchen, an welcher der beiden Therapiegruppen sie teilnehmen wollen, so würden die Ergebnisse verfälscht werden.

Will man die Ergebnisse mehrerer klinischer Studien gegenüberstellen, gibt es oft das Problem, dass nicht die gleichen Skalen verwendet wurden. Dieses Problem kann mit Hilfe einer Metaanalyse gelöst werden. Um Äpfel mit Birnen vergleichen zu können, werden die Skalenwerte in einheitliche Effektstärken umgerechnet. Liegen zu einer Behandlung mehrere widersprüchliche Studien vor, so können deren Ergebnisse mit einer Metaanalyse vereint werden, um ein zusammenfassendes Urteil fällen zu können.

Anhang 4
NEBENWIRKUNGEN DER MEDIKAMENTE

In der nachfolgenden Tabelle werden nur einige häufige oder wichtige Nebenwirkungen angegeben. Wenn Sie Medikamente einnehmen, sollten Sie die Packungsbeilage lesen. Wenn Nebenwirkungen auftreten, fragen Sie Ihren Arzt oder Apotheker um Rat. Die hier aufgeführte Liste kann unvollständig oder nicht auf dem neuesten Stand sein. Manche Symptome treten nur zu Beginn der Behandlung auf und bessern sich im Verlauf. Patienten mit psychischen Erkrankungen zeigen eine Reihe von Symptomen auf – es fällt daher manchmal schwer, zuzuordnen, welche tatsächlich krankheitsbedingt sind und welche durch die Behandlung mit dem Medikament entstehen. Daher können in den Listen Nebenwirkungen erwähnt sein, deren Zusammenhang mit dem Medikament nicht erwiesen ist.

Gruppe	Nebenwirkungen
Antidepressiva	
Selektive Serotonin-Wieder-aufnahmehemmer (SSRI)	Unruhe, Übelkeit, Durchfall, Verstopfung, Magen-Darm-Beschwerden, Kopfschmerzen, verminderter oder gesteigerter Appetit, Gewichtsabnahme, Gewichtszunahme, Schwitzen, Hitzewallungen, trockener Mund, Müdigkeit, Zittern, sexuelle Störungen, Albträume, Manieauslösung, Absetzsymptome und andere Nebenwirkungen
Serotonin-Noradrenalin-Wiederaufnahmehemmer (SNRI)	Unruhe, Schlafstörungen, Übelkeit, Appetitlosigkeit, Magen-Darm-Beschwerden, trockener Mund, Verstopfung, Schwitzen, Kopfschmerzen, Schwindel, Herzrasen, Blutdruckanstieg, Blutdruckabfall, Zittern, Schüttelfrost, sexuelle Störungen, Manieauslösung, Störungen beim Wasserlassen, Gefühlsstörungen, Sehstörungen, Verwirrtheit, Ohrgeräusch und andere Nebenwirkungen
Trizyklische Antidepressiva	Müdigkeit, trockener Mund, niedriger Blutdruck, Schwindel, Zittern, Schwitzen, Appetitsteigerung, Gewichtszunahme, Störungen beim Wasserlassen, Herzrasen, Sehstörungen, Verwirrtheit, Verstopfung, Manieauslösung, Absetzsymptome und andere Nebenwirkungen
Mirtazapin	Schläfrigkeit, Müdigkeit, trockener Mund, verstärkter Appetit, Gewichtszunahme, Schwindel, Antriebsmangel, Zittern, Übelkeit, Durchfall, Erbrechen, Hautausschlag, Gelenkschmerzen, Rückenschmerzen, Blutdruckabfall, Ödeme, Albträume, Verwirrtheit, Angst, Schlaflosigkeit und andere Nebenwirkungen

Noradrenalin-Wiederauf-nahmehemmer Reboxetin	Schlafstörung, Schwindel, schneller Herzschlag, Gefäßerweiterung, Blutdruckabfall, Sehstörungen, trockener Mund, Verstopfung, Appetitmangel, Schwitzen, Harnverhalt, Störungen beim Wasserlassen, Harnwegsinfekt, sexuelle Störungen, Kältegefühl und andere Nebenwirkungen
Noradrenalin-Dopamin-Wiederaufnahmehemmer Bupropion	Trockener Mund, Magen-Darm-Beschwerden, Übelkeit, Erbrechen, Appetitmangel, Geschmacksstörungen, Unruhe, Angst, Kopfschmerzen, Sehstörungen, Zittern, Schwindel, Herzrasen, Überempfindlichkeitsreaktionen und andere Nebenwirkungen
Reversibler Monoaminoxidasehemmer Moclobemid	Unruhe, Schlafstörungen, trockener Mund, Kopfschmerzen, Schwindel, Magen-Darm-Beschwerden, Übelkeit, Manieauslösung und andere Nebenwirkungen
Melatoninagonist und Serotoninantagonist Agomelatin	Kopfschmerzen, Schwindel, Müdigkeit, Schlaflosigkeit, Migräne, Übelkeit, Durchfall, Verstopfung, Oberbauchschmerzen, Schwitzen, Rückenschmerzen und andere Nebenwirkungen
Irreversibler Monoaminoxidasehemmer Tranylcypromin	Schlafstörungen, niedriger oder hoher Blutdruck, Blutdruckkrisen mit Erregung, Angstzustände, Unruhe, Schlafstörungen, Müdigkeit, Schwindel, Mundtrockenheit, Herzklopfen, Gewichtszunahme, Gewichtsabnahme, Schwäche und andere Nebenwirkungen
Johanniskraut	Müdigkeit, Unruhe, Magen-Darm-Beschwerden, Lichtallergie und andere Nebenwirkungen
Antipsychotika	
Antipsychotika	Antipsychotika können – je nach Medikament – ganz unterschiedliche Nebenwirkungen haben. Möglich sind: Bewegungsstörungen, Zittern, niedriger Blutdruck, schneller Puls, Herzrhythmusstörungen,

	Sehstörungen, Erhöhung des Augeninnendrucks, trockener Mund, Speichelfluss, Störungen beim Wasserlassen, Verstopfung, Verwirrtheit, Leberstörungen, Gewichtszunahme, Krampfanfälle, Brustvergrößerung, Störungen der Regelblutung, sexuelle Störungen, Antriebsmangel, Allergie, Linsentrübungen und andere Nebenwirkungen
Mittel zu Rückfallverhinderung bei manisch-depressiver Erkrankung	
Lithium	Zittern, Bewegungsstörungen, häufiges Wasserlassen, Durst, Übelkeit, Erbrechen, Durchfall, verwaschene Sprache, Gewichtszunahme, Nierenstörungen, Schilddrüsenstörungen, Halluzinationen, Müdigkeit, Gedächtnisstörungen, Sehstörungen, Herzrhythmusstörungen, Ödeme, Hauterkrankungen, Muskelschwäche, sexuelle Störungen und andere Nebenwirkungen
Lamotrigin	Müdigkeit, Schlaflosigkeit, Hautausschlag, Schwindel, Kopfschmerzen, Zittern, Gangunsicherheit, Sehstörungen, Unruhe, Reizbarkeit, Übelkeit, Erbrechen, Durchfall, Gelenkschmerzen und andere Nebenwirkungen
Valproinsäure	Blutbildveränderungen, Gewichtszunahme, Schläfrigkeit, Zittern, Durchfall, Speichelfluss, Übelkeit, Oberbauchbeschwerden, Haarausfall und andere Nebenwirkungen
Carbamazepin	Müdigkeit, Schwindel, Gangunsicherheit, allergische Hautreaktionen, Blutbildveränderungen, Mundtrockenheit, Appetitlosigkeit, Übelkeit, Erbrechen, Leberwerterhöhungen und andere Nebenwirkungen
Topiramat	Müdigkeit, Schlaflosigkeit, Schwindel, Kopfschmerzen, Blutbildveränderungen, Gewichtsverlust, Depression, Unruhe, Ängstlichkeit, Apathie, Stimmungsschwan-

	kungen, Verwirrtheit, Gedächtnisstörungen, Zittern, Gangunsicherheit, Sprechstörungen, Sehstörungen, Ohrgeräusch, Appetitlosigkeit, Übelkeit, Durchfall, Verstopfung, Oberbauchschmerz, Mundtrockenheit, Zahnfleischbluten, Hautausschläge, Muskelschmerzen, Nierensteine, sexuelle Störungen und andere Nebenwirkungen
Angstmedikamente	
Antidepressiva	Siehe oben unter «Antidepressiva»
Pregabalin	Benommenheit, Schläfrigkeit, Schlaflosigkeit, Euphorie, Lethargie, Verwirrtheit, Gedächtnisstörungen, Reizbarkeit, sexuelle Störungen, gesteigerter Appetit, Gewichtszunahme, Schwindel, Bewegungsstörungen, Zittern, Gefühlsstörungen, Gleichgewichtsstörung, Sehstörungen, Erbrechen, Mundtrockenheit, Verstopfung, Blähungen, Ödeme und andere Nebenwirkungen
Buspiron	Benommenheit, Übelkeit, Kopfschmerzen, Nervosität, Schwindelgefühl, Erregung, Schwitzen, feuchte Hände und andere Nebenwirkungen
Opipramol	Müdigkeit, Mundtrockenheit, verstopfte Nase, niedriger Blutdruck und andere Nebenwirkungen
Benzodiazepine	Müdigkeit, «Hangover» (eine Art «Kater» am nächsten Tag), Schwindel, Verlängerung der Reaktionszeit, Sehstörungen, unsicherer Gang, verwaschene Sprache, Gedächtnisstörungen, Vergesslichkeit, Verwirrtheit, Hemmung der Atmung, paradoxe Unruhe, Muskelschwäche, Gewichtsänderung, Sturzgefahr bei älteren Patienten und andere Nebenwirkungen. Bei längerem Gebrauch kann eine Abhängigkeit auftreten. Nach

	abruptem Absetzen können Entzugssyndrome auftreten (Unruhe, Schlaflosigkeit, Krankheitsgefühl, Übelkeit, Erbrechen, Herzrasen, Blutdruckabfall, Schwitzen, Zittern, Muskelverspannungen und andere Symptome).
Mittel zur Rückfallverhinderung bei Suchterkrankungen	
Disulfiram	Müdigkeit, Schweregefühl im Kopf, Blutdruckabfall, unangenehmer Körper- oder Mundgeruch, knoblauchähnlicher Geschmack im Mund und andere Nebenwirkungen
Methadon	Herzklopfen, langsamer Herzschlag, Müdigkeit, Schlaflosigkeit, Verwirrtheit, Unruhe, Kopfschmerzen, sexuelle Störungen, Euphorie, Verstimmung, Sehstörungen, verminderte Harnmenge, Hauterscheinungen, Appetitlosigkeit, Schwitzen, Schwäche, Ödeme, Gallenwegskrämpfe und andere Nebenwirkungen
Buprenorphin	Schlaflosigkeit, Angstgefühl, Nervosität, Benommenheit, Schwindel, Kopfschmerzen, Tränenfluss, Herzstörungen, Ohnmacht, Blutdruckabfall, laufende Nase, Verstopfung, Durchfall, Übelkeit, Erbrechen, Schwitzen, Schwäche, Rückenschmerzen, Frösteln und andere Nebenwirkungen
Naltrexon	Schlafstörungen, Angstzustände, Nervosität, Antriebsschwäche, Kopfschmerzen, gesteigerte Energie, Niedergeschlagenheit, Reizbarkeit, Benommenheit, Schüttelfrost, Schwitzen, Tränenfluss, Brustschmerzen, Bauchschmerzen, Erbrechen, Übelkeit, Appetitlosigkeit, Durchfall, Verstopfung, Durstgefühl, Leber- und Gallenerkrankungen, Hautrötung, Gelenk- und Muskelschmerzen, sexuelle Störungen und andere Nebenwirkungen

Demenzmittel	
Cholinesterase-Hemmer	Übelkeit, Erbrechen, Magen-Darm-Beschwerden, Durchfall, Appetitverlust, Gewichtsabnahme, Herzstörungen, Schwäche, Müdigkeit, Schlaflosigkeit, Schwindel, Muskelkrämpfe, Erkältung, Erregung, Hauterscheinungen, Harninkontinenz, Kopfschmerzen, Stürze, Depression und andere Nebenwirkungen
Memantin	Schläfrigkeit, Schwindel, Blutdruckerhöhung, Verstopfung, Kopfschmerzen und andere Nebenwirkungen
Ginkgo biloba	Magen-Darm-Beschwerden, Kopfschmerzen, Schwindel und verschiedene andere Nebenwirkungen
Mittel gegen Essstörungen	
Cyproheptadin	Müdigkeit, Koordinationsstörungen, Unruhe, Reizbarkeit, Sehstörungen, Schwindel, Euphorie, Verwirrtheit, Gangstörungen, Zittern, Schlafstörung, Halluzinationen, Hauterscheinungen, niedriger Blutdruck, Blutbildschäden, Übelkeit, Erbrechen, Durchfall, Verstopfung, Leberstörungen, verstopfte Nase, Appetitzunahme, Gewichtszunahme, Ohrgeräusch, Magen-Darm-Störung, verfrühte Regelblutung, Gesichtsrötung, Harnverhalt, Muskelzuckungen, Herzrhythmusstörungen und andere Nebenwirkungen
Orlistat	Kopfschmerzen, Infektion der Atemwege, Bauchschmerzen, Blähungen, Stuhldrang, fettiger/öliger Stuhl, Durchfall, Zahnbeschwerden, Zahnfleischbeschwerden, Harnwegsinfektion, Unterzuckerung, Grippe, Abgeschlagenheit, Menstruationsbeschwerden, Angstgefühl und andere Nebenwirkungen

Sibutramin	Herzrasen, Blutdruckerhöhung, Verstopfung, Übelkeit, Zunahme von Hämorrhoidalbeschwerden, Mundtrockenheit, Schlaflosigkeit, Benommenheit, Gefühlsstörungen, Kopfschmerzen, Angstgefühl, Schwitzen, Geschmacksstörungen und andere Nebenwirkungen. Das Medikament wird mit schweren Herzstörungen in Verbindung gebracht.
Amfepramon	Herzrasen, Herzklopfen, Bluthochdruck, Brustschmerzen, verlängerte Reaktionszeit, Lungenhochdruck, Gewöhnung und andere Nebenwirkungen
Schlafmittel	
Benzodiazepine	Siehe oben unter «Angstmedikamente»
Benzodiazepin-ähnliche Schlafmittel	Müdigkeit am folgenden Tag, Kopfschmerzen, Schwindel, emotionale Dämpfung, verminderte Aufmerksamkeit, Verwirrtheit, Gedächtnisstörungen, Durchfall, Übelkeit, Erbrechen, Doppeltsehen, Hautreaktionen, trockener Mund, Kopfschmerzen, Schwäche und andere Nebenwirkungen. Bei einer regelmäßigen Einnahme über mehrere Wochen muss beim Absetzen mit Entzugserscheinungen gerechnet werden.
Antihistaminika	Müdigkeit, Schwindel, verlängerte Reaktionszeit, Konzentrationsstörungen, Kopfschmerzen, «paradoxe» Reaktionen wie Unruhe, Erregung, Spannung, Schlaflosigkeit, Albträume, Verwirrtheit, Halluzinationen, Zittern, verstopfte Nase, Verstopfung, Übelkeit, Erbrechen, Durchfall, Appetitverlust, Appetitzunahme, Bauchschmerzen, unregelmäßiger Herzschlag, Leberstörungen und andere Nebenwirkungen
Melatonin	Kopfschmerzen, Rachenentzündung, Rückenschmerzen, Schwäche und andere Nebenwirkungen

WÖRTERBUCH DER SEELE

ACTH → Adrenocorticotropes Hormon

Adrenalin Stresshormon, das in der Nebennierenrinde ausgeschüttet wird.

Adrenocorticotropes Hormon ACTH, auch Corticotropin genannt. Wird in der → Hypophyse ausgeschüttet; führt zur Ausschüttung von → Cortisol aus der Nebennierenrinde.

Agoraphobie Angst in Menschenmengen, öffentlichen Verkehrsmitteln, engen Räumen und anderen Situationen

Akupunktur Chinesische Heilkunst, bei der verschiedenste Leiden durch Einstechen von Nadeln behandelt werden sollen.

Angstnetzwerk (Angstsystem) Geflecht von zusammenarbeitenden Gehirnteilen, die an der Auslösung von Ängsten beteiligt sind. Umfasst den *Thalamus*, die *Amygdala*, den *Hippocampus*, das zentrale Grau, den *Locus coeruleus*, den *Hypothalamus* und andere Hirnstrukturen.

Anorexie → Magersucht

Antidepressiva Medikamente gegen Depressionen; helfen auch bei Angsterkrankungen und anderen psychischen Störungen.

Antihistaminika Beruhigungsmittel; helfen auch bei Allergien.

Antipsychotika Auch Neuroleptika genannt; Medikamente, die bei → Schizophrenie und vielen anderen psychischen Erkrankungen verwendet werden. Symptome wie Verfolgungswahn, Stimmenhören oder Erregtheit können durch diese Medikamente gebessert werden.

Autogenes Training Selbstangewandte Entspannungsmethode, die auf den deutschen Psychiater und Theologen Johannes Heinrich Schultz zurückgeht. Beim autogenen Training versucht man, sich mit Formeln wie «Mein Arm wird ganz schwer» in einen entspannten Zustand zu versetzen.

Belohnungssystem Nervenstrang im Gehirn, der von einem Gebiet namens *Area tegmentalis ventralis* zu dem Kern *Nucleus accumbens* zieht. Bei primären Triebbefriedigungen wie Essen, Trinken oder Sex wird hier → Dopamin ausgeschüttet, was zu einem Wohlgefühl führt. Dieses System hängt eng mit dem → endogenen Opiatsystem (EOS) zusammen.

Benzodiazepine Beruhigungs- und Schlafmittel; werden bei Angsterkrankungen, Schlafstörungen und anderen Erkrankungen verwendet. Sie können abhängig machen.

Biofeedback Entspannungsmethode, bei der versucht wird, mit Hilfe eines an einen Computer angeschlossenen Gerätes übererregte Körperfunktionen (wie einen zu schnellen Herzschlag oder zu hohen Blutdruck) herunterzuregeln, indem man diese Funktionen hörbar und sichtbar macht.

Bipolare Störung → Manisch-depressive Erkrankung

Botenstoff → Neurotransmitter

Burnout-Syndrom Populärer Begriff, der im offiziellen Sprachgebrauch von Psychiatern nicht vorkommt. Damit gemeint ist meist eine Überforderung durch hohe Arbeitsbelastung, manchmal aber auch eine Depression.

Cortisol Hormon, das in der Nebennierenrinde hergestellt wird und zahlreiche Funktionen des Körpers regelt. Unter anderem wird es bei Stressreaktionen ausgeschüttet.

Depression Psychische Erkrankung, die mit niedergeschlagener Stimmung und vielen anderen Symptomen einhergeht.

Dissoziative Störung Erkrankung, bei der der Patient Symptome wie Lähmungen, Blindheit, Taubheit oder Geisteskrankheiten zeigt, ohne dass sich eine medizinische Ursache finden lässt.

Dopamin Botenstoff (Neurotransmitter)

Doppelblindstudie Eine Gruppe von Patienten erhält das zu prüfende Medikament, während eine andere Gruppe → Placebos erhält. Bis zum Ende der Studie wissen weder Arzt noch Patient, wer das richtige Arzneimittel und wer die Scheinpille erhält, um nicht bei der Beurteilung beeinflusst zu werden. Solche Studien werden durchgeführt, um nachzuweisen, dass ein Medikament besser wirkt als nur der Erwartungseffekt.

Einfache Phobie Angst vor einzelnen Objekten oder Situationen, wie vor Hunden, Katzen, Insekten, Spritzen

EKT → Elektrokonvulsionstherapie

Elektrokonvulsionstherapie Anwendung von elektrischem Strom am Gehirn; Methode, die heute nur noch selten bei Depressionen und anderen Erkrankungen angewendet wird.

Endogenes Opiatsystem (EOS) Gehirnsystem, in dem → Endorphine ausgeschüttet werden.

Endorphin Endogenes → Opiat; Botenstoff (Neurotransmitter), der Wohlgefühl und Schmerzfreiheit auslöst.

EOS → Endogenes Opiatsystem

Erlernte Hilflosigkeit Von dem amerikanischen Psychologen Martin Seligman entwickeltes Konzept, nach dem → Depressionen entstehen können, wenn jemand ungenügende Kontrolle über sein Schicksal hat.

Es Begriff aus der Psychoanalyse. Unbewusste Instanz, die die ungesteuerte Befriedigung der Triebe (Hunger, Sex) anstrebt. Gegenspieler des → Über-Ichs.

Familientherapie Eine Form der Psychotherapie, bei der die Familienangehörigen eines Patienten mit in die Behandlung einbezogen werden.

Flooding → Überflutungstherapie

GABA → Gamma-Amino-Buttersäure

Gamma-Amino-Buttersäure (GABA) Botenstoff im Gehirn, der erregte Nervenzellen beruhigt. Schlaf- und Beruhigungsmittel aus der Gruppe der → Benzodiazepine verstärken die Wirkung von GABA.

Generalisierte Angststörung Angststörung, die durch ständige, un-erklärliche Angst gekennzeichnet ist, aber auch durch übertriebene Sorgen.

Glutamat Botenstoff (Neurotransmitter)

Halluzination Sinnestäuschung zum Beispiel in Form von Stimmenhören, Sehen von Fratzen oder Wahrnehmung übler Gerüche

Homöopathie Auf C. F. Samuel Hahnemann zurückgehende Therapierichtung. Sie geht davon aus, dass ein in einer sehr geringen Dosis gegebener Stoff ein Heilmittel gegen ein bestimmtes Leiden sein könnte, wenn er in hoher Dosierung ein ähnliches Leiden hervorruft.

Hyperventilation Bei Panikattacken auftretende zu tiefe Atmung, die durch fälschlicherweise angenommenen Sauerstoffmangel entsteht.

Hypnose In der medizinischen Hypnose wird der Patient in einen Trancezustand gebracht, um bestimmte psychische Symptome zu beeinflussen.

Hypophyse Hirnanhangsdrüse; hier werden zahlreiche hormonelle Funktionen des Körpers reguliert.

Hypothalamus Teil des Gehirns, der das vegetative Nervensystem steuert.

Johanniskrautextrakt Auszug aus dem Johanniskraut, der bei Depressionen helfen soll.

Klientenzentrierte Gesprächspsychotherapie Psychotherapierichtung, die von dem amerikanischen Psychologen Carl Rogers als Alternative zur Psychoanalyse entwickelt wurde. Im Gegensatz zur Analyse, bei der der Therapeut steuernd («direktiv») vorgeht, lernt der Klient hier, wie er sich selbst heilen kann.

Kognitive Verhaltenstherapie Weiterentwicklung der ursprünglichen → Verhaltenstherapie, bei der negative Denkweisen, die bei Depressionen vorliegen können, korrigiert werden.

Konfrontationstherapie Technik in der → Verhaltenstherapie, bei der der Patient sich den angstauslösenden Situationen stellt.

Kontrollierte Studie Studie, bei der eine Gruppe von Patienten eine Behandlung bekommt, während eine Gruppe von Kontrollpersonen mit → Placebos behandelt wird.

Leitlinie Behandlungsrichtlinie, die von anerkannten Experten in einem Fachgebiet erstellt wird, um die besten Therapien für eine bestimmte Erkrankung aufgrund → kontrollierter Studien zu empfehlen.

Lerntheorie Psychologische Theorie, die darauf basiert, dass psychische Störungen durch fehlerhafte Lernprozesse entstehen.

Lichttherapie Patienten mit → Depressionen sitzen mehrere Stunden lang vor einer hellen Lichtquelle. Diese Methode soll vor allem bei jahreszeitlich bedingten Depressionen helfen.

Lithium Lithium ist ein Mineral, das in Form von Lithiumsalzen manchmal in Kombination mit → Antidepressiva bei → Depressionen verwendet wird, außerdem zur Rückfallverhütung bei → manisch-depressiven Erkrankungen.

Locus coeruleus Kern im Gehirn; enthält etwa die Hälfte aller → noradrenergen → Neuronen des Gehirns; ist an der Entstehung von Panikattacken beteiligt.

Magersucht → Anorexie; Erkrankung, bei der die meist weiblichen Patienten zu wenig essen, um Gewicht abzunehmen.

Magnetstimulation Methode zur Behandlung psychischer Erkrankungen durch Erzeugung eines Magnetfelds

Manie Psychische Erkrankung, bei der die Patienten übertrieben gut gelaunt sind, etwa das Gegenteil einer → Depression.

Manisch-depressive Erkrankung → Bipolare Störung; die Patienten leiden unter Phasen von → Depressionen und → Manien.

MAO-Hemmer → Monoaminoxidasehemmer

Melatonin Hormon, das in der Zirbeldrüse im Gehirn gebildet wird und den Schlaf-Wach-Rhythmus regelt; ist als Medikament erhältlich.

Metaanalyse Statistische Methode, bei der die Ergebnisse mehrerer Studien zusammengefasst werden, um die durchschnittliche Wirkstärke zu ermitteln.

Monoaminoxidasehemmer Medikament gegen Angst und Depressionen

Negativsymptome Symptome bei einer → Schizophrenie, bei der sich die Kranken zurückziehen oder unter Antriebsmangel leiden.

Neuron Nervenzelle

Neurose Früherer Begriff, der die Angststörungen und andere seelische Erkrankungen von den → Psychosen (→ Schizophrenie u. a.) abgrenzte. Er steht kurz vor der Abschaffung, weil er impliziert, dass «neurotische» Erkrankungen allein auf seelischen Konflikten und nicht auf organischen Ursachen beruhen.

Neurotransmitter Botenstoff; chemische Substanz, die für die Übertragung einer elektrischen Erregung von einer → Nervenzelle zur anderen sorgt, nachdem sie sich an einen → Rezeptor gebunden hat (zum Beispiel → Serotonin).

Noradrenalin Botenstoff im Gehirn; wichtig im Zusammenhang mit Depressionen und Angsterkrankungen

Omega-3-Fettsäuren Fettsäuren, die lebensnotwendig sind und daher mit der Nahrung aufgenommen werden müssen. Sie kommen vor allem in Seefischen vor. Ihnen wird eine positive Wirkung bei verschiedenen psychischen Erkrankungen zugeschrieben.

Opiate Medikamente oder Drogen, die dem aus dem Schlafmohn gewonnenen Opium ähnlich sind und sich an den Opiatrezeptor im Gehirn binden. Es gibt synthetisch hergestellte Opiate, die als Schmerzmittel verwendet werden. Der Körper bildet seine eigenen Opiate, die → Endorphine.

Panikstörung Angsterkrankung, die mit häufigen Angstattacken einhergeht und vielfach mit einer → Agoraphobie (Angst in engen Räumen, Menschenmengen, öffentlichen Verkehrsmitteln usw.) gepaart ist.

Phobie Krankhafte Furcht vor harmlosen Dingen (wie Spinnen oder Mäusen) oder übersteigerte Furcht vor realen Gefahren

Placebo Scheinmedikament, das keinen Wirkstoff enthält und in kontrollierten Studien (→ Doppelblindstudien) verwendet wird.

POMC → Proopiomelanocortin

Positivsymptome Symptome bei einer → Schizophrenie, wie Halluzinationen, Wahn, Misstrauen o. a.

Proopiomelanocortin POMC; Protein, das in der Hypophyse, im → Hypothalamus und in anderen Gebieten produziert wird. Aus ihm entstehen verschiedene Spaltprodukte wie → ACTH oder → Endorphin.

Progressive Muskelrelaxation Entspannungstechnik, bei der Muskeln abwechselnd angespannt und entspannt werden; sie geht auf den amerikanischen Psychiater Edmund Jacobson zurück.

Psychoanalyse Richtung in der Psychologie, die von Sigmund Freud entwickelt wurde. Nach dieser Theorie entstehen psychische Störungen durch ungelöste, unbewusste Konflikte.

Psychoedukation Patienten werden bei dieser Maßnahme über die Ursachen ihrer Krankheit und die empfohlene Behandlung aufgeklärt (zum Beispiel über regelmäßige Arztbesuche oder die Notwendigkeit, die Medikamente einzunehmen).

Psychose Oberbegriff für Krankheiten, bei denen es zu Symptomen wie Verkennung der Realität, Halluzinationen, Wahn oder Erregung kommt. → Schizophrenie und → Manie werden zu den Psychosen gezählt.

Psychosomatik Von psychosomatischen Erkrankungen spricht man, wenn psychische Erkrankungen sich in somatischen, also körperlichen Symptomen äußern, ohne dass eine medizinische Begründung vorliegt. Zu den psychosomatischen Erkrankungen gehören unter anderem: → somatoforme Störungen, → dissoziative Störungen, sexuelle Störungen sowie psychische Reaktionen auf schwere körperliche Erkrankungen.

Psychotisch Wahnhaft; bezeichnet Symptome wie Verfolgungswahn, die bei → Schizophrenie oder anderen → Psychosen auftreten können.

Rezeptor Stelle an einer → Nervenzelle, an die sich ein → Neurotransmitter bindet, um seine Wirkung auszuüben.

Schizophrenie Erkrankung, bei der die Patienten unter Verfolgungswahn, Stimmenhören und vielen anderen Symptomen leiden.

Selektive Serotonin-Noradrenalin-Wiederaufnahmehemmer (SNRI)
Medikamente aus der Gruppe der → Antidepressiva

Selektive Serotonin-Wiederaufnahmehemmer (SSRI) Medikamente aus der Gruppe der → Antidepressiva

Serotonin → Neurotransmitter, der im Gehirn, aber auch im übrigen Körper vorkommt und eine wichtige Rolle bei den → Depressionen, Angsterkrankungen und anderen Erkrankungen spielt.

SNRI → Selektiver Serotonin-Noradrenalin-Wiederaufnahmehemmer (von engl. *selective serotonin-norepinephrine reuptake inhibitor*)

Somatoforme Störung Erkrankung, bei der der Patient Schmerzen, Gelenkbeschwerden oder andere Symptome hat, ohne dass sich eine medizinische Ursache finden lässt.

Soziale Phobie Angsterkrankung, die durch übergroße Furcht vor Kritik durch andere oder vor Begegnungen mit anderen Menschen gekennzeichnet ist.

Soziotherapie Hilfestellung für psychisch Kranke bei der sozialen Wiedereingliederung

Spezifische Phobie → Einfache Phobie

SSRI → Selektiver Serotonin-Wiederaufnahmehemmer (von engl. *selective serotonin reuptake inhibitor*)

Stresshormone Hormone, die unter Stress oder in Gefahrensituationen ausgeschüttet werden (→ Cortisol, → Adrenalin, → Noradrenalin).

Suizid Selbsttötung

Sympathisches Nervensystem Teil des vegetativen Nervensystems; wird bei Angst aktiviert.

Synapse Kontaktstelle zweier Nervenzellen, in deren Spalt die Nervenübertragung durch → Neurotransmitter stattfindet.

Tiefenhirnstimulation Methode zur Behandlung neurologischer und psychischer Erkrankungen, bei der über in das Gehirn implantierte Elektroden bestimmte Gebiete elektrisch gereizt werden.

Trauma Schädigung; im psychologischen Zusammenhang werden damit belastende Lebensereignisse bezeichnet.

Trizyklische Antidepressiva (TZA) Medikamente aus der Gruppe der → Antidepressiva, die bei Depressionen, aber auch bei Angststörungen helfen.

Überflutungstherapie Technik der Verhaltenstherapie, bei der sich der Patient massiv und lange mit angstauslösenden Situationen auseinandersetzen muss (auch → Flooding genannt).

Über-Ich Begriff aus der Psychoanalyse; unbewusste Instanz, die Normen und Werte vertritt. Gegenspieler des → Es.

Vagusnervstimulation Methode zur Behandlung neurologischer und psychischer Erkrankungen, bei der der Vagusnerv am Hals freigelegt, von einem Kabel umschlungen und über eine Batterie unter der Haut elektrisch gereizt wird.

Verhaltenstherapie Psychotherapie, in der versucht wird, das Verhalten bei psychischen Erkrankungen zu verändern. Sie basiert auf der → Lerntheorie.

Wachtherapie Schlafentzugstherapie; → Depressionen können in manchen Fällen gebessert werden, wenn die Patienten eine Nacht lang auf ihren Schlaf verzichten.

Zwillingsstudie Methode zur Feststellung der Erblichkeit einer Erkrankung. Wenn Zwillinge die gleiche Erkrankung haben, nennt man das Konkordanz. Wenn die Konkordanzrate zum Beispiel bei eineiigen Zwillingen 70 Prozent beträgt und bei zweieiigen nur 20 Prozent, lässt dies auf einen hohen Erbfaktor schließen, da eineiige Zwillinge 100 Prozent der Gene gemeinsam haben, zweieiige nur 50 Prozent.

LITERATUR

1 Statistisches Bundesamt, www.destatis.de

2 NICE: National Institute for Health and Clinical Excellence (NICE). Depression: Management of Depression in Primary and Secondary Care. 2007; www.nice.org.uk

3 Bauer, M., et al.: World Federation of Societies of Biological Psychiatry (WFSBP) Guidelines for Biological Treatment of Unipolar Depressive Disorders, Part 1: Acute and continuation treatment of major depressive disorder. World Journal of Biological Psychiatry 3, S. 5–43, 2002

4 Shapiro, D. A., et al.: Effects of treatment duration and severity of depression on the effectiveness of cognitive-behavioral and psychodynamic-interpersonal psychotherapy. Journal of Consulting and Clinical Psychology 62, S. 522–534, 1994

5 Shapiro, D. A., et al.: Effects of treatment duration and severity of depression on the maintenance of gains after cognitive-behavioral and psychodynamic-interpersonal psychotherapy. Journal of Consulting and Clinical Psychology 63, S. 378–387, 1995

6 Burnand, Y., et al.: Psychodynamic psychotherapy and clomipramine in the treatment of major depression. Psychiatric Services 53, S. 585–590, 2002

7 De Jonghe, F., et al.: Combining psychotherapy and antidepressants in the treatment of depression. Journal of Affective Disorders 64, S. 217–229, 2001

8 De Jonghe, F., et al.: Psychotherapy alone and combined with pharmacotherapy in the treatment of depression. British Journal of Psychiatry 185, S. 37–45, 2004

9 Horn, H., et al.: Zur Wirksamkeit psychodynamischer Kurzzeitpsychotherapie bei Kindern und Jugendlichen mit Depressionen. Praxis der Kinderpsychologie und Kinderpsychiatrie 54, S. 578–597, 2005

10 Trowell, J., et al.: Childhood depression: a place for psychotherapy. An outcome study comparing individual psychodynamic psychotherapy and family therapy. European Child and Adolescent Psychiatry 16, S. 157–167, 2007

11 Thompson, L. W., Gallagher, D., und Breckenridge, J. S.: Comparative effectiveness of psychotherapies for depressed elders. Journal of Consulting and Clinical Psychology 55, S. 385–390, 1987

12 De Mello, M. F., et al.: A systematic review of research findings on the efficacy of interpersonal therapy for depressive disorders. European Archives of Psychiatry and Clinical Neuroscience 255, S. 75–82, 2005

13 DGPPN et al.: S3-Leitlinie/Nationale Versorgungsleitlinie Unipolare Depression. 2009; www.depression.versorgungsleitlinien.de

14 Lam, R. W., et al.: Repetitive transcranial magnetic stimulation for treatment-resistant depression: a systematic review and metaanalysis. Canadian Journal of Psychiatry 53, S. 621–631, 2008

15 Rush, A. J., et al.: Vagus nerve stimulation for treatment-resistant depression: a randomized, controlled acute phase trial. Biological Psychiatry 58, S. 347–354, 2005

16 Mayberg, H. S., et al.: Deep brain stimulation for treatment-resistant depression. Neuron 45, S. 651–660, 2005

17 Schlaepfer, T. E., et al.: Deep brain stimulation to reward circuitry alleviates anhedonia in refractory major depression. Neuropsychopharmacology 33, S. 368-377, 2008

18 Lozano, A. M., et al.: Subcallosal cingulate gyrus deep brain stimulation for treatment-resistant depression. Biological Psychiatry 64, S. 461–467, 2008

19 Malone, D. A., Jr., et al.: Deep brain stimulation of the ventral capsule/ventral striatum for treatment-resistant depression. Biological Psychiatry 65, S. 267–275, 2009

20 Loo, C. K., et al.: A double-blind, sham-controlled trial of transcranial direct current stimulation for the treatment of depression. International Journal of Neuropsychopharmacology, S. 1–9, 2009

21 Boggio, P. S., et al.: A randomized, double-blind clinical trial on the efficacy of cortical direct current stimulation for the treatment of major depression. International Journal of Neuropsychopharmacology 11, S. 249–254, 2008

22 Fregni, F., et al.: A sham-controlled, phase II trial of transcranial direct current stimulation for the treatment of central pain in traumatic spinal cord injury. Pain 122, S. 197–209, 2006

23 Lisanby, S. H., et al.: Magnetic seizure therapy of major depression. Archives of General Psychiatry 58, S. 303–305, 2001

24 Lisanby, S. H., et al.: Safety and feasibility of magnetic seizure therapy (MST) in major depression: randomized within-subject comparison with electroconvulsive therapy. Neuropsychopharmacology 28, S. 1852–1865, 2003

25 Kayser, S., et al.: Magnetic seizure therapy of treatment-resistant depression in a patient with bipolar disorder. Journal of ECT 25, S. 137–140, 2009

26 Thachil, A. F., Mohan, R., und Bhugra, D.: The evidence base of complementary and alternative therapies in depression. Journal of Affective Disorders 97, S. 23–35, 2007

27 Mead, G. E., et al.: Exercise for depression. Cochrane Database of Systematic Reviews (Online). CD004366, 2009

28 Smith, C. A., und Hay, P. P. J.: Acupuncture for depression. Cochrane Database of Systematic Reviews. CD004046, 2004

29 Lin, P. Y., und Su, K. P.: A meta-analytic review of double-blind, placebo-controlled trials of antidepressant efficacy of omega-3 fatty acids. Journal of Clinical Psychiatry 68, S. 1056–1061, 2007

30 Freeman, M. P., et al.: Omega-3 fatty acids: evidence basis for treatment and future research in psychiatry. Journal of Clinical Psychiatry 67, S. 1954–1967, 2006

31 Appleton, K. M., et al.: Effects of n-3 long-chain polyunsaturated fatty acids on depressed mood: systematic review of published trials. American Journal of Clinical Nutrition 84, S. 1308–1316, 2006

32 Ross, B. M., Seguin, J., und Sieswerda, L. E.: Omega-3 fatty acids as treatments for mental illness: which disorder and which fatty acid? Lipids in Health and Disease 6, S. 21, 2007

33 Gibbons, R. D., et al.: Early evidence on the effects of regulators' suicidality warnings on SSRI prescriptions and suicide in children and adolescents. American Journal of Psychiatry 164, S. 1356–1363, 2007

34 March, J. S., et al.: The Treatment for Adolescents With Depression Study (TADS): long-term effectiveness and safety outcomes. Archives of General Psychiatry 64, S. 1132–1143, 2007

35 Zweifel, J. E., und O'Brien, W. H.: A meta-analysis of the effect of hormone replacement therapy upon depressed mood. Psychoneuroendocrinology 22, S. 189–212, 1997

36 Coelho, H. F., Canter, P. H., und Ernst, E.: Mindfulness-based cognitive therapy: evaluating current evidence and informing future research. Journal of Consulting and Clinical Psychology 75, S. 1000–1005, 2007

37 AKDÄ: Therapieempfehlungen der Arzneimittelkommission der Deutschen Ärzteschaft. Depression. 2006; www.akdae.de
38 Singh, S., und Ernst, E.: Gesund ohne Pillen. Was kann die Alternativmedizin? München 2009
39 Jorm, A. F., Morgan, A. J., und Hetrick, S. E.: Relaxation for depression. Cochrane Database of Systematic Reviews (Online). CD007142, 2008
40 Cuijpers, P., et al.: Psychotherapy versus the combination of psychotherapy and pharmacotherapy in the treatment of depression: a meta-analysis. Depression and Anxiety 26, S. 279–288, 2009
41 Grunze, H., et al.: The World Federation of Societies of Biological Psychiatry (WFSBP) Guidelines for the Biological Treatment of Bipolar Disorders, Part II: Treatment of Mania. World Journal of Biological Psychiatry 4, S. 5–13, 2003
42 NICE: National Institute for Health and Clinical Excellence (NICE). Bipolar Disorder: The management of bipolar disorder in adults, children, in primary and secondary care. 2006; www.nice.org.uk
43 Yatham, L. N., et al.: Canadian Network for Mood and Anxiety Treatments (CANMAT) and International Society for Bipolar Disorders (ISBD) collaborative update of CANMAT guidelines for the management of patients with bipolar disorder: update 2009. Bipolar Disorders 11, S. 225–255, 2009
44 Grunze, H., et al.: The World Federation of Societies of Biological Psychiatry (WFSBP) guidelines for the biological treatment of bipolar disorders, part III: maintenance treatment. World Journal of Biological Psychiatry 5, S. 120–135, 2004
45 Calabrese, J. R., et al.: A placebo-controlled 18-month trial of lamotrigine and lithium maintenance treatment in recently depressed patients with bipolar I disorder. Journal of Clinical Psychiatry 64, S. 1013–1024, 2003
46 Bowden, C. L., et al.: A placebo-controlled 18-month trial of lamotrigine and lithium maintenance treatment in recently manic or hypomanic patients with bipolar I disorder. Archives of General Psychiatry 60, S. 392–400, 2003
47 Yatham, L. N., et al.: Canadian Network for Mood and Anxiety Treatments (CANMAT) guidelines for the management of patients with bipolar disorder: update 2007. Bipolar Disorders 8, S. 721–739, 2006
48 Yatham, L. N., et al.: Canadian Network for Mood and Anxiety Treatments (CANMAT) guidelines for the management of patients with bipolar disorder: consensus and controversies. Bipolar Disorders 7 Suppl 3, S. 5–69, 2005

49 Denicoff, K. D., et al.: Comparative prophylactic efficacy of lithium, car-bamazepine, and the combination in bipolar disorder. Journal of Clinical Psychiatry 58, S. 470–478, 1997

50 Placidi, G. F., et al.: The comparative efficacy and safety of carbamazepine versus lithium: a randomized, double-blind 3-year trial in 83 patients. Journal of Clinical Psychiatry 47, S. 490–494, 1986

51 Lusznat, R. M., Murphy, D. P., und Nunn, C. M.: Carbamazepine vs lithium in the treatment and prophylaxis of mania. British Journal of Psychiatry 153, S. 198–204, 1988

52 Coxhead, N., Silverstone, T., und Cookson, J.: Carbamazepine versus lithium in the prophylaxis of bipolar affective disorder. Acta Psychiatrica Scandinavica 85, S. 114–118, 1992

53 Hartong, E. G., et al.: Prophylactic efficacy of lithium versus carbama-zepine in treatment-naive bipolar patients. Journal of Clinical Psychiatry 64, S. 144–151, 2003

54 Kleindienst, N., und Greil, W.: Differential efficacy of lithium and car-bamazepine in the prophylaxis of bipolar disorder: results of the MAP study. Neuropsychobiology 42 Suppl 1, S. 2–10, 2000

55 Watkins, S. E., et al.: The effect of carbamazepine and lithium on remis-sion from affective illness. British Journal of Psychiatry 150, S. 180–182, 1987

56 Okuma, T., et al.: A preliminary double-blind study on the efficacy of carbamazepine in prophylaxis of manic-depressive illness. Psychophar-macology 73, S. 95–96, 1981

57 Bowden, C. L., et al.: A randomized, placebo-controlled 12-month trial of divalproex and lithium in treatment of outpatients with bipolar I dis-order. Divalproex Maintenance Study Group. Archives of General Psy-chiatry 57, S. 481–489, 2000

58 Calabrese, J. R., et al.: A 20-month, double-blind, maintenance trial of lithium versus divalproex in rapid-cycling bipolar disorder. American Journal of Psychiatry 162, S. 2152–2161, 2005

59 Macritchie, K. A., et al.: Valproic acid, valproate and divalproex in the maintenance treatment of bipolar disorder. Cochrane Database of Syste-matic Reviews. CD003196, 2001

60 Tohen, M., et al.: Olanzapine versus divalproex sodium for the treatment of acute mania and maintenance of remission: a 47-week study. 160, S. 1263–1271, 2003

61 Stoll, A. L., et al.: Omega 3 fatty acids in bipolar disorder: a preliminary double-blind, placebo-controlled trial. Archives of General Psychia-try 56, S. 407–412, 1999

62 Behzadi, A. H., et al.: Folic acid efficacy as an alternative drug added to sodium valproate in the treatment of acute phase of mania in bipolar disorder: a double-blind randomized controlled trial. Acta Psychiatrica Scandinavica, 120, S. 441–445, 2009

63 Lehman, A. F., et al.: Practice guideline for the treatment of patients with schizophrenia, second edition. American Journal of Psychiatry 161, S. 1–184, 2004

64 Falkai, P., et al.: World Federation of Societies of Biological Psychiatry (WFSBP) guidelines for biological treatment of schizophrenia, Part 1: acute treatment of schizophrenia. World Journal of Biological Psychiatry 6, S. 132–191, 2005

65 NICE: National Institute for Health and Clinical Excellence (NICE). Schizophrenia: Core interventions in the treatment and management of schizophrenia in primary and secondary care (update) 2009; www.nice.org.uk

66 Falkai, P., et al.: World Federation of Societies of Biological Psychiatry (WFSBP) guidelines for biological treatment of schizophrenia, part 2: long-term treatment of schizophrenia. World Journal of Biological Psychiatry 7, S. 5–40, 2006

67 Tharyan, P.: Electroconvulsive therapy for schizophrenia. Cochrane Database of Systematic Reviews (Online) CD000076, 2000

68 Freitas, C., Fregni, F., und Pascual-Leone, A.: Meta-analysis of the effects of repetitive transcranial magnetic stimulation (rTMS) on negative and positive symptoms in schizophrenia. Schizophrenia Research 108, S. 11–24, 2009

69 Moller, H. J.: Management of the negative symptoms of schizophrenia: new treatment options. CNS Drugs 17, S. 793–823, 2003

70 Bandelow, B., et al.: World Federation of Societies of Biological Psychiatry (WFSBP) guidelines for the pharmacological treatment of anxiety, obsessive-compulsive and post-traumatic stress disorders – first revision. World Journal of Biological Psychiatry 9, S. 248– 312, 2008

71 Hunot, V., et al.: Psychological therapies for generalised anxiety disorder. Cochrane Database of Systematic Reviews. CD001848, 2007

72 Milrod, B., et al.: A randomized controlled clinical trial of psychoanalytic psychotherapy for panic disorder. American Journal of Psychiatry 164, S. 265–272, 2007

73 Hoffart, A., und Martinsen, E. W.: Exposure-based integrated vs. pure psychodynamic treatment of agoraphobic in patients. Psychotherapy 27, S. 210–218, 1990

74 Durham, R. C., et al.: Cognitive therapy, analytic psychotherapy and

anxiety management training for generalised anxiety disorder. British Journal of Psychiatry 165, S. 315–323, 1994

75 Leichsenring, F., et al.: Short-term psychodynamic psychotherapy and cognitive-behavioral therapy in generalized anxiety disorder: A randomized, controlled trial. American Journal of Psychiatry 166:, S. 875–881, 2009

76 Crits-Christoph, P., et al.: Interpersonal problems and the outcome of interpersonally oriented psychodynamic treatment of GAD. Psychotherapy 42, S. 211–224, 2005

77 Knijnik, D. Z., et al.: Psicoterapia psicodinamica em grupo para fobia social generalizada. Revista Brasileira de Psiquiatria 26, S. 77–81, 2004

78 Goldstein, A. J., et al.: EMDR for panic disorder with agoraphobia: comparison with waiting list and credible attention-placebo control conditions. Journal of Consulting and Clinical Psychology 68, S. 947–956, 2000

79 Feske, U., und Goldstein, A. J.: Eye movement desensitization and reprocessing treatment for panic disorder: a controlled outcome and partial dismantling study. Journal of Consulting and Clinical Psychology 65, S. 1026–1035, 1997

80 Borge, F. M., et al.: Residential cognitive therapy versus residential interpersonal therapy for social phobia: A randomized clinical trial. Journal of Anxiety Disorders 22, S. 991–1010, 2007

81 Lipsitz, J. D., et al.: A randomized trial of interpersonal therapy versus supportive therapy for social anxiety disorder. Depression and Anxiety 25, S. 542–553, 2008

82 Jorm, A. F., et al.: Effectiveness of complementary and self-help treatments for anxiety disorders. Medical Journal of Australia 181, S. S29–46, 2004

83 Rice, K. M., Blanchard, E. B., und Purcell, M.: Biofeedback treatments of generalized anxiety disorder: preliminary results. Biofeedback and Self-Regulation 18, S. 93–105, 1993

84 Krisanaprakornkit, T., et al.: Meditation therapy for anxiety disorders. Cochrane Database of Systematic Reviews (Online). CD004998, 2006

85 Stetter, F., et al.: Ambulante Kurzzeittherapie bei Angstpatienten mit Autogenem Training und Hypnose. Ergebnisse und 3-Monats-Katamnese. Psychotherapie, Psychosomatik und Medizinische Psychologie 44, S. 226–234, 1994

86 Van Dyck, R., und Spinhoven, P.: Does preference for type of treatment matter? A study of exposure in vivo with or without hypnosis in the treatment of panic disorder with agoraphobia. Behavior Modification 21, S. 172–186, 1997

87 Pigot, M., Loo, C., und Sachdev, P.: Repetitive transcranial magnetic stimulation as treatment for anxiety disorders. Expert Review of Neurotherapeutics 8, S. 1449–1455, 2008

88 Bandelow, B., et al.: Extended-release quetiapine fumarate (quetiapine XR): a once-daily monotherapy effective in generalized anxiety disorder. Data from a randomized, double-blind, placebo- and active-controlled study. International Journal of Neuropsychopharmacology, S. 1–16, 2009

89 Woelk, H., et al.: Ginkgo biloba special extract EGb 761® in generalized anxiety disorder and adjustment disorder with anxious mood: A randomized, double-blind, placebo-controlled trial. Journal of Psychiatric Research 41, S. 472–480, 2007

90 Broocks, A., et al.: Comparison of aerobic exercise, clomipramine, and placebo in the treatment of panic disorder. American Journal of Psychiatry 155, S. 603–609, 1998

91 Wedekind, D., et al.: A randomized, controlled trial on the effects of paroxetine versus placebo in combination with aerobic exercise or relaxation training in the treatment of panic disorder. Submitted

92 Cialdella, P., Boissel, J. P., und Belon, P.: Specialités homéopathiques en substitution de benzodiazépines. Etude en double-insu vs. placebo. Thérapie 56, S. 397–402, 2001

93 Bonne, O., et al.: A randomized, double-blind, placebo-controlled study of classical homeopathy in generalized anxiety disorder. Journal of Clinical Psychiatry 64, S. 282–287, 2003

94 Bandelow, B.: Das Buch für Schüchterne. Reinbek 2007

95 Stetter, F., und Kupper, S.: Autogenic training: a meta-analysis of clinical outcome studies. Applied Psychophysiology and Biofeedback 27, S. 45–98, 2002

96 Lehrer, P. M., Atthowe, J. M., und Weber, E. S. P.: Effects of progressive relaxation and autogenic training of anxiety and physiological measures with some data on hypnotizability. In: McGuigan, F. J., Simme, W. E., und Wallace, J. M. (Hg.): Stress and Tension Control. New York, Plenum Press, S. 171–184, 1980

97 Razali, S. M., et al.: Religious-sociocultural psychotherapy in patients with anxiety and depression. Australian and New Zealand Journal of Psychiatry 32, S. 867–872, 1998

98 Van Grootheest, D. S., et al.: Twin studies on obsessive-compulsive disorder: a review. Twin Research and Human Genetics 8, S. 450–458, 2005

99 NICE: National Institute for Clinical Excellence (NICE): Obsessive

compulsive disorder: Core interventions in the treatment of obsessive compulsive disorder and body dysmorphic disorder. 2006; www.nice. org.uk

100 Koran, L. M., et al.: Practice guideline for the treatment of patients with obsessive-compulsive disorder. American Journal of Psychiatry 164, S. 5–53, 2007

101 Shannahoff-Khalsa, D. S., et al.: Randomized controlled trial of yogic meditation techniques for patients with obsessive-compulsive disorder. CNS Spectrums 4, S. 34–47, 1999

102 Kobak, K. A., et al.: St John's wort versus placebo in obsessive-compulsive disorder: results from a double-blind study. International Clinical Psychopharmacology 20, S. 299–304, 2005

103 BKA: Bundeskriminalamt. 2008; www.bka.de

104 Veteran Affairs: Department of Veteran Affairs: Post-Traumatic Stress Disorder. Clinical Practice Guidelines 2007; www.oqp.med.va.gov

105 NICE: National Institute for Clinical Excellence (NICE): Post-traumatic Stress Disorder. The management of PTSD in adults and children in primary and secondary care. 2005; www.nice.org.uk

106 Brom, D., Kleber, R. J., und Defares, P. B.: Brief psychotherapy for post-traumatic stress disorders. Journal of Consulting and Clinical Psychology 57, S. 607–612, 1989

107 Marcus, S., Marquis, P., und Sakai, C.: Controlled study of treatment of PTSD using EMDR in an HMO setting. Psychotherapy 34, S. 307–315, 1997

108 Power, K. G., McGoldrick, T., und Brown, K.: A controlled comparison of eye movement desensitization and reprocessing versus exposure plus cognitive restructuring, versus waiting list in the treatment of post-traumatic stress disorder. Journal of Clinical Psychology and Psychotherapy 9, S. 299–318, 2002

109 Rothbaum, B.: A controlled study of eye movement desensitization and reprocessing in the treatment of post-traumatic stress disordered sexual assault victims. Bulletin of the Menninger Clinic 61, S. 317–334, 1997

110 Scheck, M., Schaeffer, J. A., und Gillette, C.: Brief psychological intervention with traumatized young women: The efficacy of eye movement desensitization and reprocessing. Journal of Traumatic Stress 11, S. 25–44, 1998

111 Devilly, G. J., und Spence, S. H.: The relative efficacy and treatment distress of EMDR and a cognitive-behavior trauma treatment protocol in the amelioration of posttraumatic stress disorder. Journal of Anxiety Disorders 13, S. 131–157, 1999

112 Jensen, J. A.: An investigation of Eye Movement Desensitization and Reprocessing (EMDR) as a treatment for PTSD symptoms of Vietnam combat veterans. Behaviour Therapy 25, S. 311–325, 1994

113 Taylor, S., et al.: Comparative efficacy, speed, and adverse effects of three PTSD treatments: exposure therapy, EMDR, and relaxation training. Journal of Consulting and Clinical Psychology 71, S. 330–338, 2003

114 Cohen, H., et al.: Repetitive transcranial magnetic stimulation of the right dorsolateral prefrontal cortex in posttraumatic stress disorder: a double-blind, placebo-controlled study. American Journal of Psychiatry 161, S. 515–524, 2004

115 Bengel, J., et al.: Belastungsreaktionen bei Einsatzkräften der Zugkatastrophe von Eschede. Notfall- und Rettungsmedizin 6, S. 318–325, 2003

116 Bisson, J. I., et al.: Randomised controlled trial of psychological debriefing for victims of acute burn trauma. British Journal of Psychiatry 171, S. 78–81, 1997

117 Van Emmerik, A. A., et al.: Single session debriefing after psychological trauma: a meta-analysis. Lancet 360, S. 766–771, 2002

118 Pope, H. G., Jr., et al.: Questionable validity of ‹dissociative amnesia› in trauma victims. Evidence from prospective studies. British Journal of Psychiatry 172, S. 210–215, 1998

119 Torgersen, S., et al.: A twin study of personality disorders. Comprehensive Psychiatry 41, S. 416–425, 2000

120 Ji, W. Y., et al.: A twin study of personality disorder heritability. Zhonghua Liu Xing Bing Xue Za Zhi 27, S. 137–141, 2006

121 Bandelow, B., et al.: Borderline personality disorder – A dysregulation of the endogenous opioid system? Psychological Review 117 (im Druck), 2010

122 Herpertz, S. C., et al.: World Federation of Societies of Biological Psychiatry (WFSBP) guidelines for biological treatment of personality disorders. World Journal of Biological Psychiatry 8, S. 212–244, 2007

123 NICE: National Institute for Health and Clinical Excellence (NICE). Borderline Personality Disorder: Treatment and Management 2009; www.nice.org.uk

124 Clarkin, J. F., et al.: Evaluating three treatments for borderline personality disorder: a multiwave study. American Journal of Psychiatry 164, S. 922–928, 2007

125 Giesen-Bloo, J., et al.: Outpatient psychotherapy for borderline personality disorder: randomized trial of schema-focused therapy vs transference-focused psychotherapy. Archives of General Psychiatry 63, S. 649–658, 2006

126 Olds, J., und Milner, P.: Positive reinforcement produced by electrical stimulation of septal area and other regions of rat brain. Journal of Comparative and Physiological Psychology 47, S. 419–427, 1954

127 Soyka, M., et al.: World Federation of Societies of Biological Psychiatry (WFSBP) Guidelines for biological treatment of substance use and related disorders, Part 1: Alcoholism. World Journal of Biological Psychiatry 9, S. 6–23, 2008

128 Bottlender, M., Kohler, J., und Soyka, M.: Effektivität psychosozialer Behandlungsmethoden zur medizinischen Rehabilitation alkoholabhängiger Patienten. Fortschritte der Neurologie-Psychiatrie 74, S. 19–31, 2006

129 Kaner, E. F., et al.: The effectiveness of brief alcohol interventions in primary care settings: A systematic review. Drug and Alcohol Review 28, S. 301–323, 2009

130 Magill, M., und Ray, L. A.: Cognitive-behavioral treatment with adult alcohol and illicit drug users: a meta-analysis of randomized controlled trials. Journal of Studies on Alcohol and Drugs 70, S. 516–527, 2009

131 Mason, B. J., und Ownby, R. L.: Acamprosate for the treatment of alcohol dependence: a review of double-blind, placebo-controlled trials. CNS Spectrums 5, S. 58–69, 2000

132 Streeton, C., und Whelan, G.: Naltrexone, a relapse prevention maintenance treatment of alcohol dependence: a meta-analysis of randomized controlled trials. Alcohol and Alcoholism 36, S. 544–552, 2001

133 Mueller, T. I., et al.: A double-blind, placebo-controlled pilot study of carbamazepine for the treatment of alcohol dependence. Alcoholism, Clinical and Experimental Research 21, S. 86–92, 1997

134 Malcolm, R., et al.: Double-blind controlled trial comparing carbamazepine to oxazepam treatment of alcohol withdrawal. American Journal of Psychiatry 146, S. 617–621, 1989

135 Addolorato, G., et al.: Baclofen efficacy in reducing alcohol craving and intake: a preliminary double-blind randomized controlled study. Alcohol and Alcoholism 37, S. 504–508, 2002

136 Addolorato, G., et al.: Effectiveness and safety of baclofen for maintenance of alcohol abstinence in alcohol-dependent patients with liver cirrhosis: randomised, double-blind controlled study. Lancet 370, S. 1915–1922, 2007

137 Johnson, B. A., et al.: Ondansetron for reduction of drinking among biologically predisposed alcoholic patients: A randomized controlled trial. Jama 284, S. 963–971, 2000

138 Martinotti, G., et al.: Pregabalin versus naltrexone in alcohol depen-

dence: a randomised, double-blind, comparison trial. Journal of Psychopharmacology (im Druck), 2009

139 Brady, K. T., et al.: The use of divalproex in alcohol relapse prevention: a pilot study. Drug and Alcohol Dependence 67, S. 323–330, 2002

140 Longo, L. P., Campbell, T., und Hubatch, S.: Divalproex sodium (Depakote) for alcohol withdrawal and relapse prevention. Journal of Addictive Diseases 21, S. 55–64, 2002

141 Kenna, G. A., et al.: Review of topiramate: an antiepileptic for the treatment of alcohol dependence. Current Drug Abuse Reviews 2, S. 135–142, 2009

142 Sass, H., et al.: Relapse prevention by acamprosate. Archives of General Psychiatry 53, S. 673–680, 1996

143 NICE: National Institute for Health and Clinical Excellence (NICE). Drug misuse: Psychosocial interventions. Full guideline text. 2008; www.nice.org.uk

144 Fals-Stewart, W., Birchler, G. R., und O'Farrell, T. J.: Behavioral couples therapy for male substance-abusing patients: effects on relationship adjustment and drug-using behavior. Journal of Consulting and Clinical Psychology 64, S. 959–972, 1996

145 Winters, J., et al.: Behavioral couples therapy for female substance-abusing patients: effects on substance use and relationship adjustment. Journal of Consulting and Clinical Psychology 70, S. 344–355, 2002

146 Crits-Christoph, P., et al.: Psychosocial treatments for cocaine dependence: National Institute on Drug Abuse Collaborative Cocaine Treatment Study. Archives of General Psychiatry 56, S. 493–502, 1999

147 Farre, M., et al.: Retention rate and illicit opioid use during methadone maintenance interventions: a meta-analysis. Drug and Alcohol Dependence 65, S. 283–290, 2002

148 Adi, Y., et al.: Oral naltrexone as a treatment for relapse prevention in formerly opioid-dependent drug users: a systematic review and economic evaluation. Health Technology Assessment 11, S. iii–iv, 1–85, 2007

149 Reece, A. S.: Comparative treatment and mortality correlates and adverse event profile of implant naltrexone and sublingual buprenorphine. Journal of Substance Abuse Treatment 37, S. 256–265, 2009

150 Colquhoun, R., Tan, D. Y., und Hull, S.: A comparison of oral and implant naltrexone outcomes at 12 months. Journal of Opioid Management 1, S. 249–256, 2005

151 Martell, B. A.: Cocaine vaccine for the treatment of cocaine dependence in methadone-maintained patients: A randomized, double-

blind, placebo-controlled efficacy trial. Archives of General Psychiatry 66, S. 1116–1123, 2009

152 Grant, J. E., Kim, S. W., und Odlaug, B. L.: A double-blind, placebo-controlled study of the opiate antagonist, naltrexone, in the treatment of kleptomania. Biological Psychiatry 65, S. 600–606, 2009

153 Grant, J. E., Kim, S. W., und Odlaug, B. L.: N-acetyl cysteine, a glutamate-modulating agent, in the treatment of pathological gambling: a pilot study. Biological Psychiatry 62, S. 652–657, 2007

154 Koran, L. M., Aboujaoude, E. N., und Gamel, N. N.: Escitalopram treatment of kleptomania: an open-label trial followed by double-blind discontinuation. Journal of Clinical Psychiatry 68, S. 422–427, 2007

155 Lader, M.: Antiparkinsonian medication and pathological gambling. CNS Drugs 22, S. 407–416, 2008

156 Doiron, J. P., und Nicki, R. M.: Prevention of pathological gambling: a randomized controlled trial. Cognitive Behaviour Therapy 36, S. 74–84, 2007

157 Dowling, N., Smith, D., und Thomas, T.: A comparison of individual and group cognitive-behavioural treatment for female pathological gambling. Behaviour Research and Therapy 45, S. 2192–2202, 2007

158 Ladouceur, R., et al.: Cognitive treatment of pathological gambling. Journal of Nervous and Mental Disease 189, S. 774–780, 2001

159 Petry, N. M., et al.: Do coping skills mediate the relationship between cognitive-behavioral therapy and reductions in gambling in pathological gamblers? Addiction 102, S. 1280–1291, 2007

160 Kim, S. W., et al.: A double-blind placebo-controlled study of the efficacy and safety of paroxetine in the treatment of pathological gambling. Journal of Clinical Psychiatry 63, S. 501–507, 2002

161 Grant, J. E., et al.: Paroxetine treatment of pathological gambling: a multi-centre randomized controlled trial. International Clinical Psychopharmacology 18, S. 243–249, 2003

162 Hollander, E., et al.: A randomized double-blind fluvoxamine/placebo crossover trial in pathologic gambling. Biological Psychiatry 47, S. 813–817, 2000

163 Saiz-Ruiz, J., et al.: Sertraline treatment of pathological gambling: a pilot study. Journal of Clinical Psychiatry 66, S. 28–33, 2005

164 Blanco, C., et al.: A pilot placebo-controlled study of fluvoxamine for pathological gambling. Annuals of Clinical Psychiatry 14, S. 9–15, 2002

165 Kim, S. W., und Grant, J. E.: An open naltrexone treatment study in

pathological gambling disorder. International Clinical Psychopharmacology 16, S. 285–289, 2001

166 Kim, S. W., et al.: Double-blind naltrexone and placebo comparison study in the treatment of pathological gambling. Biological Psychiatry 49, S. 914–921, 2001

167 Grant, J. E., et al.: Multicenter investigation of the opioid antagonist nalmefene in the treatment of pathological gambling. American Journal of Psychiatry 163, S. 303–312, 2006

168 Grant, J. E., Kim, S. W., und Hartman, B. K.: A double-blind, placebo-controlled study of the opiate antagonist naltrexone in the treatment of pathological gambling urges. Journal of Clinical Psychiatry 69, S. 783–789, 2008

169 Young, K. S.: Cognitive behavior therapy with Internet addicts: treatment outcomes and implications. Cyberpsychology and Behavior 10, S. 671–679, 2007

170 Bostwick, J. M., und Bucci, J. A.: Internet sex addiction treated with naltrexone. Mayo Clinic Proceedings 83, S. 226–230, 2008

171 Han, D. H., et al.: The effect of methylphenidate on Internet video game play in children with attention-deficit/hyperactivity disorder. Comprehensive Psychiatry 50, S. 251–256, 2009

172 IQWiG: Nichtmedikamentöse Behandlung der Alzheimer-Demenz. Kurzversion. 2009; www.iqwig.de

173 DGN: Therapie neurodegenerativer Demenzen. Leitlinien der Deutschen Gesellschaft für Neurologie, 4. überarbeitete Aufl. Stuttgart 2008

174 AKDÄ: Arneimittelkommission der deutschen Ärzteschaft. Empfehlungen zur Therapie der Demenz. 3. Aufl., 2004; www.akdae.de

175 Waldemar, G., et al.: Recommendations for the diagnosis and management of Alzheimer's disease and other disorders associated with dementia: EFNS guideline. European Journal of Neurology 14, S. e1–26, 2007

176 Schneider, L. S., Dagerman, K., und Insel, P. S.: Efficacy and adverse effects of atypical antipsychotics for dementia: meta-analysis of randomized, placebo-controlled trials. American Journal of Geriatric Psychiatry 14, S. 191–210, 2006

177 Hogervorst, E., et al.: Hormone replacement therapy to maintain cognitive function in women with dementia. Cochrane Database of Systematic Reviews (Online). CD003799, 2009

178 McGuinness, B., et al.: Statins for the prevention of dementia. Cochrane Database of Systematic Reviews (Online). CD003160, 2009

179 Krishnan, S., Cairns, R., und Howard, R.: Cannabinoids for the treat-

ment of dementia. Cochrane Database of Systematic Reviews (Online). CD007204, 2009

180 Birks, J., und Grimley Evans, J.: Ginkgo biloba for cognitive impairment and dementia. Cochrane Database of Systematic Reviews (Online). CD003120, 2009

181 Tabet, N., Mantle, D., und Orrell, M.: Free radicals as mediators of toxicity in Alzheimer's disease: a review and hypothesis. Adverse Drug Reactions and Toxicological Reviews 19, S. 127–152, 2000

182 Malouf, M., Grimley, E. J., und Areosa, S. A.: Folic acid with or without vitamin B12 for cognition and dementia. Cochrane Database of Systematic Reviews (Online). CD004514, 2003

183 DeKosky, S. T., et al.: Ginkgo biloba for prevention of dementia: a randomized controlled trial. Jama 300, S. 2253–2262, 2008

184 Stice, E.: Risk and maintenance factors for eating pathology: a meta-analytic review. Psychological Bulletin 128, S. 825–848, 2002

185 Vogeltanz-Holm, N. D., et al.: Longitudinal predictors of binge eating, intense dieting, and weight concerns in a national sample of women. Behavior Therapy 31, S. 221–235, 2000

186 Wade, T. D., et al.: Anorexia nervosa and major depression: shared genetic and environmental risk factors. American Journal of Psychiatry 157, S. 469–471, 2000

187 Marrazzi, M. A., et al.: Endogenous codeine and morphine in anorexia and bulimia nervosa. Life Sciences 60, S. 1741–1747, 1997

188 Komaki, G., et al.: Plasma beta-endorphin during fasting in man. Hormone Research 33, S. 239–243, 1990

189 NICE: National Institute for Health and Clinical Excellence (NICE). Eating Disorders:Core interventions in the treatment and management of anorexia nervosa, bulimia nervosa and related eating disorders. 2004; www.nice.org.uk

190 Lock, J., und Fitzpatrick, K. K.: Anorexia nervosa. Clinical Evidence (online), 2009

191 Bissada, H., et al.: Olanzapine in the treatment of low body weight and obsessive thinking in women with anorexia nervosa: a randomized, double-blind, placebo-controlled trial. American Journal of Psychiatry 165, S. 1281–1288, 2008

192 Marrazzi, M. A., et al.: Naltrexone use in the treatment of anorexia nervosa and bulimia nervosa. International Clinical Psychopharmacology 10, S. 163–172, 1995

193 Goldberg, S. C., et al.: Cyproheptadine in anorexia nervosa. British Journal of Psychiatry 134, S. 67–70, 1979

194 Halmi, K. A., Eckert, E., und Falk, J. R.: Cyproheptadine for anorexia nervosa. Lancet 1, S. 1357–1358, 1982

195 Halmi, K. A., et al.: Anorexia nervosa. Treatment efficacy of cyproheptadine and amitriptyline. Archives of General Psychiatry 43, S. 177–181, 1986

196 Hay, P., et al.: Individual psychotherapy in the outpatient treatment of adults with anorexia nervosa. Cochrane Database of Systematic Reviews (Online). CD003909, 2003

197 Kaplan, A. S.: Psychological treatments for anorexia nervosa: a review of published studies and promising new directions. Canadian Journal of Psychiatry 47, S. 235–242, 2002

198 Halmi, K. A.: The perplexities of conducting randomized, double-blind, placebo-controlled treatment trials in anorexia nervosa patients. American Journal of Psychiatry 165, S. 1227–1228, 2008

199 Kendler, K. S., et al.: The genetic epidemiology of bulimia nervosa. American Journal of Psychiatry 148, S. 1627–1637, 1991

200 Bulik, C. M., et al.: Twin studies of eating disorders: a review. International Journal of Eating Disorders 27, S. 1–20, 2000

201 Schienle, A., et al.: Binge-eating disorder: reward sensitivity and brain activation to images of food. Biological Psychiatry 65, S. 654–661, 2009

202 Huseman, C. A., et al.: Bulimia as a Form of Self-Addiction. Treatment with Naltrexone Hydrochloride (Trexan). A Pilot-Study. Clinical Trials Journal 27, S. 77–83, 1990

203 Nickel, C., et al.: Topiramate treatment in bulimia nervosa patients: a randomized, double-blind, placebo-controlled trial. International Journal of Eating Disorders 38, S. 295–300, 2005

204 Hoopes, S. P., et al.: Treatment of bulimia nervosa with topiramate in a randomized, double-blind, placebo-controlled trial, part 1: improvement in binge and purge measures. Journal of Clinical Psychiatry 64, S. 1335–1341, 2003

205 Faris, P. L., et al.: Effect of decreasing afferent vagal activity with ondansetron on symptoms of bulimia nervosa: a randomised, double-blind trial. Lancet 355, S. 792–797, 2000

206 Faris, P. L., et al.: Evidence for a vagal pathophysiology for bulimia nervosa and the accompanying depressive symptoms. Journal of Affective Disorders 92, S. 79–90, 2006

207 Hartman, B. K., et al.: Treatment of bulimia nervosa with ondansetron. Archives of General Psychiatry 54, S. 969–970, 1997

208 Sundblad, C., et al.: Effects of the androgen antagonist flutamide and

the serotonin reuptake inhibitor citalopram in bulimia nervosa: a place-bo-controlled pilot study. Journal of Clinical Psychopharmacology 25, S. 85–88, 2005

209 Braun, D. L., et al.: Bright light therapy decreases winter binge frequen-cy in women with bulimia nervosa: a double-blind, placebo-controlled study. Comprehensive Psychiatry 40, S. 442–448, 1999

210 Blouin, A. G., et al.: Light therapy in bulimia nervosa: a double-blind, placebo-controlled study. Psychiatry research 60, S. 1–9, 1996

211 Gelber, D., Levine, J., und Belmaker, R. H.: Effect of inositol on bulimia nervosa and binge eating. International Journal of Eating Disorders 29, S. 345–348, 2001

212 Walsh, B. T., et al.: Medication and psychotherapy in the treatment of bulimia nervosa. American Journal of Psychiatry 154, S. 523–531, 1997

213 Van Dorsten, B., und Lindley, E. M.: Cognitive and behavioral ap-proaches in the treatment of obesity. Endocrinology and Metabolism Clinics of North America 37, S. 905–922, 2008

214 Mannucci, E., et al.: Orlistat and sibutramine beyond weight loss. Nutri-tion, Metabolism and Cardiovascular Disorders 18, S. 342–348, 2008

215 Arterburn, D. E., Crane, P. K., und Veenstra, D. L.: The efficacy and safety of sibutramine for weight loss: a systematic review. Archives of Internal Medicine 164, S. 994–1003, 2004

216 Arnold, L. M., et al.: A placebo-controlled, randomized trial of fluoxe-tine in the treatment of binge-eating disorder. Journal of Clinical Psy-chiatry 63, S. 1028–1033, 2002

217 Marcus, M. D., et al.: A double-blind, placebo-controlled trial of fluoxe-tine plus behavior modification in the treatment of obese binge-eaters and non-binge-eaters. American Journal of Psychiatry 147, S. 876–881, 1990

218 Hudson, J. I., et al.: Fluvoxamine in the treatment of binge-eating dis-order: a multicenter placebo-controlled, double-blind trial. American Journal of Psychiatry 155, S. 1756–1762, 1998

219 Guerdjikova, A. I., et al.: High-dose escitalopram in the treatment of binge-eating disorder with obesity: a placebo-controlled monotherapy trial. Human Psychopharmacology 23, S. 1–11, 2008

220 McElroy, S. L., et al.: Citalopram in the treatment of binge-eating dis-order: a placebo-controlled trial. Journal of Clinical Psychiatry 64, S. 807–813, 2003

221 McElroy, S. L., et al.: Placebo-controlled trial of sertraline in the treat-ment of binge eating disorder. American Journal of Psychiatry 157, S. 1004–1006, 2000

222 Laederach-Hofmann, K., et al.: Imipramine and diet counseling with psychological support in the treatment of obese binge eaters: a randomized, placebo-controlled double-blind study. International Journal of Eating Disorders 26, S. 231–244, 1999

223 Leombruni, P., et al.: A randomized, double-blind trial comparing sertraline and fluoxetine 6-month treatment in obese patients with Binge Eating Disorder. Progress in Neuro-Psychopharmacology and Biological Psychiatry 32, S. 1599–1605, 2008

224 Grilo, C. M., Masheb, R. M., und Wilson, G. T.: Efficacy of cognitive behavioral therapy and fluoxetine for the treatment of binge eating disorder: a randomized double-blind placebo-controlled comparison. Biological Psychiatry 57, S. 301–309, 2005

225 Devlin, M. J., et al.: Cognitive behavioral therapy and fluoxetine as adjuncts to group behavioral therapy for binge eating disorder. Obesity Research 13, S. 1077–1088, 2005

226 Cercato, C., et al.: A randomized double-blind placebo-controlled study of the long-term efficacy and safety of diethylpropion in the treatment of obese subjects. International Journal of Obesity 33, S. 857–865, 2009

227 Parsons, W. B., Jr.: Controlled-release diethylpropion hydrochloride used in a program for weight reduction. Clinical Therapeutics 3, S. 329–335, 1981

228 Abramson, R., et al.: An evaluation of behavioral techniques reinforced with an anorectic drug in a double-blind weight loss study. Journal of Clinical Psychiatry 41, S. 234–237, 1980

229 Elliott, B. J.: A double-blind controlled study of the use of diethylpropion hydrochloride (Tenuate) in obese patients in a rural practice. New Zealand Medical Journal 88, S. 321–322, 1978

230 Carney, D. E., und Tweddell, E. D.: Double blind evaluation of long acting diethylpropion hydrochloride in obese patients from a general practice. Medical Journal of Australia 1, S. 13–15, 1975

231 Bolding, O. T.: A double-blind evaluation of Tenuate dospan in overweight patients from a private gynecologic practice. Journal of the Medical Association of the State of Alabama 38, S. 209–212, 1968

232 Andelman, M. B., Jones, C., und Nathan, S.: Treatment of obesity in underprivileged adolescents. Comparison of diethylpropion hydrochloride with placebo in a double-blind study. Clinical Pediatrics 6, S. 327–330, 1967

233 Rosenberg, B. A.: A double-blind study of diethylpropion in obesity. American Journal of the Medical Sciences 242, S. 201–206, 1961

234 Garb, J., et al.: Bariatric Surgery for the Treatment of Morbid Obesity: A Meta-analysis of Weight Loss Outcomes for Laparoscopic Adjustable Gastric Banding and Laparoscopic Gastric Bypass. Obesity Surgery, 19, S. 1447–55, 2009

235 Buchwald, H., et al.: Bariatric surgery: a systematic review and meta-analysis. Jama 292, S. 1724–1737, 2004

236 Hauner, H., et al.: Prävention und Therapie der Adipositas. Deutsche Adipositas-Gesellschaft, Deutsche Diabetes-Gesellschaft, Deutsche Gesellschaft für Ernährung, Deutsche Gesellschaft für Ernährungsmedizin. 2007; www.adipositas-gesellschaft.de

237 McElroy, S. L., et al.: Topiramate for the treatment of binge eating disorder associated with obesity: a placebo-controlled study. Biological Psychiatry 61, S. 1039–1048, 2007

238 McElroy, S. L., et al.: Topiramate in the long-term treatment of binge-eating disorder associated with obesity. Journal of Clinical Psychiatry 65, S. 1463–1469, 2004

239 McElroy, S. L., et al.: Topiramate in the treatment of binge eating disorder associated with obesity: a randomized, placebo-controlled trial. American Journal of Psychiatry 160, S. 255–261, 2003

240 McElroy, S. L., et al.: Atomoxetine in the treatment of binge-eating disorder: a randomized placebo-controlled trial. Journal of Clinical Psychiatry 68, S. 390–398, 2007

241 McElroy, S. L., et al.: Zonisamide in the treatment of binge eating disorder with obesity: a randomized controlled trial. Journal of Clinical Psychiatry 67, S. 1897–1906, 2006

242 Pittler, M. H., und Ernst, E.: Dietary supplements for body-weight reduction: a systematic review. American Journal of Clinical Nutrition 79, S. 529–536, 2004

243 Lidbeck, J.: Group therapy for somatization disorders in general practice: effectiveness of a short cognitive-behavioural treatment model. Acta Psychiatrica Scandinavica 96, S. 14–24, 1997

244 Bouman, T. K., und Visser, S.: Cognitive and behavioural treatment of hypochondriasis. Psychotherapy and Psychosomatics 67, S. 214–221, 1998

245 Bleichhardt, G., Timmer, B., und Rief, W.: Cognitive-behavioural therapy for patients with multiple somatoform symptoms. A randomised controlled trial in tertiary care. Journal of Psychosomatic Research 56, S. 449–454, 2004

246 Hiller, W., Fichter, M. M., und Rief, W.: A controlled treatment study of somatoform disorders including analysis of healthcare utilization and

cost-effectiveness. Journal of Psychosomatic Research 54, S. 369–380, 2003

247 Warwick, H. M., et al.: A controlled trial of cognitive-behavioural treatment of hypochondriasis. British Journal of Psychiatry 169, S. 189–195, 1996

248 Clark, D. M., et al.: Two psychological treatments for hypochondriasis. A randomised controlled trial. British Journal of Psychiatry 173, S. 218–225, 1998

249 McLeod, C. C., Budd, M. A., und McClelland, D. C.: Treatment of somatization in primary care. General Hospital Psychiatry 19, S. 251–258, 1997

250 Rosendal, M., et al.: A randomized controlled trial of brief training in the assessment and treatment of somatization in primary care: effects on patient outcome. General Hospital Psychiatry 29, S. 364–373, 2007

251 Allen, L. A., et al.: Cognitive-behavioral therapy for somatization disorder: a randomized controlled trial. Archives of Internal Medicine 166, S. 1512–1518, 2006

252 Kolk, A. M., Schagen, S., und Hanewald, G. J.: Multiple medically unexplained physical symptoms and health care utilization: outcome of psychological intervention and patient-related predictors of change. Journal of Psychosomatic Research 57, S. 379–389, 2004

253 Speckens, A. E., et al.: Cognitive behavioural therapy for medically unexplained physical symptoms: a randomised controlled trial. British Medical Journal 311, S. 1328–1332, 1995

254 Kroenke, K., und Swindle, R.: Cognitive-behavioral therapy for somatization and symptom syndromes: a critical review of controlled clinical trials. Psychotherapy and Psychosomatics 69, S. 205–215, 2000

255 Muller, J. E., et al.: Escitalopram in the treatment of multisomatoform disorder: a double-blind, placebo-controlled trial. International Clinical Psychopharmacology 23, S. 43–48, 2008

256 Kroenke, K., et al.: Venlafaxine extended release in the short-term treatment of depressed and anxious primary care patients with multisomatoform disorder. Journal of Clinical Psychiatry 67, S. 72–80, 2006

257 Fallon, B. A., et al.: A double-masked, placebo-controlled study of fluoxetine for hypochondriasis. Journal of Clinical Psychopharmacology 28, S. 638–645, 2008

258 Turkington, D., et al.: A randomized controlled trial of fluvoxamine in prostatodynia, a male somatoform pain disorder. Journal of Clinical Psychiatry 63, S. 778–781, 2002

259 Volz, H. P., und Möller, H. J.: Opipramol bei Angst- und Somatisie-rungsstörungen. Fortschritte der Neurologie/Psychiatrie 66 (Sonder-heft I/98), S. S21–S24, 1998

260 Volz, A., et al.: Benzodiazepines for schizophrenia. Cochrane Database of Systematic Reviews (Online). CD006391, 2007

261 Muller, T., et al.: Treatment of somatoform disorders with St. John's wort: a randomized, double-blind and placebo-controlled trial. Psycho-somatic Medicine 66, S. 538–547, 2004

262 Haanen, H. C., et al.: Controlled trial of hypnotherapy in the treat-ment of refractory fibromyalgia. Journal of Rheumatology 18, S. 72–75, 1991

263 Khattak, T., Farooq, S., und Jan, B.: Behavior therapy in dissociative convulsions disorder. Journal of College of Physicians and Surgeons Pakistan 16, S. 359–363, 2006

264 Mayer, G., et al.: S3-Leitlinie Nicht erholsamer Schlaf/Schlafstörungen. Somnologie 13, S. 4–160, 2009

265 Morin, C. M., et al.: Psychological and behavioral treatment of insom-nia: update of the recent evidence (1998–2004). Sleep 29, S. 1398–1414, 2006

266 Kudo, Y., und Kurihara, M.: Clinical evaluation of diphenhydramine hydrochloride for the treatment of insomnia in psychiatric patients: a double-blind study. Journal of Clinical Pharmacology 30, S. 1041–1048, 1990

267 Rickels, K., et al.: Diphenhydramine in insomniac family practice patients: a double-blind study. Journal of Clinical Pharmacology 23, S. 234–242, 1983

268 Lemoine, P., et al.: Prolonged-release melatonin improves sleep quality and morning alertness in insomnia patients aged 55 years and older and has no withdrawal effects. Journal of Sleep Research 16, S. 372–380, 2007

269 Wade, A. G., et al.: Efficacy of prolonged release melatonin in insom-nia patients aged 55–80 years: quality of sleep and next-day alertness outcomes. Current Medical Research and Opinion 23, S. 2597–2605, 2007

270 Brzezinski, A., et al.: Effects of exogenous melatonin on sleep: a meta-analysis. Sleep Medicine Reviews 9, S. 41–50, 2005

271 Buscemi, N., et al.: The efficacy and safety of exogenous melatonin for primary sleep disorders. A meta-analysis. Journal of General Internal Medicine 20, S. 1151–1158, 2005

272 Buscemi, N., et al.: Efficacy and safety of exogenous melatonin for

secondary sleep disorders and sleep disorders accompanying sleep restriction: meta-analysis. British Medical Journal 332, S. 385–393, 2006

273 Stevinson, C., und Ernst, E.: Valerian for insomnia: a systematic review of randomized clinical trials. Sleep Medicine 1, S. 91–99, 2000

274 Taibi, D. M., et al.: A systematic review of valerian as a sleep aid: safe but not effective. Sleep Medicine Reviews 11, S. 209–230, 2007

275 Herxheimer, A., und Petrie, K. J.: Melatonin for the prevention and treatment of jet lag. Cochrane Database of Systematic Reviews (Online). CD001520, 2002

276 Freud, S.: Jenseits des Lustprinzips. In: Gesammelte Werke XIII. Frankfurt am Main 1957 (1920), S. 65

277 Herbert, J. D., et al.: Science and pseudoscience in the development of eye movement desensitization and reprocessing: implications for clinical psychology. Clinical Psychology Review 20, S. 945–971, 2000

278 Shapiro, F., und Maxfield, L.: Eye Movement Desensitization and Reprocessing (EMDR): information processing in the treatment of trauma. Journal of Clinical Psychology 58, S. 933–946, 2002

REGISTER

DANKSAGUNG

Ich danke meiner Lektorin Regina Carstensen und Uwe Naumann vom Rowohlt Verlag für die Durchsicht des Manuskripts.
   Meiner Familie danke ich für ihre Geduld.

Göttingen, den 31. Dezember 2009   Borwin Bandelow

Borwin Bandelow

DAS ANGSTBUCH

Woher Ängste kommen
und wie man sie bekämpfen kann

Lange Zeit gab es keine schlüssige Erklärung für die
Entstehung von Ängsten. Doch in jüngerer Zeit hat die
Angstforschung viele neue Erkenntnisse gewonnen. Jetzt
werden sie zum ersten Mal in allgemeinverständlicher
Form zusammengefasst.

«Das Angstbuch» ist ein umfassendes Werk über die
Angst – und zugleich ein informativer und nützlicher
Ratgeber dagegen.

rororo 978 3 499 61949 6

Miriam Meckel

BRIEF AN MEIN LEBEN
Erfahrungen mit einem Burnout

Eine erfolgreiche Frau klappt zusammen. Die Kommunikationsexpertin ist Professorin an der Universität, gefragte Gesprächspartnerin der Medien, sie hält Vorträge, berät Unternehmen – und dann passiert ihr genau das, wovor Miriam Meckel selbst immer gewarnt hat: Ihr Körper zieht die Notbremse. Nichts geht mehr. Die Diagnose: Burnout.

Miriam Meckels Geschichte berührt und rüttelt auf. Noch nie hat jemand, der aufs Reden und Kommunizieren spezialisiert ist, so offen über das eigene Verstummen und die persönlichen Erfahrungen mit einem Burnout gesprochen und darüber, wie man mit ihm umgehen, ihn überwinden kann.

224 Seiten, gebunden
rororo 978 3 498 04516 6